新文京開發出版股份有限公司
NEW WCDP
新世紀・新視野・新文京 ─ 精選教科書・考試用書・專業參考書

New Wun Ching Developmental Publishing Co., Ltd.

New Age · New Choice · The Best Selected Educational Publications — NEW WCDP

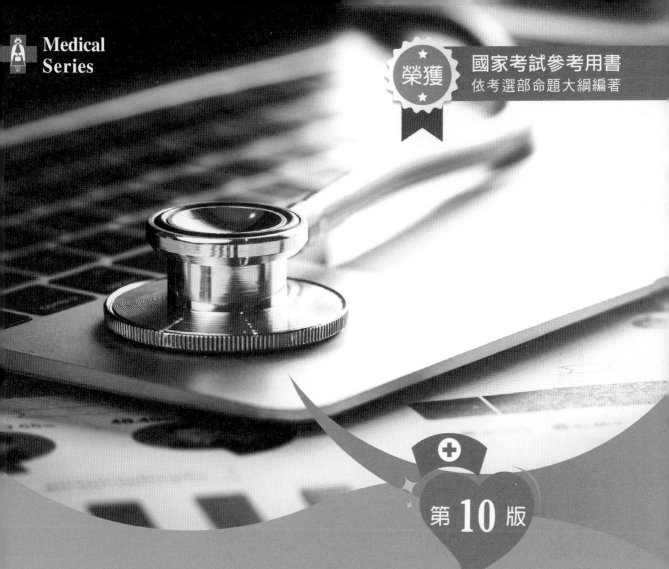

Medical
Series

第 **10** 版

護理行政

總校閱｜盧美秀

編著者｜林秋芬・林月桂・徐美玲・王憲華・楊勤熒・向肇英

Nursing Administration

10th Edition

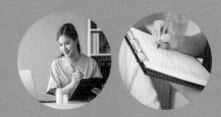

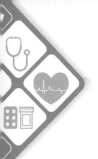

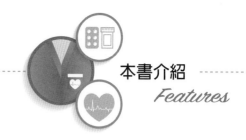

　　《護理行政》一書由六位教學與實務經驗豐富的行政專家依**計畫、組織、人力資源管理、領導及控制五大管理功能**之概念，以深入淺出、理論與實例並重及圖文並茂的方式闡述護理管理者應具備的領導與管理技能，內容分為六大篇共15章。本書自付梓迄今，受到多校的支持與採用，特此感激。

【本書特色】

1. 依據**歷屆專門職業及技術人員高等考試護理師考試命題大綱**加以編寫。

2. 內文**國考重點以粗體字標示**，幫助讀者重點彙整，以供考照複習之用。

3. 章末**學習評量提供最新國考試題**，掌握考題方向，以利讀者進行自我評核。

4. **例題視窗**補充相關學理之例題練習，更加融會貫通。

5. **小補帖提供相關新知**，增進學習效益。

　　此次改版，除依據現行最新規定更新內容外，如各類調查之最新數據、醫院評鑑規定和性別平等工作法規，亦大幅增加精美圖片及表格整理，並加入最新國考試題，以求讀者可藉此掌握命題趨勢。

　　特別感謝各界先進的回饋與建議，書中內容倘若有未盡之處，尚祈諸位護理先進及讀者能不吝指正，俾利此書能更臻於實用與完善。

編輯部　謹識

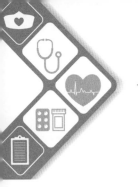
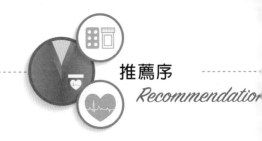

面對醫學、科技的進步、社會的變遷，以及醫療費用支付制度從論量計酬走向前瞻性付費制度下，各醫療機構如何提供高品質低成本的服務，亦即在維持高品質與追求效益之間，如何維持最好平衡點，實有賴醫療機構經營者深思並未雨綢繆。護理部在各醫療機構具舉足輕重的影響力，若每一階層的護理主管都能做好護理管理工作，醫療機構的經營管理可以說已成功一半以上，為使護理領導階層能邁向成功的第一步，特在此向各位推薦一本好書－《護理行政》。

《護理行政》是多位富護理管理理論知識與實務經驗者的心血結晶。本書係依管理功能－計畫、組織、人力資源管理、領導及控制五大概念編寫而成，重點放在作為一個成功的護理管理者所需的領導與管理技能上，內容分為六大篇共15章，首先從「護理管理的基本理論與應用」切入，第一篇著重於「規劃與決策」和「成本控制與預算編列」，第二篇則以「組織的基本概念與結構」和「工作設計」為主軸，第三篇將主力放在「人力資源規劃」與「人力資源應用」上，第四篇也是本書精華所在，內容包括「領導的基本概念與應用」、「時間管理」、「激勵」、「有效的改變」及「衝突管理」，第五篇說明「護理資訊系統的應用」及「品質管理」，第六篇則以「醫院安全環境」做為結束。

本書以深入淺出、理論與實例並重方式呈現，不但有利初學者學習，其精采內容也是目前擔任護理主管者值得一讀的好書，期望本書的出版，能更充實護理管理的內涵，帶動大家對管理的興趣，敬請大家不吝指正。

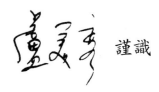 謹識

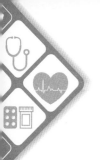
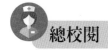 總校閱

盧美秀

學歷： 美國杜標克大學護理行政碩士

經歷： 臺北醫學院附設醫院護理部主任

臺北醫學院護理學系系主任

臺北醫學大學醫務管理學系系主任暨研究所所長

臺北醫學大學副校長

臺北醫學大學護理學院院長

臺北市護理師護士公會理事

中華民國護理師護士公會全國聯合會理事長

現職： 財團法人護理人員防疫基金會董事長

臺灣海峽兩岸醫事交流協會副理事長

臺灣護理學會顧問

臺北醫學大學護理學系名譽教授

行政院長期照護保險推動小組委員

衛生福利部護理諮詢會委員

衛生福利部專科護理師諮詢會委員

財團法人醫院評鑑暨醫療品質策進會董事

教育部大學校院評鑑委員

國家生技醫療產業策進會國家品質標章暨國家生技醫療品質獎評審委員

臺北市長期照護委員會委員

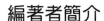

編著者簡介

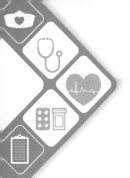

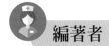 編著者

林秋芬

學歷： 臺北醫學大學醫學研究所跨領域醫學組博士
　　　臺北醫學大學醫學研究所碩士
經歷： 聖母護校、康寧護專護理科教師、臺北醫學大學護理學系副教授
　　　亞東醫院護理長、臺北醫學大學署立雙和醫院護理部主任
　　　臺北醫學大學課務組長、秘書室秘書、人事室主任
　　　國立臺北護理健康大學護理系教授
現職： 臺北醫學大學高齡健康管理學系教授兼學務長

林月桂

學歷： 臺北醫學大學護理學研究所碩士
經歷： 臺灣省立護理專科學校附設醫院護理長
　　　臺北市立仁愛醫院、陽明醫院、和平醫院護理科主任、臺北市中正區健康服務
　　　中心主任
　　　臺北市政府衛生局護理督導、股長、科長
　　　臺北醫學大學護理學系兼任講師
　　　臺北市護理師護士公會及全國護理師公會理事長
現職： 臺北市兆如老人安養護中心院長

徐美玲

學歷： 國立臺灣師範大學健康促進與衛生教育學系博士
　　　 臺北醫學大學醫學研究所護理行政組碩士
經歷： 臺北醫學大學附設醫院內科護理師、急診助理護理長
現職： 臺北醫學大學護理學系助理教授

王憲華

學歷： 臺北醫學大學護理學研究所護理行政組碩士
經歷： 國泰醫療財團法人國泰綜合醫院護理部主任
現職： 國泰醫療財團法人國泰綜合醫院院長室顧問

楊勤熒

學歷： 臺北醫學大學護理學系博士
　　　 臺北醫學大學醫學研究所護理行政組碩士
現職： 臺北醫學大學附設醫院聯合檢查中心副主任
　　　 臺北醫學大學學士後護理學系兼任助理教授

向肇英

學歷： 臺北醫學大學護理研究所護理學碩士
經歷： 臺北醫學大學附設醫院護理部督導長
現職： 台灣全癌症病友連線顧問

目　錄 *Contents*

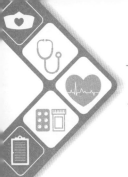

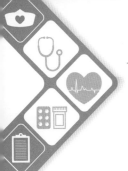

目　錄 *Contents*

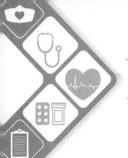

目錄 *Contents*

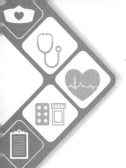

目 錄 *Contents*

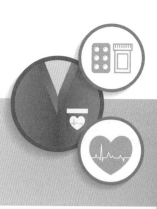

Chapter 01

緒　論

Introduction

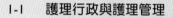
編著者・林秋芬

讀完本章,您應能:

1. 了解何謂護理行政?何謂護理管理?
2. 認識護理管理過程。
3. 認識管理理論,並了解其在護理管理上的應用。
4. 認識未來護理行政趨勢。

前言

　　管理實務早先於管理理論的發展,護理管理從南丁格爾之後才更具體化,護理專家雖然未致力於發展護理管理理論,但在一般性的管理理論上,卻有非常具體的應用和分析,為使我們的護理管理更卓越,學習護理管理的基本理論和應用是非常必要的。

1-1 護理行政與護理管理

一、護理行政

　　人類為求生存而聚集在一起成為一個團體或組織,管理這個團體或組織的各項人、事、物就是一般所稱的行政。護理行政(Nursing Administration)就是護理管理者應用各種管理知識與技能,對護理團體或護理組織內的人、事、財、物等,進行科學化、系統化的管理,以達成組織和所有成員的願望與需求。以下摘錄專家對護理行政的定義:

1. **道格拉斯(Douglass)**:認為護理行政為周詳而完整的管理學識,含括設立目標、擬訂政策與方案、建立護理標準及應用領導與影響力來達到共同目標。

2. **費堯(Henri Fayol)**:指出行政的內涵為計畫(Planning)、組織(Organizing)、命令(Command)、協調(Coordination)及控制(Controlling)。

3. **顧力克(Luther Gulick)**：認為行政可用「POSDCoRB」來說明，如表1-1。

表1-1　顧立克對行政之闡釋

包含	代表意義	說明
P	Planning（規劃）	指擬訂工作大綱及執行方法以達成組織目標
O	Organizing（組織）	指建立組織結構，將職務與權責適當地歸類及協調，以達成組織目標
S	Staffing（人員管理）	指人員的招募、甄選、派任、訓練、薪資、福利等事宜
D	Directing（指揮）	指訂定權責，確立指揮系統，應用領導的技能管理部屬
Co	Coordinating（協調）	指組織中垂直與水平式的聯繫、溝通及協調
R	Reporting（報告）	指定期報告業務進展、分析、研究、評估等
B	Budgeting（預算）	指預算編列、經費運用、會計及審計

二、護理管理

護理管理(Nursing Management)是一門科學，也是一門藝術，因為護理管理是依照科學方法研究而形成的行為知識，因此護理管理的原則是科學的；另外護理管理者為求管理的有效性，必須運用組織成員的才能，透過分工與授權，讓成員發揮所長，以圓滿達成組織的目標，因此護理管理活動必須講求專業知識、技巧及實務的配合才能奏效，要達成上述目標，護理管理的執行過程是極富藝術性的，因此可說護理管理的方法是藝術的。

■ 護理管理過程

護理管理是一種過程，即護理管理者為達成某些特定目標，透過護理人員來協助完成的過程。護理管理可說是一種有組織、有效率的群體活動，以人為中心，結合個人的力量，透過一種程序或過程的實際行動，善用人力、物力等資源，促使護理人員提供良好護理品質之工作「過程」。季麗絲(Gillies)也認為護理管理是一個過程，護理管理過程中應包含：輸入、轉化過程和輸出三大部分，過程中應包括：資料的收集、規劃、組織、人事管理、領導和控制等項目（圖1-1）。

1. **資料收集(Data Gathering)**：是護理管理過程中第一大功能，資料收集可由個案、員工及機構等不同的來源。

2. **規劃(Planning)**：對未來即將完成的目標，先提出可採用或實施之方案，比較分析方案之成本與效益關係，選擇最佳方案。

3. **組織(Organizing)**：管理者依據所選擇之方案進行工作分工，依所分配的工作進行職位及職責的劃分，使人員能有效的完成各項任務。例如護理部指派護理長籌備新病房，訂定人員的工作說明書及職責。

4. **人事管理(Staffing)**：有了明確的職位、職級、職責和職務之劃分後，需選擇適當的人員去做適當的工作。人員管理需考慮適才適所，使能發揮所長。

5. **領導(Leading)**：應用溝通協調的技能，進行有效的管理，並激勵人員，使願意為組織的目標而努力。

6. **控制(Control)**：在執行過程中讓實際與理想縮短距離的功能就是控制。護理管理者採用品質管理、獎懲、績效考核等使目標達成。

輸　入	→			轉化過程		→	輸　出

| 資訊
人
儀器
物料
檔案 | 資料收集

機構
個案
員工 | 規劃

目標
系統
標準
政策
程序
預算 | 組織

組織表
工作設計
工作評價
工作職責
建立工作團隊及小組 | 人事管理

病人分類
人力配置
選人
育人
用人
留人 | 領導

問題解決
危機管理
衝突處理
權力應用
決策
改變
授權
激勵 | 控制

品管
獎懲
勞資
考核 | 病人滿意
人員發展
專業成長
學術貢獻 |

圖1-1　季麗絲(Gillies)護理管理系統

例題

例題：護理長利用在職教育強化護理同仁之護理技能，依據Gillies的護理管理過程理論，護理長的行為屬於？

解答：轉化過程。

1-2 管理理論在護理管理上的應用

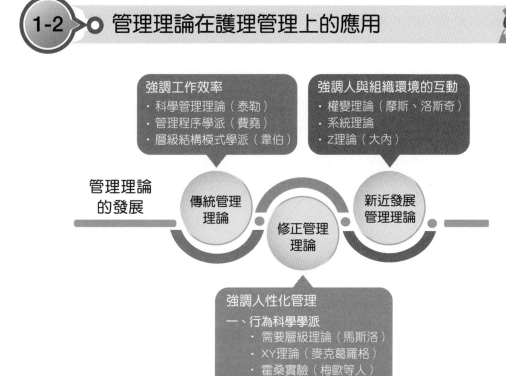

圖1-2　管理理論的發展

一、傳統管理理論時期（1887~1930年）

　　傳統理論時期（古典時期）包含三大理論：科學管理理論、管理程序理論及層級結構模式（官僚組織）理論。此時期主要強調工作效率，較為機械化的管理，重視標準化、規章制度、考核嚴謹及法治為本，並視員工為附屬，重視「事」而忽略「人」。

（一）科學管理理論

　　科學管理理論由科學管理之父－泰勒(Frederick Taylor)所提倡，其運用科學的研究與實驗方法，設計出專業分工原則。泰勒強調時間和動作的研究，採重複觀察同一工作，將工作方法和程序標準化，讓工作內容固定，適當分工，讓員工情緒集中，技術熟練，以使單位的生產量增加，並提升產品品質。同時強調管理者要誠心和員工合作，並且要充分的授權、分工及權責劃分。除了適當的選擇員工外，在持續工作中仍須再給予訓練和教導。

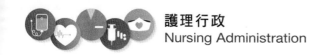
■ 於護理管理上的應用

1. 將護理工作標準化，以時間和動作的研究，進行護理業務改進之探討。

2. 各階層的護理管理者有其特定的職責，各班護理人員也有固定的角色與功能。如：護理長負責單位業務的統籌、規劃、控制等事宜；成立靜脈注射小組、TPN小組等以工作為核心的人員分派制度。

3. 依業務需要進行護理人員的甄選與分派，持續工作中給予訓練和再教育。

4. 護理管理人員的管理、領導能力訓練。

5. 誠心與護理人員合作，並建立有效的獎勵制度和進行正向的績效考核。達到預定目標可領到較高的薪資，未達成目標則扣減薪資，以激勵員工完成任務；但會因此忽略組織中的社會滿足重要性。

6. 運用時間與動作之研究，以最有效率之方法完成工作，以提高生產效率，注重員工的工作績效。

例題

例題：護理部主任重視護理作業標準化及適當分工，以使護理師的服務量增加及品質提升，是應用何種管理理論？

解答：科學管理理論。

（二）管理程序學派

此理論由管理程序學派之父－費堯(Henri Fayol)所提倡，管理程序學派重視程序管理與全盤性經營管理，強調的是管理制度的靜態面，主張管理者須擁有規劃、組織、指揮、協調與控制等五大功能，使能透過別人來達成任務。在其理論中提出十四項管理原則，包括：分工合作、權責對等、嚴明紀律、統一指導、目標一致、整體利益高於個人利益、獎酬公平、集權化、層級節制、人事安定、公正、積極創新、秩序、團隊精神等原則。

■ 於護理管理上的應用

1. 強調護理管理者必須負起單位內各項工作之規劃、組織、領導、協調與控制等事宜。

2. 護理工作是團隊的工作，所以強調團隊的和諧與通力合作。因而有一正式的護理管理組織，每一層級各司其職，每一員工有一主管，每人的權責對等分明，並予以分工，護理部主任是最高的護理主管，各單位同仁都是朝護理部的目標共同努力。

3. 護理部及各單位有一套固定的員工薪資辦法，使酬勞公平化。並設有獎懲辦法，強調獎賞分明，且設有留任制度，以減少護理人員的流動。

4. 透過護理技術手冊，讓護理技術一致化，並成為正式的工作說明單。

（三）層級結構模式學派

由組織理論之父－韋伯(Max Weber)所提倡，他認為複雜的機構以官僚(Bureaucracy)或科層式(Hierarchy)組織是理想的組織結構（表1-2），強調制度凌駕於人的因素。其理論重點有三：一為組織理論來自層級和結構；二為組織層次分明，各有專司與權力，有非常專業化的作業程序；三為效率可由工作程序之明訂而提高。

該理論基礎完全建立在權力的觀點上，員工需受機構制度規章的約束和限制，管理者有一定的法定權力範圍，其組織特性請參考表1-2。

■ 於護理管理上的應用

包括：訂立護理部組織架構、規範護理職責及工作範圍、護理常規、人員甄選及晉升、護理工作人員的考核制度等。

表1-2　官僚（或科層）式組織的特性

特性	說明
階層體系	上級有命令權，下級有服從的義務，不談私人關係
專業分工	依專業做合理的分工，每個人只擔任一項職位，詳細規定職責及工作範圍
法治為本	員工需要予以規範，一切業務依照法令規章行之
考核嚴謹	嚴格的獎懲制度
甄選晉升公平化	公開考選用人，晉升按照規定依其年資和工作表現

二、修正管理理論時期（1931~1960年）

（一）行為科學學派

當時社會背景為民主自決運動，民主觀念興起，教育普及。科學研究證明，人力是生產中最主要的因素，因而將管理重點由「機械」轉為「人」，開始顧及員工人性的需求，著重「人性化管理」。此學派包括：馬斯洛(Maslow)的需要層級理論、麥克葛羅格(McGregor)的XY理論及梅歐(Mayo)、羅斯里士伯克(Roethlisberger)、懷海德(Whitehead)等人的霍桑實驗（表1-3）。

表1-3　行為科學學派的理論

	馬斯洛的需要層級理論	麥克葛羅格的XY理論	梅歐等人的霍桑實驗
理論要點	工作機構必須設法滿足員工的需要，才能使其發揮最高的工作效率。包括： 1. 生理的需要：如薪資、工作環境 2. 安全感的需要：如工作保障、護理師給予新病人環境介紹 3. 愛與歸屬的需要：如與同事的人際關係良和 4. 自尊的需要：如獨立自主 5. 自我實現的需要：如工作中的成就感、升遷機會、在職教育	★ X理論 1. 如同荀子「人性本惡」的主張，認為人生性厭惡工作並設法逃避之，態度較消極、被動，因此為達成組織目標，必須對部屬強施壓力，嚴格管制 2. 一般人樂於為人所督導，躲避責任，不具野心，追求安全感 3. 屬專制型、權威式的領導型態 ★ Y理論 1. 如同孟子「人性本善」的主張，認為人生性喜歡工作、肯努力上進、勇於負責，期望從中找到樂趣，只要給予機會與環境，就能發揮所長 2. 外在的控制與懲罰非為達成目標的唯一方法，視工作績效為一種自我滿足與自我實現 3. 人皆有未開發的潛力，可運用想像力、創造力與機智解決組織問題 4. 多用鼓勵、稱讚和獎賞來激勵員工的自我成長 5. 屬以人為中心的領導型態、參與式領導	1. 實驗結果發現影響員工工作績效的因素不只金錢與物質，而是許多內在心理因素，例如：光榮、尊重、參與感及成就感得到滿足等 2. 參與及情緒發洩：實驗顯示，抱怨可以減少員工不滿的情緒，進而提升工作士氣 3. 組織是一社會系統，由個人、正式和非正式組織、以及群際關係所組成。非正式組織的行為規範會直接影響員工工作效率

表1-3　行為科學學派的理論（續）

	馬斯洛的需要層級理論	麥克葛羅格的XY理論	梅歐等人的霍桑實驗
護理應用	1. 強調照護個案的生理及心理問題，如「給予心理支持」 2. 對於激勵能使員工工作效率提升十分重視 3. 採人性化管理，建立完善的人事制度	1. 因才適用：選派合適的護理人員至合適的工作崗位上，使他能發揮己能 2. 激勵員工：強調明賞多於嚴懲，依個別差異給予不同方式的獎勵	1. 研究群體中的領導、人際關係、溝通與合作，強調人性化管理 2. 注重生產力、監督及士氣間的關係

　　主要論點為：(1)人是需要的動物，不僅是為經濟目的而工作，也會為滿足其他需求而努力；(2)組織要有彈性，不能太過嚴謹，否則無法深得人心，人力無法完全發揮；(3)權威雖有部分源於職位，但大多係源於部屬願意服從及管理者個人的表現，諸如：學歷、經歷、嗜好、宗教信仰、種族，以及管理者樂於助人、關懷別人，才能透過別人達成任務；(4)採用民主參與的方式，即讓部屬先發表意見，再由主管綜合個人意見，並作最後決定；(5)注意上至下及下至上雙向的溝通路徑要暢通；(6)不要規定太多的作業程序及規定，讓部屬有機會自己做決定，使工作豐富化，且更具創造性；(7)注意員工人際關係的訓練。

■ 於護理管理上的應用

1. 護理人員留任制度中不再只強調薪資、夜班費等經濟相關問題，現在也關心護理人員的進修、成就感、尊重等方面。

2. 主張採用參與式的管理方式，重視人性化管理，護理人員除了參與單位決策，同時醫院有提案制度，護理人員也可對全院的問題提出建言。

3. 雙向溝通管道的建立，各醫院都正努力在進行中，例如有些醫院採用小本子，有些護理部主任採用開放辦公室時間的方式，或用意見箱，或開放全院性護理人員生活檢討會等。

4. 護理活動的程序標準依各病房的實際狀況自行訂定。

5. 在職教育分為全院性和各單位自行舉辦兩種方式，以符合各單位護理人員的需要。

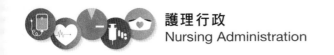

6. 重視激勵和獎勵，使護理人員自動自發，樂意為組織的目標而努力。

7. 重視人力資源的開發與應用，如：護理專業團體積極建立全國護理人力庫。

（二）管理科學學派

管理科學學派的主要目的在實踐組織活動，減低不確定性，以利於達成最適宜的組織生產力。其理論特點包括：探討組織的生產力與效率，並企圖將管理決策簡化為數學形式，以電腦來處理龐大的資訊內容，同時將評價標準化，以利管理。

■ 於護理管理上的應用

1. 護理管理業務電腦化，如：排班、派班、人力計算、出缺勤、庫存、品管、考核等。

2. 計算護理人力生產力，並配合病人分類和護理能力進階制度，以評估各護理單位的生產效率。強調數字會說話，所有的效益都用數字來顯示。

三、新近發展管理理論時期（1961年迄今）

（一）權變理論

1980年代由摩斯(John J. Morse)與洛斯奇(Jay W. Lorsch)提出的，即是把工作、組織及人員三者之間做最佳的配合，稱為權變理論，又稱為「情勢管理」(Situational Management)。管理者需針對組織的情勢及不同的人與事，採用不同的管理方式。其決定情勢的因素包含內在和外在因素；內在因素指任務結構的有無、員工心理、領導、控制、決策等，而外在因素則是受到文化、教育、環境社會、經濟等影響。其重要論點為：否認兩極論、重視彈性應用、強調效果與效率並重、認為管理有殊途同歸性且管理要有層次性。

■ 於護理管理上的應用

1. 管理方式依事發當時的情境，及何事、何人執行而定。例如：緊急情況，護理人員準備度差，通常會採統一指揮和命令式管理；一般情況之例行工作，護理人員有足夠的處理能力時，通常採用授權方式。

2. 不同管理階層有不同職責，管理方式依個人判斷而採行。

3. 充分授權，各單位能自行決定單位的各種護理相關業務，唯須朝護理部的目標努力。護理人員短缺時，為維持單位正常運作，可實施「部分工時聘任制度」，例如增聘照顧服務員。

（二）系統理論

　　系統理論提到系統可分為封閉和開放兩種，封閉系統是一種自我存在的系統，如：機械系統。開放系統為一個互動關係，不斷自外界環境取得種種輸入，經過系統作育，轉換後再輸出至環境中（圖1-3），若輸出量提高，輸入量不變，即可提高生產力。系統理論家認為：組織是一個外在環境系統中的開放系統，也是系統交錯重疊的體系，組織中各部門為次系統，此開放系統需依據環境情況的變化進行調整，保持一動態平衡以因應日漸複雜的環境。

■ 於護理管理上的應用

　　處於資訊時代，系統理論在護理管理上應用廣泛，舉凡護理組織系統內的人員組成、層級結構、職務權責的分界，以及各種護理活動，如：護理計畫、病人分類、人力規劃、排班、護理品質促進等皆會應用到系統理論的概念。護理行政上的所有相關管理事物，特別強調開放系統的應用。

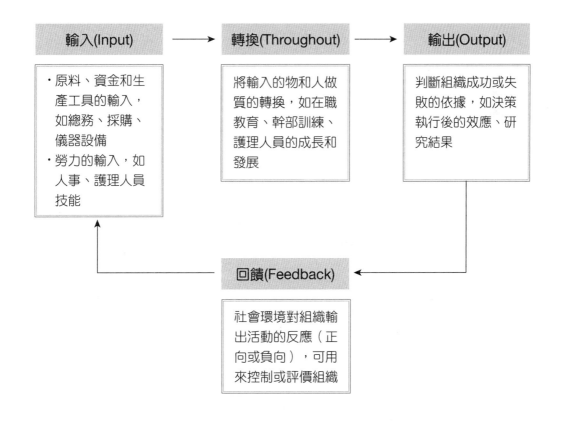

圖1-3　系統理論之開放系統

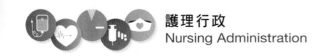

（三）Z理論

Z理論是由日本企業管理博士大內先生(Ouchi)在1981年提出的，強調的是團體意識，以整體性的協調，配合追求長期利潤。員工的社交、生活及工作各方面之需求，都可以在機構的照顧下獲得滿足。其理論重點為：員工參與式的決策方法、團體價值觀與文化、主管與員工為一種整體的長久關係、終身雇用、緩慢的考核與升遷、非專業化的事業歷程、集體責任等。

■ 於護理管理上的應用

目前有許多醫院也重視Z理論的管理方式，因此配合員工的需求，在護理管理上多採用民主的參與式管理，讓員工參與單位和護理部的決策，強調團隊運作的概念。積極推行留任制度，減少員工的流動，以延長雇用期限，建立長期勞資關係。提供員工三餐和宿舍，滿足其食住需求，增加工作的穩定性。另外進行工作單位的輪調，使護理人員在各專科化的病房中，學習到不同專科病人的護理知識與技能。同時強調團體意識和團體形象，護理服務的評值結果由所有護理人員一起來接受。如：全方位的品質管理(Total Quality Management; TQM)、護理品管圈之應用。

例題：請問以下例子各屬何種管理理論：
1. 護理長認為護理人員天性喜歡工作、願意學習且具有潛力，故使用激勵方式引導護理人員發揮才能。
2. 強調「團體價值觀與文化、員工參與式決策」的理論。
3. 依據單位內部及外部的環境作適度工作調配，帶領團隊達成共同目標。

解答：1.Y理論。2.Z理論。3.權變理論。

1-3 ● 未來護理行政趨勢

1. **文書工作無紙化**：無紙時代、少紙時代、公文上線、網路教學、傾向圖片化、動態、活潑、知性、生活化、病歷電子化。

2. **資訊傳遞迅速化**：將資訊透過內部網路公告或傳輸，未來連圖片、較大量的資料都可以透過網路，使得資訊的傳遞更加快速。

3. **人員專業化**：包括：

   (1) 臨床專家：傷口照護專家、止痛專家、心臟血管專家。

   (2) 教學專家：領導訓練專家、居家護理訓練專家。

   (3) 研究專家：質性研究專家、量性研究專家。

   (4) 行政專家：個案管理師、品管專家、成本專家。

4. **工作分工分權化**：工作朝向分工、分權、講求效率。

5. **經營管理企業化**：隨著社會變遷，醫院管理也需要企業化管理，往內、往外發展爭取額外收入。目前各醫院已紛紛朝向改進經營方式、計算損益平衡，探討如何降低成本、如何獲利上著手。如：餐廳、影印機、工友等外包。護理管理者也需要配合此一趨勢，在人員管理和工作分配上，作適當的調整與配合。

6. **研究多角化**：護理的研究不只是質性研究或量性研究，也可以合併質性與量性研究。資料收集不是只有分發問卷，觀察、訪問、看病歷、網路查詢等。如以教學醫院評值學生的方法：觀察學生行為；與學生面談；看學生心得，病歷記錄，評值量表及成績；詢問帶實習老師或護理人員等。

7. **管理人性化**：過度重視工作績效，缺乏人性化或過分重視人際關係，以致紀律鬆散，在績效上都不是最好的。目前對於E世代的員工需給予尊重、個別鼓勵及激勵，尊重其生涯規劃，輔導其成長，加強福利，使其樂於工作，願意以院為家。

8. **經濟效益合理化**：現代的人不但重視品質，也注重成本。如何花較少的錢可以得到最佳品質，是21世紀人追求的目標。也就是經濟效益要合理化，不要做冤大頭。如：輪椅、電動床、呼吸器，要租？還是要買？

9. **決定科學化**：是指不能由主觀單向的判斷來做決定，應該要收集很多資料，將影響因素或標準列出後，再訂出加權指數，分析每一件事、每一選擇、每一案件的利弊得失，整組分析再做出最後的決定。

10. **工作人員成組化**：未來沒有管理明星，只有管理明星團隊，因此完善的規劃、理想的成組組織、適當工作分配、良好環境、卓越領導、理性管理，讓每一個螺絲釘都能發揮功能是成功的因素，不可小看基層人員的工作。

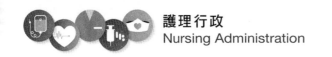

11. **工作標準化**：在教學、行政及研究上均應有標準作業。為因應論病例計酬制度，因此需建立臨床路徑與個案管理，並強調說、做、寫一致的標準。

12. **品質保證追求完美卓越**：「視病猶親，追求卓越」；護理臨床服務工作，品質保證要求100%無錯誤、零缺點為最高原則。

13. **雙修與護理有關學位人數增加**：雙修學士及碩士學位已成為醫院與服務界最喜歡採用的人才。如：主修護理，副修資訊管理、統計、企業管理、醫院管理、財物管理、會計、經濟已成為實用新趨勢。

14. **網路教學逐漸取代傳統教學**：教師將授課資料上網、指定上網作業、修改資料、討論均在線上作業，建造網路教學的時代，無紙（少紙）時代已成為必然的趨勢。不會上網就等於少了一隻眼睛或少了一門語言與人溝通。

結語

　　管理理論在護理管理上有許多的應用，雖然我們護理管理並沒有自行發展的理論，但若能對管理理論再進一步學習，亦能對護理管理者有很大的幫助。未來的護理管理需要企業化、人性化、資訊化，才能符合新時代要求。

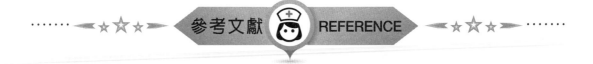
參考文獻 REFERENCE

李麗傳、李引玉、林秋芬、周傳姜、明勇、胡順江、郭碧照、黃金蓮、劉影梅(2002)・*護理管理*・匯華。

李麗傳、楊克平(2005)・*護理行政與病室管理*（五版）・華杏。

周照芳、黃璉華、王瑋、鄒慧韞、黃金蓮、張瑛、楊麗瑟、陳小蓮、黃月嬌、張慈惠、林綉珠、詹碧端、李樹蘋、游惠珠、侯宜菁、郭明娟(2017)・*護理行政之理論與實務*・華杏。

林素戎(2023)・*全方位護理應考e寶典－護理行政*・新文京。

徐南麗(2004)・*護理行政與管理*（二版）・華杏。

張玉珠、王玉真(2023)‧全方位護理應考e寶典－基本護理學‧新文京。

張潤書(2009)‧*行政學*（修訂四版）‧三民。

曾雯琦、楊勤熒、馬淑清、李歡芳、周守民、周美雲、蘇慧芳、趙慧玲、謝碧晴、王淑卿、江惠英、尹裕君、高靖秋(2023)‧*當代護理行政學*（四版）‧華杏。

黃英忠(2003)‧人力資源管理‧三民。

廖美南、謝淑芳、陳麗華、李麗紅、楊勤熒、蔡麗珍、吳宛庭、吳孟凌、張翠蘭、劉佩芬、林珠茹、龔美珍、程基玲、徐子玲、羅惠敏、王桂芸、洪世欣、林麗華、傅玲、鄒怡真、白玉珠、明金蓮(2019)‧*護理行政學*（三版）‧永大。

盧美秀(2003)‧*護理管理*（二版）‧華騰。

Conway, M. E., & Andruskiw, O. (1982). *Adminstrative theory and practice: Issues in higher education in nursing*. Appleton-Century-Crofts.

Douglass, L. M. (1983). *The effective nurse leader and manager* (2nd ed.). The C. V. Mosby Co.

Gillies, D. A. (1994). *Decision making in nursing management a systems approach* (3rd ed.). W. B. Saunders Company.

Hammond, J. S., Keeney, R. L., & Raiffa, H. (1999). *Smart choices- A practice guide to making better decisions*. HBS Press.

Hein, E. C. (1998). *Contemporary leadership behavior*. J. B. Lippincott Company.

Swansburg, R. C., & Swansburg, R. J. (2002). *Introduction to management and leadershup for nurse managers* (3rd ed.). Jones and Bartlett Publishers.

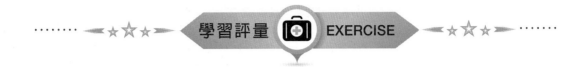

學習評量 EXERCISE

選擇題

( ) 1. 護理部指派護理長籌備新病房,其中有關訂定人員的工作說明書及職責,屬於下列何項護理管理過程?(A)規劃　(B)組織　(C)領導　(D)控制

( ) 2. 下列哪些管理理論被歸類行為科學學派?(1)史密斯(Smith)的L理論　(2)馬斯洛(Maslow)的需要層次理論　(3)麥克葛羅格(McGregor)的XY理論　(4)摩斯與洛斯奇(Morse and Lorsch)的權變理論。(A) (1)(2)　(B) (2)(3)　(C) (1)(4)　(D) (3)(4)

( ) 3. 根據系統理論,其運作過程的結果敘述,下列何者正確?(A)輸出量提高,輸入量不變,即可提高生產力　(B)輸出量不變,輸入量提高,即可提高生產力　(C)輸出量降低,輸入量提高,即可提高生產力　(D)輸出量提高,輸入量降低,即可降低生產力

( ) 4. 您是一位應用Y理論管理的護理長,觀察到所屬員工都非常積極努力、自動自發、充滿創意,下列管理措施何者最適當?(A)給予金錢獎勵　(B)進行嚴格的監督與管理　(C)依員工特質安排具挑戰性工作　(D)強化員工的安全感

( ) 5. 資訊時代,必須注意環境中有許多影響因素,務必依據情況的變化進行適度調整,才能永續經營。此論述比較接近下列哪個時期的觀點?(A)古典時期(傳統理論時期)　(B)新古典時期(修正理論時期)　(C)新近時期或現代時期(系統理論時期)　(D)後現代理論時期

( ) 6. 標準化作業是受到什麼理論的影響?(A)科學管理　(B)行為科學　(C)系統　(D)角色

( ) 7. 由於護理人員之離職率越來越高,在招募困難情況下,為確保病患安全,醫院增聘照顧服務員,此為下列何種理論的應用?(A) X理論　(B) Y理論　(C)權變理論　(D)官僚理論

( ) 8. 季麗絲(Gillies, 1994)認為護理管理過程應包含資料收集、規劃、組織、人事管理、領導外,尚包含下列何者?(A)協調　(B)行銷　(C)控制　(D)經營

(　) 9. 護理是一項專業，護理師上下班取消打卡的制度為下列何種理論的應用？
(A) L理論　(B) X理論　(C) Y理論　(D) Z理論

(　) 10. 強調「團體價值觀與文化、員工參與式決策」，屬於下列何種管理理論？
(A)權變理論　(B) Z理論　(C)系統理論　(D)管理者角色理論

(　) 11. 梅歐(Mayo)之行為科學學派的管理重點為：(A)強調層級與規章　(B)主張
技術標準化　(C)注重員工的工作績效　(D)強調「以人為中心」的管理

(　) 12. 依據權變理論(Contingency Theory)，下列何者是外在環境的變數？(A)組
織結構　(B)員工心理　(C)文化、教育　(D)組織目標

(　) 13. 醫院管理理念中，下列何者不屬於Y理論的觀點？(A)民主方式　(B)鼓勵
員工參與　(C)計畫方案有彈性　(D)傾向外在控制的評值

(　) 14. 下列有關官僚理論(Bureaucracy)敘述何者錯誤？(A)是古典組織學之父韋
伯發展之理論　(B)乃是機構中「合理合法的權威」　(C)是一種惡質的管
理模式　(D)強調制度凌駕於人的因素

(　) 15. 護理長利用在職教育強化護理同仁之護理技能，依據Gillies的護理管理過
程理論，護理長這個行為是屬於下列何者？(A)輸入　(B)轉化過程　(C)
輸出　(D)回饋

問答題

1. 何謂護理行政？
2. 護理管理為何是科學也是藝術？
3. 護理管理的目的為何？
4. 護理管理過程包括哪幾個步驟？
5. 科學管理理論的重點為何？在護理管理上的應用如何？
6. 權變理論在護理管理上的應用如何？
7. 開放性系統如何運行，在護理管理上的應用情形如何？
8. 請說明五項未來護理行政的趨勢。

學習評量
解答請掃描
QR Code

memo

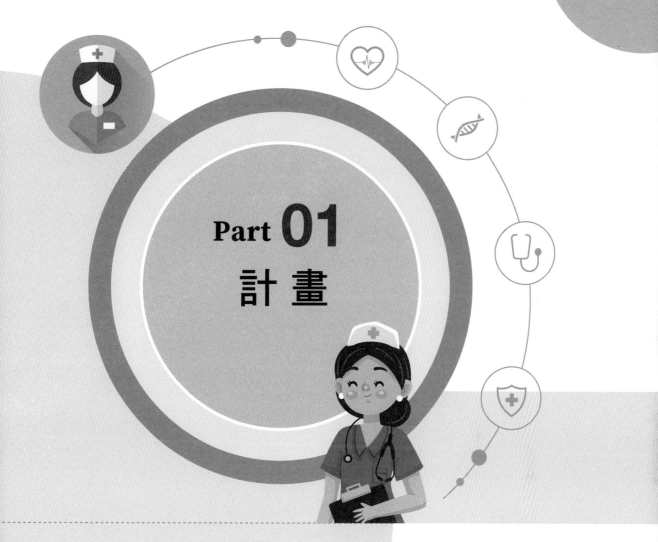

Part 01
計畫

Nursing Administration

Chapter 02

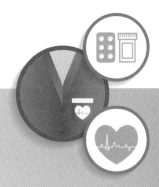

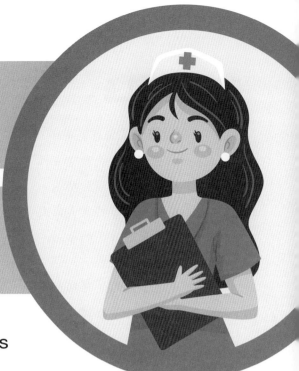

規劃、目標管理及決策

Planning, Management by Objectives and Decision Making

編著者・林秋芬

讀完本章，您應能：

1. 說明規劃的意義和重要性。
2. 分析規劃的種類和功能。
3. 了解目標管理的意義與要素。
4. 說出目標書寫時的原則。
5. 了解決策的意義。
6. 說出決策過程的種類和功能。
7. 分析各種決策模式之優缺點。
8. 應用決策概念於日常生活和未來工作中。
9. 了解如何訓練自己，以加強自我的決策力。

前 言

　　要有目的、有系統的進行護理管理工作，首要工作為良好的規劃，有了好的規劃與目標管理，再透過嚴謹的決策流程，才能選擇出一個有效的方案，也才能如期圓滿的達成目標。規劃和決策是管理者日常工作中最重要的活動，在管理的各步驟中都會應用到，舉凡資料收集、各項計畫、組織、用人、領導及控制之管理功能中，在在均涉及到對方案的計畫和選擇，此即為規劃和決策。良好的計畫乃是藉由有效的規劃程序而產生。成功的決策者必須應用科學的分析，加上經驗、判斷力與豐富的常識結合，才能做到最佳方案的選擇。

2-1　規劃的基本概念

一、規劃的定義

　　規劃(Planning)是建構和發展一套解決問題或達成目標的行動方案之過程。此為管理功能的第一步，根據事實與所得的資訊，慎重思考與評估後，訂定目標及評估如何達成目標的過程，其核心觀念為「決策」。亦即，規劃是針對未來所擬採取的行動，進行分析與選擇的過程。可以代表一種預測、分析和選擇的過程，規劃包括實施前的預測、作成決策、擬訂計畫三步驟。

二、規劃的目的

1.　設立明確目標。

2.　降低不確定的程度。

3.　增加效率及效果。

4.　作為控制績效的基礎。

三、規劃的內容與範圍

　　規劃的內容可簡單以5W及1H（或稱6W）來表示，如圖2-1。

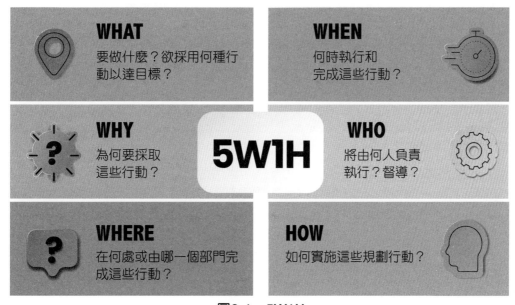

WHAT
要做什麼？欲採用何種行動以達目標？

WHEN
何時執行和完成這些行動？

WHY
為何要採取這些行動？

5W1H

WHO
將由何人負責執行？督導？

WHERE
在何處或由哪一個部門完成這些行動？

HOW
如何實施這些規劃行動？

圖2-1　5W1H

規劃的範圍廣泛，包括：願景、價值觀、理念及使命、目標管理、生涯規劃、時間管理、各種護理標準之建立與評值等。以護理主管而言，常需面對的規劃範圍包括：人力資源的規劃、生產方面的規劃、預算規劃，以及研究發展方面的規劃。

例題：醫院為提升護理品質，要培養5位N2護理師完成護理專業能力進階至N3。以上工作目標敘述，於5W中缺少什麼？

───

解答：When。

四、規劃的類型

規劃的分類方法有很多種，可依時間、主題、人員、工作不同等為標準或依決策制定的本質為標準分類之。

1. **依時間可分為**：年度規劃案；短程、中程及長程規畫等，如表2-1。

2. **依主題可分為**：護理品質評價規劃、護理人力規劃等。

3. **依人員可分為**：院長的規劃、行政副院長的規劃、護理部主任的規劃等。

4. **依工作不同可分為**：行銷規劃、公關規劃、護理專業發展規劃等。

5. **依組織不同可分為**：醫院規劃、護理部規劃、醫療部規劃等。

6. **依決策制定本質可分為**：例行性規劃、類推性規劃、創新性規劃等。

表2-1　規劃的類型（依時間分類）

種類	時間	性質	規劃者
短程規劃	1年以下	屬特定性規劃，不具彈性，如護理作業規劃及程序	低階主管，如單位護理長
中程規劃	1~5年	屬戰略性規劃，如各部門之目標	中階主管，如護理部督導
長程規劃	5年以上	屬方向（策略）性規劃，具彈性，多為機構長期性發展目標，如：護理部的組織目標、相關政策等	高階主管，如院長、護理部主任等

五、規劃的功能

1. **增加達成目標的機會**：由於事前在進行方案選擇時，已進行了風險評估，因此降低可能的危險性，所以在目標達成的機會上會增加許多，成功的機率當然也相對提高。

2. **各單位的協調一致性高**：由於規劃過程必須進行預測和分析，因此組織內各項相關作業能透過此過程進行協調，因而不至於各做各的，進行當中大家能依事前的溝通和協調分工合作。

3. **有共同的努力目標和方向**：規劃要落實必須訂定可行方案，透過公開的選擇方案及確定方案，使組織內成員了解目標和方向，在執行中大家能朝共同的目標和方向努力。

4. **能發揮管理績效，使組織更有活力**：有效的規劃能透過目標管理和績效考核，使執行過程之管理更為有效。

六、良好規劃的特性

1. **優先性**：規劃是管理五大活動中的首要任務，各個管理活動之間雖都相互關聯無法分開，但規劃活動要比其他管理活動優先進行。

2. **前瞻性**：規劃的對象是將來的目標，因此對於未來可能遭遇的問題、困難、機會和危險等，在事前必須預測和分析，並做出解決的方案。

3. **目標性**：整個規劃需有一個大目標，每一單項規劃都應該朝向貫徹大目標的方向進行和努力。

4. **具體性**：規劃的目標及方案需具體可行，切合實際狀況。

5. **可行性**：必須考慮執行的困難度，例如預算的考量、對於150床社區醫院規劃「一年至少有20篇SCI之論文發表」即執行有困難度。

6. **選擇性**：規劃的結果會產生許多的可行方案，從這些可行方案中選出最適合機構、最可能成功、績效最高且最能達到目標的方案，是規劃工作中最重要的步驟。

7. **普遍性**：組織內在推動任何工作都必須事前規劃，並依其重要性和廣泛性，以專長進行分工合作及決定負責人和負責團隊。且計畫必須是符合大多數人利益。

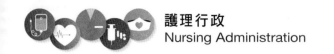
8. **整體性**：醫院的整體目標與各部門的目標，甚至與個人目標，皆需能相互配合以達成共識。

9. **連貫性**：短、中和長程的發展目標需有連貫性。

10. **時間性**：計畫需訂立明確的時程。

11. **持續性**：規劃所要考慮的因素及假設情況很多，假設情況會隨著時間、地點而改變，因此預期的做法和實際的做法有可能會發生不相符合的情形，必須時時修訂和更改計畫，以保持計畫的有效和可行。同時擬訂一項活動計畫，除了現有的計畫之外，還要進行相關的配合計畫，所以規劃工作在完成目標之前是持續不斷的。

12. **控制性**：規劃出來的方案可以在實際執行過程中，隨時與預期結果相互比較，若有偏差可立即檢討改進，並針對錯誤再行規劃，使工作過程都能在掌握之中。

13. **合理性**：規劃需以理性為取向，基於客觀的事實加以評估，然後做決定。

七、規劃的步驟與策略

（一）步驟

1. **評估：**

(1) 收集相關的資料，確立問題。可用特性要因圖分析。

(2) 闕其曼(Churchman)1968年提出評估系統應考慮：目標及成果測量，環境，其存有的限制、資源、活動方式，目標及成果測量的次系統以及欲採取之措施方案。

(3) 對於醫院內、外在環境的評估，可以運用「SWOT 分析法」作為評估的方向：

• S (strength)**優勢**：指醫院內部的優勢，如本院之長處為何？

• W (weakness)**劣勢**：指醫院內部的劣勢，如本院之短處為何？

• O (opportunity)**機會**：指市場環境之機會為何？

• T (threatening)**威脅**：指有何外在威脅？

2. **設定目標**：明確具體。

3. **擬訂可行方案**：列舉所有可能達到目標的行動方案 → 評估各種可行方案 → 選定方案。

   提供護理服務時訂定優先次序的標準：

   (1) 對生命有威脅，並且對個人、家庭或社區有重大影響者。

   (2) 對個人、家庭或社區有破壞性改變之威脅者。

   (3) 影響個人、家庭或社區的正常發展者。

4. **執行**：依照時間與重要性依序執行。

5. **評值**：評價、管制及監督為一種進行性及繼續不息的過程，可指引修正原計畫，應付改變或未知的情況，以完成目標。

（二）策 略

規劃時可利用以下的策略與方法，以利工作的進行：

1. **親身觀察**。

2. **甘特圖(Gantt chart)**：有用的規劃和控制的技術，基本概念是將一段時間內的工作進度，以圖表示之。圖中的實線表示各操作需要的時間，也就是實際進度；虛線表示計畫進度。

3. **魚骨圖**：又稱特性要因圖，用於有系統的分析造成問題的各種可能因素，以圖表的方式表達結果與原因。

4. **計畫評核術(program evaluation and review technique, PERT)**：主要用於測量護理服務品質。

2-2 目標管理的基本概念

一、目標管理的意義

彼得‧德魯克(Peter F. Drucker)於1954年提出「目標管理」(Management by Objective; MBO)的概念。此為結果導向的系統管理模式，是一種完整的規劃與控制

程序，係將組織整體目標藉由參與式管理（主管與部屬共同參與並制定），逐層轉化為各階層的子目標（需為具體確實又能客觀衡量成果的目標），形成同一目標體系，同時以訂定的目標做為激勵部屬的工具，並由部屬自我控制進度及評價執行成果。評價時，以職務說明及標準為根據，評價者與部屬都應做行為評價。如：醫院將護理人員之針扎事件設定在2%以下，即為此管理觀念的運用。

目標管理的目的包括：(1)使部屬清楚知道目標所在，以利工作執行；(2)讓部屬參與決策，提高其對組織目標的接受度而產生激勵作用；(3)藉此將組織目標轉換成可測量的工作評值績效指標，並定期加以評估，以達到控制成果，改善生產力的目的。

目標管理的成效包括：(1)達成良好的規劃功能，並落實分權；(2)部屬共同參與目標的訂定，易於發掘人才；(3)促使人員能自我成長；(4)提高工作士氣；(5)加強控制的功能；(6)促進員工間溝通。

二、目標管理的程序與要素

首先需設定目標，接著規劃需執行的行動步驟。再按照原先計畫的完成時程（如甘特圖）作自我要求（自我控制），以達成預期的工作目標。主管和部屬需定期檢討是否有需改進的地方，以及時補救規劃的缺失。目標管理的要素及其說明詳見表2-2。

表2-2　目標管理的要素及其說明

目標管理的要素	說　明
目標特定性	・ 最關鍵的基本要素 ・ 需為具體確實又能客觀衡量成果的目標
參與式決策	・ 主管與部屬共同參與並訂定目標
明確的時程	・ 每一目標皆有設定明確的達成時限
績效的回饋	・ 在執行目標的過程中，主管需定期評估並給予部屬適當的回饋，使其對績效有所了解，並可加以修正

三、目標書寫時的原則

1. **具體可量化**：每項目標應清楚地描述可供觀察的行為，並盡可能予以量化，如降低感染性垃圾50公斤。

2. **挑戰性**：每項目標應具適當之困難度，不過需在目標具可行性及部屬可達成的能力範圍內，以激發部屬想出因應該挑戰之策略。

3. **時間性**：每項目標應設定明確的達成時限。

4. **共同認可**：工作人員與督導者對於每項目標之訂定皆有共同認可。

5. **標準建立**：應建立每項目標的標準，以作為目標達成的依據。

6. **配合度**：每項目標需與其他單位之目標相互配合。

例題：150床社區醫院規劃之目標訂為「提升護理人員之服務滿意度達85%以上」，其缺點為何？

解答：沒有時間性。

四、目標管理成功要件

　　藉由完善的目標管理，可有效激勵組織成員使其得到滿足，進而達到個人和組織的目標。而成功的相關技巧，則包含分授權責予各級主管、主管與部屬共同參與並完成目標以及定期回饋進展。

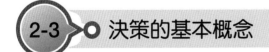

2-3　決策的基本概念

一、決策的意義

　　決策(Decision Making)是從事物的認識開始，經過審慎的理解、分析後，到研擬出可行方案，並從中做出最佳抉擇。是管理者於進行規劃、組織、人員管理、領導與控制等之核心工作，意即每一項管理實務中都含有決策，故決策是領導管理功能中最重要之一環。

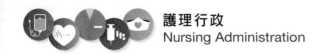

二、決策型式的分類方式

決策型式的分類通常是一種相稱性的分類架構，明示不同型態的決策活動，其分類方式如下：

1. **依是否有明確處理程序分為**：程序化和非程序化。

2. **依是否有行動方案分為**：評估式和發展式。

3. **依屬性分為**：一般性和獨特性。

4. **依有否清楚的問題狀況轉換程序與結果的結構分為**：結構完整和結構不良。

5. **依處理結構化程度分為**：結構化、半結構化、非結構化。

6. **依使用策略分為**：例行性、重複性、確定性和非例行性、非重複性、不確定性。

三、常見的決策型式

1. **基本型、例行型：**

   (1) 基本型決策：係指重大、長遠、非經常性的事項所作的決策，這種決策結果，對機構的影響很大。一般基本決策是由高階護理主管所做，通常是督導或護理部主任。

   (2) 例行型決策：係指經常性決策，如每天的人員工作分配、護理品質不良的控制、環境的改善等。一般例行決策是由中低階護理主管所做，通常是護理長。

2. **策略型、行政型、常用型：**

   (1) 策略性決策：通常用於高階護理主管為追求重要而長遠的目標而作。如護理部所擬訂的護理人力應用與發展策略。

   (2) 行政型決策：中階護理主管當遇有非常狀況的問題而發展出革新技術，為改善組織的功能而作。如人力短缺，督導進行相關單位整體的人力調度，以改善組織的功能運作，渡過難關。

   (3) 常用型決策：用於例行管理，即按照組織的規定，指示相關的工作進度和政策的運作。如護理長每天的護理人員工作分配。

3. **結構型、非結構型：**

(1) 結構型決策：由於決策要具結構化，一定要有充分的資訊，因此結構型決策通常使用於問題顯明、決策所需要的資訊容易獲得的情況，如護理部的年度計畫。

(2) 非結構性決策：當問題複雜沒有規範或程序時，資訊又不夠完整的情況下，會以新奇創新的非結構性決策來處理問題，如發生嚴重的醫療疏失，不知對方的想法和意見，要與家屬進行座談前醫院內部先做的決策，通常屬於非結構性的決策。

4. **理想型、說明型：**

(1) 理想型決策：以系統化過程，了解各種相關因素，在數個可行方案中，選取其中最有把握、成功機率最高的方案。

(2) 說明型決策：對護理管理者較為有用，即管理者不以追求完美決策為目標，只考慮能迎合最低滿意標準的決策。

5. **一般型、緊急型：**

(1) 一般型決策：沒有時間上的緊迫性者屬於一般常見例行的問題。如衛材的請領數量、護理人員的工作分配。

(2) 緊急型決策：事情緊急，可做決策的時限短暫，管理者必須當機立斷，立即選定和所欲執行的決策。如醫院大量傷患，急診室護理人員不足，如何調度各單位的協助人力。

6. **個人型、團體型：**

(1) 個人型決策：由管理者一人自行做決定的決策方式。此類型決策通常用於例行的工作或影響人數較少的問題上。護理長的例行工作的決策中，大多屬於此類型決策。如每天護理人員的工作分配、病人問題的解決、病房環境的維護等。

(2) 團體型決策：經多數人的共同討論、研究思考、參與切磋、集思廣義而做出的決策。此類型決策通常屬於較新奇的問題、影響較深遠的問題或於資訊不足的情況下使用，如護理部想要推動護理人員能力進階制度，推動的方式和年度計畫中的目標訂定等，都可透過護理長會議大家集思廣益分析各單位的情形，共同決定如何推動和年度目標如何訂定。

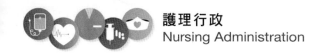

7. **理性型、有限理性型、直覺型：**

   (1) 理性型決策：即管理者做出合理且相同的決策，以使價值最大化。

   (2) 有限理性型決策：管理者在資訊處理能力的限制下，做出理性的決策。

   (3) 直覺型決策：由個人經驗、感覺和判斷累積而成的潛意識決策方式，其藉由不斷的練習，累積培養出直覺的能力來做決策。

四、決策模式

　　1973年，弗魯姆(Vroom)與耶頓(Yetton)發展出來的決策模式，管理者可依其個人特質、對問題的認知、評估及部屬的能力等，從中選擇適當的決策模式（表2-3）。

表2-3　佛魯姆及耶頓的決策模式

分類	類型	說明	舉例
獨裁決策	獨裁 I 型 (Autocratic I)	管理者應用當時所獲得的資訊，自行做決定以解決問題	護理長自行決定年度計畫中，要進行提升出院護理完整性的護理行政專案，並指定負責人
	獨裁 II 型 (Autocratic II)	管理者自己缺乏有效訊息，而從部屬處取得所需的情報後自己做決定	護理長徵詢大家對改善單位護理品質的意見，最後由護理長決定，進行提升出院護理完整性的護理行政專案，並指定負責人
諮商決策	諮商 I 型 (Consultive I)	管理者採一對一方式與部屬討論，獲得資料及收集整體意見後自行做決定	護理長與單位護理人員進行面談，並聽取每位護理人員對單位護理品質改善的看法，最後由護理長決定，進行提升出院護理完整性的護理行政專案，並指定負責人
	諮商 II 型 (Consultive II)	管理者與部屬團體商討，取其整體意見後自行做決定	護理長透過病房會議，大家一起討論如何提升單位的護理品質，並想出一些解決辦法，最後由護理長決定，進行提升出院護理完整性的護理行政專案，並指定負責人
團體決策	團體 II 型 (Group II)	管理者與部屬採團體方式討論問題，經過主觀與客觀意見的交換、溝通後，由團體成員決定採用何種問題解決辦法	護理長透過病房會議，大家一起分析現階段單位的護理品質，並討論如何提升，最後決定進行出院護理完整性的護理行政專案，並共同推選負責人

2000年沙力文(Sullivan)與戴克(Decker)提出的決策類型包括：例行性決策(Routine Decision)、適應型決策(Adaptive Decision)、創新式決策(Innovation Decision)。

1. **例行性決策**：適用於常見的、一般性、清楚的問題。如：病人在盥洗室不慎跌倒，必須填寫意外事件報告單。

2. **適應型決策**：適用於問題中有已知的部分，但不是完全了解狀況時，處理方式是將慣例稍作變通即可。如：部屬與檢驗人員起衝突時，護理長可依先前成功溝通的模式來處理。

3. **創新式決策**：適用於當問題特殊且曖昧不明時。如：為配合醫療保健新制度的實施，護理人員需重新設計護理措施以節省成本預算。

五、進行決策時應遵守的規則

1. 若決策的品質會直接影響到組織目標的成功，而部屬又缺乏對組織目標的認同時，應由主管自行做決定。

2. 若部屬對決策的認同會直接影響行動的執行，則主管應與部屬共同討論，收集部屬的看法和意見，經過充分溝通後，由主管或團體成員表決決定。

3. 若決策的品質會直接影響組織目標的達成，管理者亦缺乏與決策相關之技能與資訊，且問題結構是屬於非結構性時，則應與團體成員以互動方式了解問題的全貌，由團體成員決定採用何種解決方案。

4. 若部屬對決策的接受程度會影響組織目標的達成，部屬對獨裁式之決策結果不能接受，或部屬對最後決定反對到底時，應面對面與團體互動，才可有效地解決衝突。

5. 雖然決策的品質對組織目標的達成沒有直接的影響，但是部屬對決策的接受度卻會影響決策行動的執行；且部屬不會苟同由主管自行決定的決策結果時，只有與部屬採團體方式討論問題，交換意見後的決策模式才可以使決策達到最大的接受度。

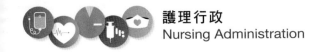
六、決策過程的應用理論與步驟

依目前一般的決策過程所應用的理論，大致上可分為三種：

1. **理性的決策理論(Rational Theory of Decision Making)**：由經濟學家、數學家及管理科學家提出，強調決策者不僅明智而且是完全理性的。決策是在他充分了解所有可行方案及其預期結果後，為個人或組織之最大利益而做的選擇。決策者在決定之前，曾考慮過所有的可行方案及其後果，並以一固定的偏好尺度，將這些後果一一比較，然後才選出結果最佳的方案。這是一種規範性理論(Normative Theory)，在真實世界中，很多結果是無法預估得到的，所以決策者往往因資訊不足而無法做決策。

2. **決策的行為理論(Behavioral Theory of Decision Making)**：由於每位決策者都有其心理需求與偏好，因此在做決策的初期，會依個人喜好與需求，進行資訊的收集。此種類型之決策者通常會限定選擇範圍，只要符合其需求，在有限的資訊和了解下，不論可行方案有多少，以及各方案的預期結果如何，就能進行方案的選擇。此決策者並不想追求決策效果的最大化，他們做決策時，往往只會選擇一個能達到他們滿意水準的方案。此一理論與我們平時作決策的真實情況極為接近。

3. **決策的政治理論(Political Theory of Decision Making)**：由於決策並不只是一個簡單的選擇，因此為避免發生決策錯誤，可能帶來的衝擊，有些人在作決策時所考慮的可行方案，都是與目前的作法相當接近的。由於決策者所考慮的決策後果為數有限，所以通常只考慮最有關的和最容易預測的一些。當與決策過程有關的幾個人，對某一解決方案都同意時，決策便算達成。不過他們在決策過程中，必須要互相協調，必要時應根據組織或機構一貫的方式來協商或談判。這種方式的決策過程，是逐漸調停，歷經險阻終達目的。在公共政策中經常是採用此種理論。

在整個決策過程中，決策者需遵循基本決策步驟，如圖2-2所示。

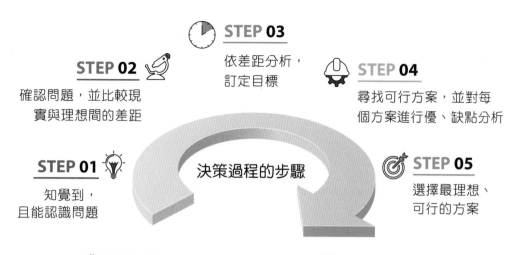

圖2-2　決策過程的基本步驟

例題

例題：

1. 醫學中心某加護病房近一週內病人管路滑脫人數增加，請問護理長第一步應作什麼？

2. 如果你是兒科病房的護理長，單位床位30張，占床率85％，近二日嬰兒常啼哭、吵鬧、紅臀人數增加，依決策程序，請問您第一個步驟應該要做什麼？

解答：1.確認問題，找出原因。2.意識到問題的存在。

七、決策的影響因素

（一）決策的情況

護理管理者在做決策時，可能面臨的四種情況：

1. **確定情況**：也就是問題非常明確，因此這是最容易做決策的情況，且做決策的效果通常很好。

2. **風險情況**：對問題仍有部分不確定因素存在，因此決策者大都需要依賴過去的經驗，找出類似的問題來判斷，對經驗豐富的護理管理者，此情況仍能有好的決策方案來解決問題。

3. **不確定情況**：對問題的真正原因仍不了解，且缺乏足夠的資訊可以做判斷，所以可能只能從極少的可行方案中，選出機會損失最小的方案。對較優柔寡斷的護理主管可能造成決策的延宕，甚至逃避問題。

4. **衝突性情況**：對問題可能已經可以掌握，但是各種可行方案中都會造成某種程度的不良影響，因此只能採用作業研究理論範圍中之競賽理論，協助選定最佳策略。

（二）決策的限制

1. **人的因素**：決策的好壞，與決策者個人的特質、背景、生理狀況、能力和學識等因素有很大的關係。

    (1) 個人特質：自信心、自尊心、獨斷、寡斷等。

    (2) 個人背景：年齡、性別、宗教等。

    (3) 生理狀況：健康、生病、疲勞、失眠等。

    (4) 個人素質：經驗、判斷力、創造力、數理能力、批判思考能力等。

2. **外在環境的因素**：是一種實體環境，包括時間、壓力、資源、噪音、氣候、組織結構等。當外在環境不良時，決策的品質必會受到影響。

3. **組織內在環境的因素**：是一種組織內的社會環境，包括組織文化、組織目標、職權的運用、辦法的限制、倫理規範、機構政策和時間及成本的壓力等。當組織的內在環境越穩定時，決策的品質會越好。

4. **資訊因素**：充分的資訊可以增加預測的成功率，減低在未來不確定狀況下做決策的風險。因此，資訊的充分與否影響決策的品質極大。資訊越充分，決策的品質會越好。但若大量的資訊輸入，遠超過決策者有效的運作範圍（資訊超載，Information Overload）會導致決策者難以做決定。

5. **動態因素**：在決策形成的過程中，它的步驟常隨著新問題的產生、新資訊的獲得，而必須從前面的步驟重新開始。這種動態的變化，極易造成決策時間的延

誤，因此決策者需密切注意可能變化，能事前考慮，以使得決策步驟變化降至最低，決策也才不致於需在慌亂中完成，決策的品質才會好。

6. **問題性質**：問題性質的不同，會對決策者造成不同程度的決策影響與限制，如：問題的新奇程度、不確定性、複雜性等，會對決策者造成較嚴酷的挑戰，若沒有其他重要因素的配合，決策者很難做出一個好的決策。

八、決策的工具

為協助資料收集、問題分析及結果的預期，我們可以應用許多工具和各類統計方法，一般分為數量決策方法與非數量決策方法。

（一）數量決策方法

量化工具可提供規律化的思考方向，考慮的變項範圍甚廣，同時分析出來的結果客觀，因此極具吸引力與說服力，只可惜多數管理的問題是無法量化的。以下各種方法都建立在某些假設上，若假設錯誤，則此工具無效。

1. **機率法**：在處理不確定性問題時，運用數學的機率方法，對各種方案或事件計算其成功的機率及期望值，再根據期望值的高低，選出最佳方案。

2. **模擬法**：以模式來代表問題的真實情況，再對此模式進行模擬，並加以檢討修正，從而得到有關問題未來真實情況的預測性結果，作為決定的依據。

3. **決策樹**：將決策問題有關的因素，依序畫成樹枝的形狀，從主幹到末枝，代表層層依賴的關係，並計算出各種決策情況的可能性和發生的機會，以協助最佳方案的選擇。

4. **計算評量與回顧法(Program Evaluation & Review Technique; PERT)**：係一種網狀系統模式，每一個重要過程和結果都顯示在一圖表上，可協助判斷其優先順序。

5. **重要路徑模式(Critical Path Model; CPM)**：類似PERT，計算每一活動之預測時間及最長時間。適用於「錢」為重要考慮因素之計畫中。

6. **排列法**：解決排列隊伍或間歇性服務問題，為一種計算方法，用以判斷與間歇性服務有關因素的最有效平衡點。此方法適用於服務的提供為隨機型態，而服務時間確定者。

7. **線性規劃**：假定問題中的各個變數間存在著一種直線關係，可以用直線函數來表示。此方法可用於計算到達病人處的時間與途徑的關係、體力的消耗與物品放置的關係等事物上。

8. **作業研究**：運用科學方法做業務的分析與探討，此方法注重整個輸入與輸出的分析與控制，以計量為基礎，就所尋求的目標作成最佳的方案選擇。

9. **決策矩陣分析(Decisional Grid)**：將不同方案及其影響因素以矩陣方式列出，決策者依各方案之相關影響因素評分結果，比較後決定勝出方案。如表2-4，最上方為須考量的因素，下方則是可行方案，透過設定分數，針對選項來進行評估。

表2-4　決策矩陣分析

方案 ＼ 影響因素	花費時間	所需人力	員工心理	成本	合計
方案1					
方案2					

（二）非數量決策方法

1. **創造力式的決策**：係應用團體進行腦力激盪、豐富構想、靈活思想、獨立判斷、綜合分析問題、比較各種觀點、累積各種假設等方式提出各種解決方案，並作成決策。例如：護理部欲辦理護師節活動，報名人數過少，於是召集相關成員互動和刺激，促使自由聯想以發展出處理方案。

2. **關鍵因素尋求法**：係把決策時的問題進行分類並歸納成幾種相關的因素，然後尋找出關鍵因素的所在，並參考這些關鍵因素作成決策。

3. **經驗判斷法**：依據決策者或決策團體過去成功的經驗，加上參與者的觀察力、自信心，對問題經過完整分析、比較後做出選擇。

4. **依專門知識作決策**：以決策者所擁有的專門知識為基礎，對某些專門問題作決策。如：醫療、護理、法律、化學、物理、財務金融等。

5. **問題設計法**：決策者運用歸納、演繹、假設等三種方法，對擬解決的問題加以設計，以「假設…結果將會…」的方式作成決策。

九、輔助決策的方法

1. **決策樹(Decision Tree)**：以樹枝狀的交叉與分枝來計算決策結果的機率。

2. **記名式團體過程(Nominal Group Process)**：使團體成員在無壓力的狀況下，確立組織目標的優先順序，以作為決策的方法。

3. **特性要因圖**：又稱魚骨圖(Fish Bone Chart)，將所有可能選擇的方案皆畫在圖上，清晰可見，最後再做決策。

4. **玻璃魚缸式(Fishbowling)**：以透明化、公開化的方式傾聽每位團體成員的意見與看法，可避免團體決策的重複或無關緊要的討論，確保決策品質。

5. **腦力激盪法(Brainstorming)**：短時間內讓團體成員經由互動與刺激，產生自由聯想(Free Association)，以發展出一些新觀點。

6. **模稜兩可式**：即**德菲法(Delphi Method)**，是一種經由一連串特定的程序和步驟，整合團體成員的意見與看法，而獲得共識的方法。此方式用在決策者（專家）不曾與團體成員面對面，而以多回合的匿名問卷方式統合及分析成員對組織的目標，直到大多數團體成員均贊同未來組織目標為止。優點為時間彈性，減少專家共聚的會議支出。

例題

例題：團體決策的好處是可以集思廣益，想出解決問題的可行方案。病房護理長利用通訊軟體(LINE)建立該病房護理師群組，徵詢大家意見並引導討論和排定解決問題的最佳方案。這是屬於哪一種團體決策技巧？

解答：LINE群組會顯示用戶名，故為記名式團體過程。

十、常見的決策策略

決策策略是指決策者在面對問題時，經由完整的決策過程中選出一個合宜的解決方案，來加以執行。常見的策略類型簡述如表2-5。

表2-5　常見的策略類型

策略類型	說明
樂觀性策略(Optimizing Strategy)，又稱充分發揮型策略	需確認所採取的行動方案可能會造成現況的改變及其所產生的影響與結果，並能預測每種結果發生的可能性
滿意性策略(Satisfying Strategy)	在找尋處於優勢的情況下，採取足夠應付最低標準之行動方案
機會性策略(Opportunistic Strategy)	實際確認出組織問題並將之具體化，再提出恰當的解決之道，以擴充個人職權及社交權力
以不變應萬變型策略(Do-Nothing Strategy)，又稱按兵不動型策略	危機或衝突出現時，先按兵不動，靜觀其變。等情況穩定後再對現況詳加分析，並採取行動方案
解決界定危機性策略(Strategy of Solving for the Critical Limiting Factor)	在充斥潛在影響因素的情況下，界定真正阻斷成功的危機因素，並將之去除，可有效解決問題障礙
最大極限式策略(Maximum Strategy)，屬樂觀型策略	在最好的自然狀態下執行決策行動，並達到預期最有利的結果
最小極限式策略(Minimum Strategy)，屬悲觀型策略	決策者已預測到情況極為糟糕，所以只能在不利之情境中選擇危害性最低的行動方案來解決問題
最少缺憾式策略(the Strategy of Mini-Regret)，屬中庸型策略	最不具挑戰性，即是自所有決策中選定較中庸的方式（不是最好的也不是最壞的），其預期結果介於中等程度的決策方案
預先警戒式策略(the Precautionary Strategy)	用於面臨零界衝突(Zero-Sum Conflict)，且所爭議的雙方都有得失的時候，藉此預先警戒並適當地調節個人的行為方向
進化式策略(the Evolutionary Strategy)	在執行重大的改變時，成員較難適應及接受，故不適合在短時間內做非常大的變動（此即革命性策略(Revolutionary Strategy)），因此決策者可漸進式地將改變的想法灌輸給團體中具影響力的領導者，使他們將這些想法正確的傳達給其他成員，以達到有效的改變

十一、決策的評價

（一）決策者應具備的能力

「決策技能」是進行決策最重要的一環，決策者本身的價值觀、理念、經驗及認知上的差異、個人目標的不同、能力、經驗和環境因素，均會影響決策的效率。想要能做出好的決策，決策者必須具有下列能力：

1. **統觀的能力**：能鳥瞰整體、綜觀全局、了解關鍵、把握主題之思考分析能力。此能力主要取決於智慧，機警及領悟力，其與個人先天的資賦有所關聯，但也可透過訓練習得。

2. **洞察的能力**：能對問題之形成背景、事實背後真相，作深入分析。此能力乃取決於個人的學識、知識及敏感性，可透過教育獲得。

3. **變通的能力**：具靈活與彈性之思考能力。取決於個人的經驗、人格特質，此能力與天賦有些關聯，不過可以透過磨練和學習獲得。

（二）增進決策技巧的方法

決策技巧可透過訓練而習得，增進決策技巧的方法有：

1. 練習批判性思考：以質疑、反省、解放的思考方式及從事辯證活動。

2. 製造關聯和聯想，能舉一反三，使成功的案例能類推到其他的事件上。

3. 採用陌生的眼光，以增廣視野，並培養新思維和新意見。

4. 回溯分析過去數年所做的重大決策以及決策的結果，做為決策的參考。

5. 練習問「重要的問題」，透過問題的發問，學習掌握重要的資訊。

6. 設計良好的報告表以及使用問題解決表格，可以重複分析自己，了解自己的優缺點，並澄清自己的價值觀，對進行決策的可能陷阱較能避免。

7. 尋求合適的諮詢資源及建立消息網絡，透過別人的意見，增加自己的思考層面。

8. 與長者或成功者學習是一條增進自己能力的捷徑。

（三）決策的倫理原則

在進行決策的過程中，必須考慮決策的後果，因此在進行決策時需依據倫理原則，以避免做出不合倫理的決策，務必使個人福利最大化、保障最少量的福利、使淨福利最大化、使再分配福利最大化。

（四）決策的評價

決策的評價可從經濟的、心理的、社會的、政治的價值來評量，大多數的決策都是採取折衷方式。

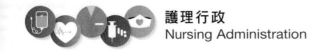
■ **決策執行成果依據標準**

1. **效率標準**：對人力、物力、財力等資源，是否做到充分利用。

2. **效能標準**：對執行的成果以「質」的標準進行評估，也就是目標達成的評值，如投入財力的執行結果。

3. **速度標準**：依據是否按預定計畫進度執行完成，超過或提早完成？

■ **作決策的注意事項**

1. **在識別問題方面**：

   (1) 診斷問題前，應先進行現況分析，了解事實真相。

   (2) 現況分析過程中，在收集資料或要求說明事實時，應有系統地調查與問題相關的訊息，不可偏離主題。

   (3) 要認清自己的價值觀，以免在收集資料或診斷問題時，被自己的價值觀控制、引導，而失去客觀性。

   (4) 確立的問題必須是可以處理的，因此應具體不可模糊不清。例如：護理人員因為不了解入院護理常規內容，因此造成病人入院護理內容的不完整。有了清楚的造因，才有辦法提出解決方案。

2. **在選擇可行方案方面**：選擇方案時，應將方案與目標或問題相比較，權衡哪個方案最能達到目標或緩解問題，以及所可能產生的不良後果最少。

   (1) 選擇方案時，要牢記主要關係人或團體的權益，並以決策的倫理原則為基礎。

   (2) 在贊成或反對某一方案時，應誠實地面對自己的價值世界，不可因不喜歡某位護理人員，而連帶的反對他（她）所提的任何方案。

   (3) 要面對現實，不可過度理想化，因此所選擇的方案，應在現實環境中可以推行。

3. **在推行決策方面**：

   (1) 絕對不可以推舉一個沒有時間觀念，沒有意願也沒有責任感的人員擔任方案的主要負責人，否則方案再好，仍無法達成目標。

(2) 任何方案都有影響其進行的正、負向因素，應加強正向的影響力量，削減負向的影響力量，以降低阻力增加助力。

(3) 當一個方案在進行中遇到困難時，不要馬上放棄或回頭，應先仔細評估，找出問題的癥結，而後逐步解決，因為有時遇到困難，並不是方案的問題。

(4) 在推行方案時，應隨時注意所要處理的問題及所訂的目標，以便在預定時間內解決問題或完成決策的具體實行。

 例題

例題：在決策制定過程中，先入為主的陷阱可能影響決策的形成以及決策的正確性，下列防範方法何者適宜？
1. 先徵詢他人意見不要思考問題的解決方法。
2. 不要在最先的想法裡打轉。
3. 開放心胸多方收集資料。
4. 不要向請教的專家提出自己的想法。
5. 探討問題要使用一致性的模式。

解答：2、3、4。

🔍 結語

　　規劃是達成目標的基本要素，了解良好規劃的特性，並在進行規劃時能提醒自己，相信所做的規劃案會更容易成功。護理長可以學習從小案子的規劃做起，例如：如何提升病人服務滿意度、如何降低護理人員的離職率等，然後再學習進行單位的年度規劃。在進行規劃的過程中，決策能力會受到很好的訓練，因為規劃過程中方案的選擇、執行到評值，能讓規劃者學到如何進行決策，才能使目標達成。細心的規劃、用心的選擇，會讓成功的機率大大的增加，會讓自己的護理管理能力大大的提升。

李麗傳(2005)．*護理行政與病房管理*．華杏。

李麗傳、李引玉、林秋芬、周傳姜、明勇、胡順江、郭碧照、黃金蓮、劉影梅(2002)．*護理管理*．匯華。

周照芳、黃璉華、王瑋、鄒慧韞、黃金蓮、張瑛、楊麗瑟、陳小蓮、黃月嬌、張慈惠、林綉珠、詹碧端、李樹蘋、游惠珠、侯宜菁、郭明娟(2017)．*護理行政之理論與實務*．華杏。

林素戎(2023)．*全方位護理應考e寶典－護理行政*．新文京。

張潤書(2009)．*行政學（修訂四版）*．三民。

曾雯琦、楊勤熒、馬淑清、李歡芳、周守民、周美雲、蘇慧芳、趙慧玲、謝碧晴、王淑卿、江惠英、尹裕君、高靖秋(2023)．*當代護理行政學（四版）*．華杏。

廖美南、謝淑芳、陳麗華、李麗紅、楊勤熒、蔡麗珍、吳宛庭、吳孟凌、張翠蘭、劉佩芬、林珠茹、龔美珍、程基玲、徐子玲、羅惠敏、王桂芸、洪世欣、林麗華、傅玲、鄒怡真、白玉珠、明金蓮(2019)．*護理行政學（三版）*．永大。

盧美秀(2003)．*護理管理（二版）*．華騰。

Conway, M. E., & Andruskiw, O. (1982). *Adminstrative theory and practice: Issues in higher education in nursing.* Appleton-Century- Crofts.

Gillies, D. A. (1994). *Decision making In Nursing management a systems approach* (3rd ed., PP.417-436). W. B. Saunders Company.

Hammond, J. S., Keeney, R. L., & Raiffa, H. (1999). *Smart Choices- A Practice Guide to Making Better Decisions.* HBS Press.

Kickert, Walter, J. M. (1980). *Organization of decision-making: A systems-theoretical approach.* North-Holland Publishing Company, 43.

Louri, S., & Salantera, S. (1998). Decision-making models in different fields of nursing. *Research in Nursing & Health, 21*(5), 443-452.

MacCrimmon, K. R., & Taylor, R. N. (1983). *Decision making and problem solving. In M. D. Dunnette (Ed), Handbook of industrial and organizational psychology* (2nd ed., PP.1397-1453). John Wiley and Sons.

Matheson, J. E., & Howard, R. A. (1983). An introduction to decision analysis. *In the principles and applications of decision analysis, 1*, 17-55.

Mintzberg, H. (1973). Strategy-making in three modes. *California Management Review, 16*(2), 44-52.

Newman, M. G. (1998). Improved clinical decision-making using the evidence-based approach. *Journal of the American Dental Association, 129*, 4s-8s.

Swansburg, R. C., & Swansburg, R. J. (2002). *Introduction to management and leadershup for nurse managers* (3rd ed.). Jones and Bartlett Publishers.

Vroom, V., & Tetton, P. (1973). *Leadership and decision making*. University of Pittsburgh.

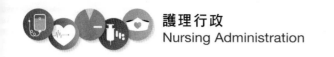
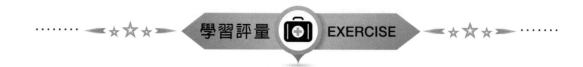

選擇題

( ) 1. 有關直覺式決策(Intuitive decision-making)，下列敘述何者正確？(A)直覺是一種超能力，源自於經驗和準備的自然產物　(B)直覺訓練是透過不斷的練習，累積培養出直覺能力　(C)新進人員因經驗受限，不合適過早培養直覺的能力　(D)當情況不斷變化且目標混淆不清時，不應使用直覺

( ) 2. 有關規劃的原則，下列敘述何者正確？(A)規劃應有創意，可以憑直覺進行　(B)為掌握市場先機，規劃應不連貫　(C)規劃應具體可行，切合實際狀況　(D)規劃應有時間性，不宜理性分析

( ) 3. 有關目標管理中的目標設定，下列何者為具體可測量？(A)提升病人住院滿意度　(B)降低感染性垃圾50公斤　(C)提升開刀房護理師留任率　(D)強化100位護理師書寫紀錄能力

( ) 4. 有關作決策的注意事項，下列敘述何者正確？(A)識別問題時要認清自己的價值觀，以個人價值觀導引決策　(B)選擇方案時要權衡主要關係人的權益，以決策倫理為基礎　(C)方案進行中遇到困難時，應該馬上放棄以降低阻力　(D)推行方案時應彈性調整時間及目標，以利問題解決

( ) 5. 在決策制定過程中，先入為主的陷阱可能影響決策的形成以及決策的正確性，下列防範方法何者適宜？(1)先徵詢他人意見不要思考問題的解決方法　(2)不要在最先的想法裡打轉　(3)開放心胸多方收集資料　(4)不要向請教的專家提出自己的想法　(5)探討問題要使用一致性的模式。(A) (1)(2)(3)　(B) (2)(3)(4)　(C) (3)(4)(5)　(D) (1)(4)(5)

( ) 6. 下列何者為規劃護理管理工作之核心觀念？(A)分析資料　(B)決策　(C)簡化流程　(D)開源節流

( ) 7. 進行規劃革新護理管理活動時，下列目標設定何者最佳？(A)提升住院病人滿意度至100%　(B)降低中心靜脈導管感染率　(C)於6個月內降低病人壓瘡發生率至0.10%　(D)提升護理人員留任率

（　）8. 某病房最近發生集體院內感染，護理部主任經與督導個別討論後，主任決定要求護理長提出改善方案，此決策模式屬於下列何種決策？(A)團體一型　(B)團體二型　(C)諮商一型　(D)諮商二型

（　）9. 有關規劃護理管理工作的主要目的，下列何者錯誤？(A)設定明確目標　(B)增加效率及效果　(C)降低不確定的程度　(D)增加工作步驟

（　）10. 下列何者不是目標管理的優點？(A)落實分權　(B)促進員工間溝通　(C)極重視量化目標　(D)提高士氣

（　）11. 由中階管理者如護理督導長其規劃的工作，是屬下列何種規劃？(A)策略性質之規劃　(B)整體性質之規劃　(C)部門性質之規劃　(D)執行性質之規劃

（　）12. 效率標準和效能標準評值之比較敘述，以下何者錯誤？(A)評估投入的人力需求量屬於效率標準　(B)評估投入的人力所達成的目標是屬於效率標準　(C)評估投入財力的充足性是屬於效率標準　(D)評估投入財力的執行結果是屬於效能標準

（　）13. 成功的推動目標管理，不僅要將目標管理簡化為一種管理程序，更需要導入相關技巧才得以成功。下列何者為目標管理成功的要件？(1)主管清楚列出目標　(2)依個人能力分配不同目標　(3)把權限與責任分授給各級主管　(4)目標由主管和員工共同完成　(5)定期回饋進展狀況。(A) (1)(2)(3)　(B) (2)(3)(4)　(C) (3)(4)(5)　(D) (1)(4)(5)

（　）14. 規劃教育訓練課程時，首要工作是下列何者？(A)訂定教學目標　(B)確認教學對象　(C)評估學習需求　(D)擬定教學策略

（　）15. 有關決策矩陣分析敘述，下列何者正確？(A)是一種非數量決策的方法　(B)是以矩陣方式呈現每個可能方案的優缺點，決策者依各方案之優缺點結果決定勝出方案　(C)是以矩陣方式呈現每個可能方案的成功機率與期望值，決策者依各方案之期望值結果決定勝出方案　(D)將不同方案及其影響因素以矩陣方式列出，決策者依各方案之影響因素評分結果決定勝出方案

問答題

1. 何謂規劃？

2. 一個好的規劃案應具有哪些特性？

3. 何謂決策？

4. 請簡述基本型和例行型決策之差異。

5. 請簡述個人決策和團體決策之優缺點。

6. 請說明決策的基本步驟。

7. 請簡述三種決策工具及其應用方法。

8. 請說明如何增進決策技巧。

學習評量
解答請掃描
QR Code

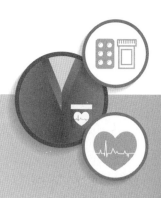

Chapter 03

成本管理與預算編列

Cost Management and Budgeting

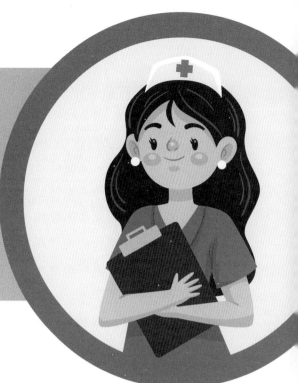

編著者・林月桂

讀完本章，您應能：

1. 了解成本管理的意義與目的。
2. 認識醫療機構的成本特性。
3. 了解醫療機構之成本分類。
4. 了解醫療機構之成本管理方法。
5. 了解預算的意義與功能。
6. 認識預算之類型。
7. 了解預算編制的程序。
8. 了解預算控制的步驟。

前言

在醫療市場競爭激烈下，醫院之財務管理更顯得重要，編列合適的預算、撙節開支並做好成本管理，以有效且合理地運用資源。醫院除了需提供高品質之醫療服務外，必須使醫院收入與支出達理想境地，才能使醫院永續經營。

3-1 成本管理

企業獲得利潤的兩個途徑為開源與節流。開源是指對外拓展市場、增加銷售量或提高售價等；節流是指撙節開支、控制成本與各項費用之支出，合理而有效地運用有限資源，間接地增加利潤。然而，在開源方面，由於受市場需求的變化與經濟情勢不斷變動等等因素的影響，使得利潤目標較不易達成；在節流方面，主要由內部管理與控制，較易執行，也較能發揮成效。要先掌握成本，才能了解造成利潤的正確方法；如何掌握成本、追求現代化的管理，成本管理已成為企業經營所重視。

醫療市場因醫療院所的家數與床位數持續增加，醫療院所間之競爭日益激烈、開源愈不易，因而醫院的財務管理更顯重要。醫療產業必須有效做好財務管理以獲得合理的利潤，並善盡社會責任，才能使醫院永續經營。全民健保自1995年3月實施後，醫院面對健保之支付制度的改變及競爭環境，已使醫院經營不得不重視成本會計，因此，當今醫院除了需提供高品質之醫療服務外，亦得控制成本。**醫院成本分析實施之條件包括：健全的組織結構、健全的會計制度、正確的統計資料、合理的計算制度和主管階層的配合。**

一、成本管理的意義與目的

成本管理是對與產品成本有關之制度擬訂、制度推行與制度檢討的運作加以管理，以達高品質、低成本與高利潤的經營績效。黃(1994)認為：成本一詞常視為「費用」的同義詞。費用可定義為一種財物或勞務的流出流量，用來與收入配合以計算損益。

李、郭(1993)引述美國會計協會(American Accounting Association; AAA)之「成本概念與標準委員會」對成本所作的定義為：成本乃指為達到特定目的而發生或應發生之價值犧牲，該價值犧牲指是耗用的物料數量、人工小時及其他的服務量，而**貨幣**是衡量各種價值犧牲的共同單位。成本衡量的目的為成本標的（亦稱為成本目的）。

成本是指為取得收入而相對之財務或勞務支出或耗用。此項支出或耗用的結果，以能產生經濟效益為前提，才謂之成本（洪，2005；盛，1994）。成本管理為了達到理想的目標，則需全員化與建立成本之責任制；全體員工均需共同參與及努力，以追求組織之最高經濟效益，為使達全員化之成本管理，需建立以分級、分工、分人的成本責任制，以對組織之成本指標負責，並定期考核。

二、醫療成本的特性

1. **人事成本很高**：醫療服務是以人服務人、人力密集的專業，需雇用許多高專業程度之人才，如醫師、護理人員、醫事檢驗師與行政人員，人員之薪資結構與激勵制度複雜。根據統計，醫院之人事成本約占醫院總成本之40~60%。

2. **固定成本很高**：醫院所投入的固定成本比一般事業機構還多，因需購置精密且昂貴的醫療儀器與各種特殊的醫療設施，才能提供合適的醫療服務。

3. **間接分攤之成本很多且分攤不易**：一般企業獨立性高且易切分，而醫院之服務作業複雜性與連貫性高，用人與衛材成本能直接歸屬，有些成本屬公共性的成本，如醫院大廳、電梯、會議室、候診室等之水電空調成本，因組織結構複雜、單位多，認定技術相當困難，分攤又無明確客觀的方法，因此間接成本的分攤時有爭議。

三、成本的分類

為了便於成本的分析與應用，將成本依其用途之不同予以分類，如表3-1。

表3-1　成本的分類

分類		說明	舉例
依成本的層次	單位成本	某單位執行醫療業務所需的成本	
	部門成本	某部門從事相關作業或活動的成本	
	總成本	整個機構所發生的成本	
依成本是否可控制	可控制成本	部門可以自己操控範圍內的成本費用	加班費用
	不可控制成本	不在部門自己可以控制範圍內之成本費用	水電費之分攤
依成本是否可直接歸屬	直接成本	· 醫院之某一部門或成本中心提供某項醫療服務而發生之成本，可以直接追溯成本的發生，且可以直接歸屬並可由該成本中心或部門直接控制或負責之成本 · **成本的高低與護理人員服務量的多寡有關**	**直接服務病人之人員薪資**、**耗用的衛材**、藥品、物品與建築物及設備折舊費用
	間接成本	· 因提供某項醫療服務而發生的直接成本以外，未能直接確認、歸入成本標的之任何成本 · 需透過合理而有系統的分攤歸入部門或成本中心，如作業、行政管理、教育訓練或教學研究等費用 · **成本的高低與護理人員服務量的多寡無關**	· 作業費用：如事務費、清潔費、**水費**、**電費**、雜項購置、醫療行政費 · **行政管理費用**：會計、**人事**、企劃、電腦等行政部門之成本 · **護理教育訓練費用**

表3-1　成本的分類（續）

分類		說明	舉例
依服務量	固定成本	在一定的作業水準範圍內，保持一個固定總金額，**不隨服務量增減而變動之成本**	**儀器設備費用、建築物或設備的折舊費用、人員薪資**、租金等
	變動成本	**隨服務量作正比例變動的成本**	**醫療耗材、醫師診察費**、病人餐飲等
	半變動成本	成本總額會隨著服務量而做某程度變化，但並不是按正比例的變化	・固定要素：如公共設施，不論產品是否生產，工廠皆需燈光照明、熱力和冷氣等 ・變動要素：如操作設備之用電，數量隨著操作時數而變化
依成本用途	人事成本	・醫院用人所支付的費用 ・**醫療機構的成本中，占總成本之比率最高者**	薪資、津貼、保險、獎金、退休金等薪資與福利
	材料成本	執行醫療服務所需物品的費用	藥品、衛材、檢驗用品等材料費用
	設備成本	醫院營運所使用之各項建築、醫療、資訊等設備，及其折舊、修繕、保養等	
	事務成本	醫院各項管理及辦公室內所發生的成本	
	研發及社教成本	因研究發展、人才培訓、實習教學、健康教育、醫學研究及其他社會服務事項所支付之成本	
	其他成本	凡不屬於上述5項「依成本用途來分類」之費用支出，皆屬之	公關、醫療糾紛補償、醫療救助

四、提供成本資料的原則

　　成本管理是成本資料處理的過程，成本資料的提供有下列四項原則：

1. 真實性原則：成本資料需反映實際狀況，以便找出真正問題與改善的方向。

2. 同質性原則：成本管理需將具有同質性的成本資料做比較才有意義。

3. 系統性原則：成本管理需要有系統性的成本資料，使資料的呈現在時序上或分類上能有一致性。

4. 時效性原則：成本資料的獲得需要具有時效性，才能及時反映當前的問題、及時的解決問題。

五、護理成本控制的方法

護理成本控制的方法包括：人力成本控制、工作簡化、資材管理、委外承包、防止漏溢帳、縮短病人住院天數、護理作業改進研究、開拓護理收費新出路、績效獎勵制度、加強教育。

1. **人力成本控制：護理人力占整個醫療人員比率的大半**，為控制人力成本，可參考以下方法：

    (1) 機動調用護理人員：病房人力過多者需機動性的支援其他病房。

    (2) 兼職制或部分工時制：其工作時間依病房需要訂定，以紓解人力不足現象。

    (3) 訓練非專業護理人員協助部分非專業的臨床照護工作，如：病人的日常生活照顧、翻身、沐浴等。

    (4) 作業電腦化：包括醫囑電子化、建立護理通報電腦系統及護理計畫電腦系統，可節省人工作業時間與人力成本，並提升護理計畫的品質。

    (5) 實施病人分類：藉此了解病人嚴重度及護理活動內容，從中改善人力配置及護理服務品質。

2. **工作簡化：**

    (1) 運用資訊系統及現代化機具代替人工，如：經由網路查詢專業資訊。

    (2) 調整工作場所動線，以提高作業效率。

    (3) 實施分層負責，縮短作業流程。

3. **護理作業改進研究：護理行政專案是以科學方法尋求有效的措施**來改善工作環境中的缺失，以提升品質及降低醫療成本。如：改善病房盥洗室的設備及加強病人的膀胱訓練，以降低洗滌床單與衣褲的成本。

4. **資材管理：資材成本**占醫療機構營運成本的30~50%，資材存放過多或過少皆會增加成本，可運用即時存貨(Just In Time)及零存貨管理(Stockless)的方式以達到更有效率的資材管理。

5. **委外承包：委外承包**可以減少人力、**物力**及財力的投入成本。院方應設有專責監管人員，以確保其承攬業務的品質及維護院譽。

6. **防治漏溢帳：醫療材料管理及正確記帳**可以避免物材流失及成本浪費。

7. **開拓護理收費新出路：**以往護理費用皆併入病房費及治療費內，因此無法看出各單位護理資源消耗的差異性。而許多護理活動中投入大量人力卻未獲得合理的費用支付，因此建議**以成本分析分析結果來計算合理的護理收費項目中。**

8. **縮短病人住院天數：縮短病人住院天數**可提高護理服務品質及降低成本，如：運用**臨床路徑、個案管理、出院準備服務等照護計畫**的方式。

9. **績效獎勵制度：以具體方法來鼓勵、表揚員工，**如：依用人費率、按件計酬、工作負荷率或控制成本費率的績效成果給予獎勵。

10. **從教育著手：護理人員**若能了解成本效益分析(Cost Benefit Analysis; CBA)，便能提供資訊協助醫療人員從事成本分析及決策。

註：成本效益分析(CBA)是指某些活動的支出或許能增加利益，但有些活動是成本高於利益的；已知成本金額後，而欲與之比較的標準成本金額卻很難衡量時，運用CBA可將各種相同花費的活動所衍生之相關利益呈現出來，以幫助管理者判定組織的花費所產生的利益是否高於基金的投資成本。

六、醫院的成本管理方法

（一）損益平衡的概念

損益平衡點(Break-Even Point; B.E.P.)是指總支出點等於總收入點，表示醫療機構**未虧損也無盈餘**。若營業收入低於此點，即表示出現虧損；若超過此點，則產生利潤。

損益平衡分析點出收益、成本及利潤之間的關係，可協助管理者了解一個組織應提供多少服務單位才能達到損益平衡，若新購一醫療設備，應每月或每年提供多少服務方能達到不賺不賠。為計算損益兩平衡點，管理人員需要知道產品或服務之銷售價格、每單位變動成本以及總固定成本。

關於損益平衡的公式如下：

1. 邊際貢獻＝營業收入－變動成本

2. 利潤＝邊際貢獻－固定成本

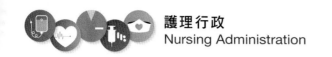
3. 利潤＝營業收入－變動成本－固定成本（損益平衡時利潤為0）

4. 變動成本率(%)＝$\dfrac{變動成本}{營業收入} \times 100$

5. 邊際貢獻率(%)＝$\dfrac{邊際貢獻}{營業收入} \times 100 = 1 - 變動成本率$

6. **損益平衡點**＝$\dfrac{固定成本}{1 - \dfrac{變動成本}{營業收入}}$

7. 損益平衡點之每月病人數＝$\dfrac{固定成本}{每位病人營業收入 - 每位病人變動成本}$

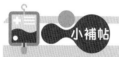

損益平衡點比率標準與營運指標之關係：

比率(%)	代表意義
60%以下	**安泰**
60~70%	健全
70~80%	還算健全
80~90%	需要注意
90%以上	危險

例題：

1. 某護理之家每月之固定成本為100萬元，每月應收250萬元才能維持損益平衡，假如每位住民成本為3萬元，護理之家收費5萬元，該護理之家每月應收多少位住民才能達損益平衡？

解答：損益平衡點之每月病人數＝100÷(5－3)=50

故每月應收50位住民才能達損益平衡。

2. 某小型醫院一年總營業收入為500萬元，變動成本為300萬元，固定成本為200萬元，則損益平衡點是多少？

解答： (1) 邊際貢獻＝500－300＝200（萬元）

(2) 邊際貢獻率＝$\dfrac{200萬}{500萬}\times100=40\%$

(3) 利潤＝200－200＝0（損益平衡）

(4) 損益平衡點＝$\dfrac{200萬}{1-\dfrac{300萬}{500萬}}=500$（萬元）

（二）成本管理的方法

會計部門每月結帳後，成本分析作業是為成本管理之主要資料來源。成本管理的方法包括：

■ 醫院財務報表分析

醫院透過比較「資產負債表(Balance Sheet)」（表3-2）來解釋與說明醫療機構之資產負債的借貸餘額在經過一段時間以後的變化情形，以「損益表(Operating Statement or Income Statement)」（表3-3）比較機構本期與上期營運收入與成本之間的變化情形。資產負債表是顯示醫院在某一特定日期之財務狀況，其內容包括資產、負債、業主權益（資產減負債的餘額）；損益表主要說明收入的來源及支出項目，以顯示醫院在某一特定期間之經營成果，其內容包括提供醫療服務之收入與支出，支出是指以獲取收入為目的所耗用的資源或勞務。

事實上，單靠資產負債表與損益表仍無法完全落實醫療機構之成本管理，因其無法看出各部門營運績效的好壞，因此需進一步的做單項成本分析與部門成本分析。

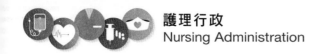
表3-2 資產負債表範例

健康醫院資產負債表

中華民國○○○年12月31日　　　　　　　　　　單位：新臺幣（元）

資　產	
銀行存款	2,000,000
庫　存	600,000
土　地	90,000,000
建築物	64,000,000
資產合計	156,600,000
負　債	
應付票據	2,000,000
應付帳款	2,300,000
負債合計	4,300,000
負債及資產總計	11,360,000

表3-3 損益表範例

健康醫院損益表

中華民國○○○年1月1日至12月31日　　　　　　單位：新臺幣（元）

業務內收入	
門　診	6,300,000
急　診	2,300,000
住　院	4,000,000
業務外收入	
美食街出租	4,600,000
收入合計	17,200,000
費　用	
員工薪資	4,300,000
水電費	2,000,000
費用合計	6,300,000
稅前利益	10,900,000

■ 單項醫療服務成本分析

是採直接成本與間接成本的概念進行成本分析，單獨計算某一醫療作業所耗用的資源，以計算該項醫療服務的成本。

在論量計酬的支付制度下，其支付標準以「基本診療」和「特定診療」之項目做為支付的基礎（莊、黃，2005）。單項醫療服務成本分析是成本管理上的需要，往下追溯各該項處置發生成本的實際情況，以明瞭各項處置之成本結構。成本結構分為用人成本、不計價藥材或衛材成本、設備費用加上分攤之作業費用、行政管理費用、教學研究費用等之成本總計。

住院醫療費用若以診斷關係群或論病例計酬做為前瞻性的給付基礎時，單項醫療服務成本分析就會變得非常重要（莊、黃，2005）。在以診斷關係群或論病例計酬之前瞻性的給付制度，其住院給付是固定的，醫院唯有在維護原醫療品質並設法去降低成本、善用醫療資源、提高服務效益，醫院才能獲得利潤、永續的經營。

■ 部門成本分析

係將在責任會計制度下累計之成本，重新分類及加以歸屬、分析，其分析後之結果可用來衡量各部門經營績效，並可提供醫院經營管理者做決策時的參考資料，同時部門成本分析資料的公布可使醫院員工重視成本，進而控制成本，以降低營運成本。部門成本分析的步驟，可概分為五個步驟：

1. 建立成本中心：依醫院組織及管理的需要，建立數個「成本中心」，一般將有收入的成本中心稱為「收益中心」，沒有收入的成本中心稱為「非收益中心」。
2. 建制收集各成本中心之業務量與成本的統計方式：將各成本中心的業務量與收入、支出等相關資料加以收集、整理、統計及分析。
3. 確定成本分攤的方式（表3-4）：確定分配某一項間接成本或非收益中心累加成本至相關的非收益中心或收益中心的方法。在決定間接成本如何分攤時，要考量的主要因素為公平性與方便性，即是否能公平分攤成本及是否能以最方便的方法收集資料。每個醫院得視其本身狀況決定分攤方式，並依需要做修訂。
4. 確定成本分攤的程序：在確定成本分攤的方式後，即可以開始處理間接或非收益中心成本的分攤，並可統計各成本中心的全部成本。
5. 計算各成本中心之總成本：依據前四項的資料，計算各成本中心之總成本。

表3-4　成本分攤的方法

方法	說明
直接分攤法	· 係將所有間接成本或非收益中心的成本直接分攤到接受服務的收益中心 · 是最簡單的成本分攤方法
階梯分攤法	· 指間接成本或非收益中心的成本除了分攤給相關的收益中心外，同時也分攤給相關的其他非收益中心 · 需先決定所有非收益中心成本分攤的先後次序，一個非收益中心的成本被分攤出去後，即為結束，不再接受其他非收益中心的分攤
連續分攤法	指非收益中心的成本分攤出去後，尚需再接受其他相關部門的成本分攤

七、護理人員在成本管理上的職責

1.　了解成本管理之相關知識並具有成本意識。

2.　對醫院的財務管理政策要具有共識，自我要求工作效率（人力成本）。

3.　主動節省衛材和其他事務性用品。

4.　正確地使用各項器械及醫療儀器，做好必要的保養與維修工作。

5.　主動了解並配合收費標準和方式、各類保險給付標準、記帳方式。

3-2 預算編列

　　政府機關之財務行政包括預算、會計、決算和審計四大部分，政府機關的一切活動均離不開人與錢，如何將人員的效能發揮到最高（人事行政），如何將金錢的效用充分利用（財務行政），財務管理是研究如何使政府的金錢收入與支出達到最理想境地的一種學問。

1.　會計制度：

　　(1)　附屬機關（如市立醫院）編製概算報請上級機關（如衛生局、市政府）審查。

　　(2)　各級政府機關將概算送請立法（民意）機關審議。

　　(3)　審議通過後，各級行政機關（含公營事業機構）據此執行。

2. 審計制度：

(1) 各級行政機關（含公營事業機構）於會計年度終了，向上級機關提報決算（證明符合預算的要求）。

(2) 各級政府將決算送請審計機關（審計部、審計處、審計室）審定。

(3) 審計後送請立法（民意）機關審議。

(4) 審議通過後，解除財務責任。

　　行政院衛生福利部、各衛生局、公立醫院與一般行政機關相同，其預算、決算的審議是立法（民意）機關的權力，亦是其控制政府各機關的最有效的手段，凡是民主國家，其預算均經立法（民意）機關審議通過，才稱合法或法定預算。預算的審議和普通法案一樣，採用三讀會的方式以完成立法程序，並規定有審議的期限。

一、預算的意義與控制步驟

　　預算(Budget)是組織在一定期間預期之未來收入及計畫之支出、財務狀況、現金流量等，以金額數字表示之書面資料，**是財務管理的第一步**。護理部門中，各層級的管理者負責護理功能之各項活動經費之預算的擬訂與實施。預算的編制，係就長期或短期的未來業務設立計畫；做計畫時，必須對醫院之整體目標及預期績效提供指標，做為評核及預測結果之標準，並比較預算數與實際發生數，以做檢討及改善。在預算編列過程中，也需藉溝通與協調使各部門的目標與醫院的整體目標趨於一致。

　　編列預算(Budgeting)是於一特定的時段內，將有限的資源適當分配給預期的或計畫中的各項活動，以數字表示；表3-5為預算表範例。一般預算內容可分三項：薪資、資產消費和營運消費。常見護理部預算編列之項目包括：**人事預算**（含**護理人力預算**、其他津貼及獎金）、**設備材料預算**、**品管預算**、**教育訓練預算**、**研究發展預算**。

　　預算控制的步驟首先編列各部門的概算，呈送審定，接著依據所定預算，執行和指導各項業務活動，再比較預算與實際作業，分析差異原因後採取改善措施。

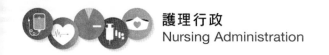

表3-5　預算表範例

健康醫院門診醫療成本預算表

中華民國○○○年度　　　　　　　　　　　　　　單位：新臺幣（元）

項　目	預算數
用人費用 　　薪資、超時工作報酬、獎金、退休及卹償金等	800,000
服務費用 　　水電費、印刷裝訂與廣告費、一般服務費、專業服務費等	110,000
材料及用品費 　　用品消耗、商品及醫療用品等	500,000
稅捐與規費 　　消費與行為稅、規費等	2,000
折舊、折耗及攤銷 　　房屋折舊、機械及設備折舊、交通及運輸設備折舊等	45,000

二、預算的功能

1. **具有規劃的功能**：各項計畫需包含預算，當預算被建立後，由於其可給予工作人員指導方向，預算即具有規劃的功能。

2. **具有財務管理的功能**：以量入為出的原則，避免財務上的浪費、移用或不實、不合理的支出。

3. **具有控制的功能**：運用預算來控制時間、空間與材料等資源的利用；民主國家政府的預算需經立法（民意）機關審議通過，因此也是有立法（民意）機關控制政府的功能。

4. **具有行政管理、績效考核的功能**：透過年度預算分門別類的編列，作為行政管理的工具，並考核其工作績效。

三、醫療機構預算的編制程序

1. 醫院之最高階層管理者審慎預估下年度的收入情況，看看成本應可在何種限度之內，各部門應如何分配，才不致使總成本超過該限度。

2. 各部門需自行依計畫或所被分配的編制概算，經院務會議通過。

3. 公立醫院經主管預算編制機關查核彙編後，轉報最高主管機關通過，再轉送立法機關審議。

4. 立法機關審議通過後，始可動支預算（私立醫療機構則報請董事會通過後動支）。

四、預算的類型

（一）預算的種類

1. **人力預算：員工的工資與薪資**，及與外界簽約的臨時人員之費用。

2. **資產消費預算：**包括購買土地、**建築**及**主要設備之耗損及折舊費用**，如購買急救車、血壓計等。

3. 營運預算：營運用物成本，包括：小型儀器維修及經常支出之費用。

例題

例題：下列何者不屬於經常性支出預算？

1.護理教育訓練費；2.護理人員加班費；3.購置醫療設備費；4.文具紙張用品費。

解答：3.購置醫療設備費。

（二）預算的型式

1. **績效預算(Performance Budget)：**又稱為計畫預算(Program Budget)，主要是運用企業管理的科學與管理方法，以工作計畫所需的成本進行預算的編制。亦即將成本會計的原理應用於財務的計畫、執行與考核，使管理達到最大的經濟與效率。

2. **設計計畫預算系統(Planning Programming Budgeting System; PPBS)：**又稱企劃預算，是美國於1961年發展而成的預算制度。計畫過程包括目標的設計、執行計畫的訂定、預估各計畫所需預算等，逐年不斷向前推展，是以設計為中心、以分析為手段、而以提高行政效率為目的，如**門診手術計畫、居家護理計畫**。其特徵包括：(1)具有連貫性的多年度設計；(2)逐年檢討，各年度中亦可

檢討修正；(3)富有彈性，有適應財務狀況變化的能力；(4)重視產出(Output)大於投入(Input)；(5)重視整體發展，應用系統分析，比較各種不同執行方案，採取最佳途徑。

3. **零基預算(Zero-Base Budget; ZBB)**：是指企業機構在**新的年度編列預算時，重新自零開始**。是目前醫療衛生機構最為盛行的計畫預算。零基預算要求**管理者不考量過去年度的預算而重新編列**，亦即對每一計畫均重新以**成本效率**的觀點加以評估，以確定是否值得推行，並根據企業環境，衡量輕重緩急，擬定有利的經營計畫。

4. **固定式預算(Fixed Budget)**：由各管理者對其所管轄範圍內重要活動之計畫提出成本估計。

5. **固定限額預算(Fixed Ceiling Budget)**：**由最高主管事先設定預算的最高金額，再交由屬下的管理者為其單位擬預算提出申請**，可使管理者對於各項活動權衡輕重。

6. **開放式預算(Open-Ended Budget)**：由各營運管理者對其管轄範圍內重要活動提出成本估計的財務計畫，但遇經費不足時卻未能說明裁減計畫。

7. **彈性預算(Flexible Budget)**：是**依據業務的實際變化情況而調整**的預算，而事先將費用分成固定與變動兩部分，運用時需按大小不同水準的業務量，分別計算出預算限額，然後在預算期間結束時，再算出實際能給每一項目的預算費用。

8. **日落預算(Sunset Budget)**：是先行設定計畫項目終止的日期，過了該日期，計畫即自動失效。

9. **傳統預算(Traditional Budget)**：即**根據過去的資料擬訂及編制預算**。

五、預算的時期

有多年制與一年制兩種，採一年制者為多，稱預算年度(Budget Year)或財政年度(Fiscal Year)，因其便於預測、計畫、監督。一年制預算的起訖有三種：歷年制、四月制、七月制。

1. 歷年制：一月一日起，如：法、比、荷、蘇聯、中華民國。

2. 四月制：四月一日起，如：英、德、丹、日本。

3. 七月制：七月一日起，如：義、西、美、挪威。

六、有效預算的要件

1. 高級主管之全力支持：高級主管必須充分了解預算的功能與特質，對部屬隨時激勵與指導，將年度預算視為履行其職責的工作。

2. 需有健全的組織：組織結構及職掌劃分必須清楚合理，並使權責相稱，方能建立責任中心及授權體系。

3. 有妥當的管理會計制度：預算目的是計畫及控制各單位的業務目標及成果，要建立健全的責任管理會計制度。

4. 重視目標管理。

5. 良好的情報資訊系統：每個部門雖分工作業，但訊息必須溝通。

6. 選定的目標及標準必須是合理並可達成。

7. 確實做事後追蹤與考核。

結語

醫療市場競爭激烈，開源不易，如何有效地做財務管理以獲得合理的利潤，使醫院能永續經營。因此醫院除了需提供高品質的醫療服務，亦需重視成本的管理。醫療機構的人事、固定成本高、各單位之獨立性不易劃分、成本分攤不易，所以醫療院所需有好的成本管理方法，並了解醫療服務成本，在確保醫療品質的條件下，降低成本才能獲得利潤。

預算是財務管理的一部分，編列預算是在一定期間內，預期未來的收入及有限資源適當的分配在各計畫中的醫療服務。醫療機構需能將預算有效地應用與控制，將有效資源達到充分地運用。

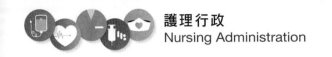
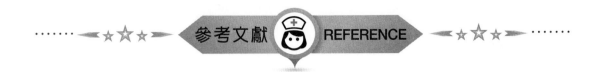

周照芳、黃璉華、王瑋、鄒慧韞、黃金蓮、張瑛、楊麗瑟、陳小蓮、黃月嬌、張慈惠、林綉珠、詹碧端、李樹蘋、游惠珠、侯宜菁、郭明娟(2017)．護理行政之理論與實務．華杏。

林素戎(2023)．全方位護理應考e寶典－護理行政．新文京。

洪國賜(2005)．成本會計（上）（增訂新版）．三民。

莊逸洲、黃崇哲(2005)．財務、研究、品質暨設施管理．華杏。

郭鳳霞、徐南麗(2002)．護理成本控制．慈濟護理雜誌，1 (1)，40-45。

曾雯琦、楊勤熒、馬淑清、李歡芳、周守民、周美雲、蘇慧芳、趙慧玲、謝碧晴、王淑卿、江惠英、尹裕君、高靖秋(2023)．當代護理行政學（四版）．華杏。

廖美南、謝淑芳、陳麗華、李麗紅、楊勤熒、蔡麗珍、吳宛庭、吳孟凌、張翠蘭、劉佩芬、林珠茹、龔美珍、程基玲、徐子玲、羅惠敏、王桂芸、洪世欣、林麗華、傅玲、鄒怡真、白玉珠、明金蓮(2019)．護理行政學（三版）．永大。

★☆★ 學習評量 EXERCISE ★☆★

選擇題

( ) 1. 有關預算基本概念之敘述，下列何者正確？(A)建築物的折舊是單位的變動成本　(B)損益平衡點是指無盈餘也無損失　(C)人員薪資屬於單位的可控性成本　(D)侵入性檢查及治療是單位的成本

( ) 2. 下列何者屬於間接成本(indirectcost)？(1)空調水電費　(2)行政管理費　(3)護理衛材費　(4)護理教育訓練費。(A) (1)(2)(3)　(B) (2)(3)(4)　(C) (1)(2)(4)　(D) (1)(3)(4)

( ) 3. 醫療院所欲控制成本時，下列何者不是進行成本分析的要項？(A)基層員工的配合　(B)正確的統計資料　(C)健全的會計制度　(D)健全的組織結構

( ) 4. 護理部門常見的預算編列內容，下列何者正確？(1)營運預算 (2)學術研究費用 (3)教育訓練費用 (4)品管預算 (5)藥品費用。(A) (1)(2)(3)　(B) (2)(3)(4)　(C) (3)(4)(5)　(D) (1)(3)(5)

( ) 5. 下列何者不屬於醫院的固定成本？(A)護理人員薪資　(B)醫療衛材費用　(C)建築物折舊　(D)儀器設備費用

( ) 6. 有關損益平衡點之敘述，下列何者正確？(A)收入大於損益平衡點是指利潤為負值　(B)損益平衡點是以固定成本為分子，以總成本為分母相除之結果　(C)損益平衡點是指無盈餘也無損失的狀態　(D)損益平衡點為1萬元時，代表收入要高於支出1萬元

( ) 7. 護理長在年度預算中編列電動床維修費用，屬於下列何種預算？(A)績效預算　(B)日落預算　(C)固定預算　(D)零基預算

( ) 8. 管理者在新年度編列預算時，不考量過去年度的預算而重新編列，這是屬於下列何種預算？(A)設計計畫預算　(B)零基預算　(C)固定式預算　(D)開放式預算

( ) 9. 因禽流感正在流行，醫院要求護理長馬上提出預算採買防護措施，以預防禽流感，此為下列哪一種預算？(A)彈性預算　(B)計畫預算　(C)零基預算　(D)日落預算

（　）10. 下列何者是零基預算的定義？(A)訂定預算的階層，從最低的零層開始　(B)編列預算時由零開始，不受以往年度預算的約束　(C)將所有預算消耗歸零　(D)不用編列預算

（　）11. 某小型醫院的損益平衡點是800萬元，而每月實際收入為1,500萬元，則其損益平衡點的比率為53%，請問該醫院的營運指標為何？(A)安泰　(B)健全　(C)虧損　(D)危險

（　）12. 規劃新設立之150床乙類社區醫院時，下列何種預算對護理部之發展較佳？(A)固定限額預算　(B)彈性預算　(C)日落預算　(D)零基預算

（　）13. 醫院要求護理長將今年度未用完之經費繳回，並重新提出下一年度之單位預算，此為下列哪一種預算？(A)彈性預算　(B)計畫預算　(C)零基預算　(D)日落預算

（　）14. 某病房內電子行動車常有故障，護理長打算在年度預算中編列維修的費用，此屬於下列何種預算？(A)零基預算　(B)績效預算　(C)日落預算　(D)固定預算

（　）15. 護理主任參考過去之業務及用途來擬訂預算是屬於下列何種預算型式？(A)績效預算　(B)傳統預算　(C)零基預算　(D)計畫預算

問答題

1. 醫療機構之成本有什麼特性？
2. 醫療機構之成本如何分類？
3. 請說明醫療機構之成本管理方法。
4. 何謂預算？預算的類型有哪些？
5. 預算有哪些功能？
6. 有效預算的要件為何？
7. 如何做預算的控制？

學習評量
解答請掃描
QR Code

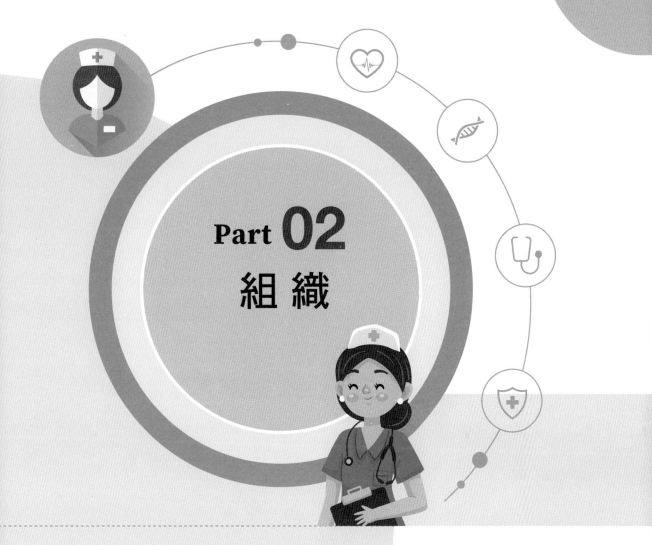

Part 02

組 織

Nursing Administration

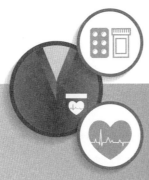

Chapter 04

組織的基本概念與結構

Basic Concepts and Structure of Organization

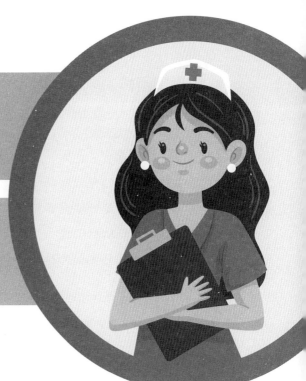

編著者・林月桂

學習目標

··

讀完本章，您應能：

1. 了解組織的意義。

2. 說出組織結構的種類和功能。

3. 應用組織結構設計原則和設計程序，進行組織設計。

4. 分析各種組織結構之優、缺點。

5. 將組織結構設計之概念應用於日常生活和未來工作中。

 前言

··

　　組織是指由許多不同的部門所共同構成的整體。**組織是人為了達到某種目標，將一群有用資源做有系統的安排。**更完整的說：組織是一群具有相同目標的人所組成的團體，他們將所要完成的目標，所要辦理的各項工作加以分類，劃分成若干階層及部門，再按照需要，配置適當的人員分別進行，最後把各部門及工作人員的權力、責任關係具體表明，使他們能分工合作、聯繫配合。

　　組織運作是在組織目標下，透過一群具有才能的人，在不同功能部門裏承擔不同的任務與職責，以完成組織的使命，促使組織不斷成長與發展，創造組織與個人的最大利益，並給予組織內人員成長與發揮其才能的空間。

4-1 ○ 組織的基本概念

一、組織的定義

　　組織是由二個或二個以上的人，為達成共同目標，刻意組成的一個合作協調體系。組織內人員的結合，是以集體合作為基礎，因此組織是一群互有為共同任務而建立的合作關係。組織願景是為員工提供一個**組織追求的終極目標，讓員工知道未來展望**。組織設立的目的，主要是為了**使機構內的關係井然有序**；並可**集合個人及相關的有限資源**，以使所有投入資源皆能得到有效的利用。

二、組織的要素

1. 基本要素：組織的基本要素應包括：

    (1) **物質要素**：即組織內所需的人員、經費、房舍、家具、機器、物品及設備等。

    (2) **精神要素**：即權力、職責、工作規範、生活準則、服務精神、認同感及歸屬感等。

    (3) **機緣要素**：即促成組織形成之時機和環境等。

    (4) **目的要素**：組織成立必然有其一定之目標及所要完成之任務與使命。其中**使命(mission)代表組織存在的意義**。

2. 組織結構過程：組織的設立在結構的過程中需要包括三要件：

    (1) 組織工作：人為共同的目標而結合形成一個組織，但是目標必須化為具體的活動，一步一步執行才能達成，這具體的活動就是組織工作。

    (2) 組織人員：組織是由人所組成的，一群人要稱為一個組織，必須符合下列條件：

    　　A. 目標相同：共同目標是組織形成的主要條件，如果一群人沒有共同目標，就不能稱為組織，例如：公共汽車上的一群人，不能稱為組織。一個良好的組織必須使個人目標與組織目標相結合，以達成組織目標為優先，並能兼顧個人目標的滿足。

    　　B. 自願效力：個人參與組織，必須接受組織的指揮與監督，組織才能分工合作。組織成員必須認同組織、自願效力，組織目標才有辦法達成。

    　　C. 聯繫配合：組織成員要能願意彼此溝通、互相合作，也才能配合組織的活動與要求。對組織活動的配合，是組成組織的最具體表現。

    (3) 組織管理：組織管理是組織人員與組織工作的橋樑，透過管理活動使人員與工作密切配合，並能朝向共同目標努力。

3. 有效組織的功用：一個健全有效的組織，可以發揮下列功用：(1)能圓滿的達成組織目標；(2)組織內員工能獲得最大成就感；(3)使團體的力量發揮極大化；(4)組織內員工的工作效率最大化；(5)組織內員工具有團結心。

綜合上述，組織之構成是以達成目標為準則，組織乃為達成目標而存在，將混亂工作活動詳予劃分與連繫，並調和人際關係，將權責加以劃分與協調，使形成一種合作體系，其中包括橫向分化和縱向連繫，以構成一個完整之組織體系。其中**橫向分化與專業分工有關，縱向連繫則與職權、地位、職責及控制幅度有關。**

三、組織的理念、宗旨及目標

（一）組織的理念

理念(Philosophy)是組織的中心思想和信念，與組織理念有關的考量包括：組織的價值觀和組織的遠景。組織的價值觀是指引工作的原則，價值配合任務，便能彰顯組織的獨特性；遠景是以未來為導向的概念，為員工提供一個對組織未來的展望，而此展望是組織值得努力達成的目標。**鄧肯(Duncan, 2001)提出一個能夠發揮效力的遠景必須具備「4C1F」的條件：清楚(Clear)、連貫（Coherent，應與任務及價值觀相符合）、一致（Consistent，是眾人的共識）、有交流(Communicative)、有彈性(Flexible)。**

（二）組織的宗旨與目標

組織宗旨是組織存在的主要目的，亦是組織的工作方向，鄧肯(Duncan, 2001)表示**書寫任務宣言的要點包括：闡明顧客及參與競爭的市場、所提供的主要服務工作、服務的地理區域、組織的理念、組織自我期許、組織公眾形象。**

組織目標是組織活動的步驟與標的，以行動為導向(Action Oriented)，且同時包含工作的輕重緩急之順序，並與組織理念、宗旨相符合。同時能達到管理者所訂定之目的，必須具體陳述，如：**配合醫院總目標，一級教學醫院護理部的目標包含教學、研究及服務三方面。**

四、組織文化與組織氣氛

組織文化(Organizational Culture)是經由社會化過程所獲得的共同體驗，是指組織中所創造、傳承及**共享的一套價值觀**(Values)、信念(Beliefs)、感覺(Feelings)、規範(Norms)、儀典(Rituals)及**氣氛、創造力**，這些可以用來解釋組織中的人際互動含意與社會實象。

組織文化並非獨大的，任何規模的制度都會有次級文化存在，如來自組織層級分工、相仿的工作性質、人種、宗教信仰、同一監督者等。組織文化雖然不易直接

觀察，但能由組織的過程與成員的行為間接察覺或感受到，它會影響員工的行為、士氣與組織之績效。不過組織文化是可以加以干預、控制與改變的，可藉由對文化的控制來增進組織績效。

　　組織氣氛(Organizational Climate)是指與組織中環境、工作與成員彼此的互動之下組織成員所感受到的感覺，會影響員工的士氣與行為。組織氣氛會受到醫院的目標、工作、監督、非正式組織、成員互動的影響。

4-2　組織設計

一、組織結構設計的重要概念

1. 組織為達成組織目標之手段，不宜倒因為果，造成因人設事的弊端。

2. 組織結構無固定之最好形式，應視目標、任務、規模、技術、員工需求及市場變化，而採取適當之結構。

3. 組織目標若因環境改變而調整時，結構亦應隨之轉換，建立以環境為導向之設計觀念。

4. 建立組織結構多重設計的觀念，為因應環境變化，組織內部之人力資源部門應進行研究，並提出各項設計建議。

5. 組織設計完成後，應將結果讓參與者了解，以利運作。

二、設計新組織前應考慮的因素

　　要成立一個組織之前應該經過審慎的考慮，因為周詳的思考可以協助組織成功的建立，並且對組織目標的達成有幫助。

1. 新組織設置之必要性：考慮現存組織是否能完成此項新業務，如現存組織不夠健全，可進行改組以免重疊。

2. 設想要成立之組織的任務與目的。

3. 新組織任務的範圍和複雜的程度：如：分析各職能的異同及其相互關係。

4. 需要何種人員與設備：所需是否容易取得，此對組織成敗影響很大。

5. 新組織設置場所：依組織設立目的和目標的不同，設置場所應該考慮顧客、民眾及與其他機構之關係。

6. 新組織和外部的必要接觸與範圍：依組織的任務不同，與外界的互動關係也會不同，因此設計時應考慮。

7. 新組織存續的時間：新組織要進行的業務性質，會影響其存續的時間，因此在設計時需考慮業務是經常性或暫時性，以便設計時能同時考慮進去。

8. 新組織將來變化的程度：依領導者的期望，新組織未來的發展情況，若預期會有迅速發展，則設計時應考慮較具彈性。

三、組織結構設計的原則

1. **目標一致原則**：組織設計時一定要進行組織目標的設定，同時考慮各部門的部門目標，甚至成員個人的目標，都應與組織的目標一致。

2. **專業分工原則**：組織結構設計時應同時進行工作設計，使各職位都是組織活動所必要的職能，再**依專業分工**，同類職能應用同類名稱，以易識別。

3. **權責分明原則**：應賦予每一職位所負的責任之所需權限，同時對於業務或活動的責任權限，應盡量分散至實際執行者手上。

4. **指揮統一原則**：組織中的**任何人**，都只有一位主管，應**不得同時接受二人以上的命令與監督**，即各層級之職能排列，應盡量標準化，並**明確規範各單位職掌及組織成員之報告系統**，使組織形成一個完整的指揮網。

5. **維持平衡原則**：組織中各單位人數的多寡、職責的輕重、工作量的安排等，都要有一定的標準，透過明確的工作目標，使各單位能具有平等重要與共同發展的作用，並促進單位間的平衡。

6. **控制幅度原則**：對於一個監督者有報告義務的人數，應不超過該督導者得以有效協調的範圍，因此職位越高管轄業務的複雜度越高，控制的幅度就應縮小，即報告義務人要減少。

   (1) **控制幅度的意義**：是指主管直接指揮監督或有義務報告的部屬人數之限度，又稱**管理幅度**。若主管直接管轄的人員多，表示控制幅度大；若直接管轄的人員少，表示控制幅度小。控制幅度的大小，直接影響正式組織結構高

低階層級數的多寡。控制幅度越大，則層級數越少；控制幅度越小，則層級數越多。

(2) **控制幅度的影響因素**：控制幅度除了受主管的時間與精力的限制之外，同時還受下列因素的影響：

 A. **職務性質**：職務的性質越繁瑣、變化越大、需要創造力越高者，控制幅度應該越小；反之可以越大。

 B. **主管人員的知識能力**：主管人員才智、能力越優秀者，控制幅度可以越大；反之則應該越小。

 C. **員工自動自發的程度及能力**：員工自動自發的程度越高，控制幅度可以越大；反之則應該越小。員工能力越優秀者，控制幅度可以越大；反之則應該越小。

 D. **授權程度：越充分授權的組織，控制幅度可以越大**；反之，凡事事必躬親，則控制幅度應該越小。

 E. **工作性質**：工作越重要，則控制幅度應該越小，反之則越大。

 F. **工作環境**：環境越複雜，控制幅度應該越小；環境單純的則較大。

 G. **考核制度**：對員工的工作評價制度越健全，控制幅度可以越大；反之則應該越小。

 H. **工作績效：可依工作績效高低來調整控制幅度。**當控制幅度造成工作績效下降時，就要檢討並調整。

(3) **控制幅度的限度**：目前一般組織基本的選擇是**扁平型結構，因此主張應擴大控制幅度**，減少層級。**控制幅度的限度並沒有絕對標準**，從工業的觀點來看，一般認為**高階主管與管轄人數的比率約為1：3，中階為1：6，低階（如：護理長、督導員或領班）則為1：20~30**。

7. **保持彈性原則**：組織為適應客觀環境的變化，多重組織架構可以同時設計，以使組織具有某種程度的彈性，必要時才能做適當調整。

8. **加強聯繫原則**：單位間的溝通聯繫是組織的一大要素，因此在組織建構的過程中，必須要規劃流暢的溝通路線及有效協調與合作體系。各單位間的溝通管道越流暢，組織的合作協調性就會越好，當然任務的達成率會越高。

9. **切合實際原則**：組織中所使用的的作業程序與作業方法，應盡可能標準化，並依現實狀況進行調整，作業設計也需依當時的實際狀況，才能符合所需。

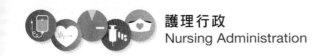

10. **任務權宜原則**：外在環境快速改變，組織管理者應有遠見，以組織效益為最高目標，了解組織的任務應順應環境變化，並做適當調整。

四、組織結構設計程序

基於「目標導向」之原則、組織設計應以組織長期發展目標為指南，因此組織結構設計程序可依表4-1步驟進行。

表4-1　組織結構設計程序

程序	說明	注意事項
1. 確立目標	包括對組織目標、任務、營運範圍及工作設計之確立，並制訂達成目標之策略，考慮到「目標一致原則」	需注意環境變化而調整之「任務權宜原則」，並力求目標之明確化，以使功能分化及授權有所依據
2. 功能分化	為達成上述目標及任務，進行專業分工以提升效益，將各種操作工作，依功能之差異性加以分類，或依功能類似性加以彙總及分組，使各項工作依序形成職位、單位及部門	需注意「專業分工原則」、「維持平衡原則」、「控制幅度原則」及「切合實際原則」
3. **授權協調**	為使工作能順利執行，**必須賦予職責、職權**，並建立溝通整合網路，如此才能使透過指揮及溝通系統確實執行工作	需注意「權責分明原則」和「指揮統一原則」
4. 建立架構	依據組織目標與功能分工後所設定的部門，建立起具有層級順序結構的組織圖，使工作劃分及職責連繫能有書面規範表示之	需注意「保持彈性原則」和「加強聯繫原則」

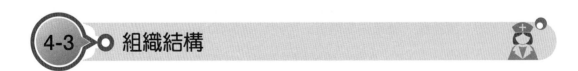

4-3　組織結構

一、組織結構的意義

簡單的說，它是一個組織圖表，用來表示一個組織的基本架構，也就是一個組織的各個構成部分的關係型式。從中可以得知：組織的構成單位、組織的單位複雜情形、組織的單位層級關係、組織的水平分化與垂直分化情形、組織的專業分工程度、組織內功能分化情形、各單位間的職權與職責關係。

二、組織結構的構成單位

1. 工作：指將組織內的各項資源結合起來所從事的活動。工作是組織為達成目標所進行的活動。工作是任何組織結構的基礎，沒有工作，組織就沒有成立的必要。

2. 職位：是組織內每位員工所從事的工作地位。護理長這個職位，代表所從事的工作是規劃與領導部屬去執行護理活動。職位是依業務和工作內容而命名，職位是指工作不是人。

3. 層級：主要是呈現職位的高低，如：

   (1) 醫院的一級單位：醫務部、護理部、營養部、總務室、醫事室、人事室、會計室、秘書室等。

   (2) 總務室的二級單位：採購組、營繕組、保管組、事務組、出納組等。

   (3) 醫事室的二級單位：保險組、住院組、門診組、急診組、病歷組等。

4. 部門：是由工作性質相近及高低不同的職位結合在一起所形成，例如：護理部門是由從事護理工作有關的護理部主任、副主任、督導、護理長和護理人員共同組成，不同部門結合起來，即成為一個完整的組織結構。

三、組織結構的種類

（一）正式組織

　　正式組織是機構的最高決策者所做的正式規劃，組織中的各部門間都有一個正式關係的連結架構。正式組織結構的主要特徵在於它有一個說明組織的正式組織圖表、組織相關手冊及職位說明書等**正式文件**。組織內所有一切任務、規範、行動、責任和權力等都有**明文規定**；一切行動都有規劃、方法、程序、法令規章、工作流程與控制等可作為依據。

　　舉例來說，醫院的組織圖表中所列的單位皆為正式單位，醫院設有各種相關規範，明訂這些單位的任務、職責及職權。護理部是醫院中的一個正式單位，各層級護理管理者依各項相關規定來指揮護理人員、管理護理相關業務。正式組織的溝通有一定的通路，也可稱為「成文組織」。

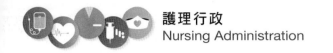

（二）非正式組織

　　非正式組織係指正式組織結構內的人員，在正式組織以外，另行組成一個**能增加工作知能的連繫性團體**。在正式組織結構上是看不出來的，**但它會影響正式組織的內部業務運作**。一個組織裡面的行為是由組織成員、正式組織和非正式組織所共同構成。一個組織成員的行為，一方面會遵照正式組織的規範，另一方面，因為他屬於某些非正式組織，因此也會遵守非正式組織的要求。

例題：喜歡一起旅遊、唱歌的同仁聚集組成的組織，屬於哪一種組織種類？

解答：非正式組織。

■ 非正式組織形成的原因

1. 組織成員會因擁有相同或相近的價值觀和態度，故會彼此分享看法及對事物的感受等，如：一群認為學習可以增加工作知能的人，他們會經常在一起分享學習心得，因而成為好友，並形成非正式的組織。

2. 組織成員因興趣相同而在工作外時間私下聯誼，如：出外郊遊、看電影、唱歌或分享工作心得等，在一起一段時間後，會有更多的默契和對事物的相同看法與做法，且不約而同地遵守，因而形成非正式組織。

3. 組織成員因工作場所相同或接近，所以接觸的時間較長且機會較多，彼此會相互影響，並建立共同的意見和標準。例如：照顧同一間病室或同一段病室的病人或在愛滋病病房工作等。

4. 組織成員因個人的背景相近，例如：學經歷一樣、同鄉、同所學校畢業等，而較願意彼此分享，同時較有共同話題可以談，因此久而久之就會形成一種氣候，影響其中每個人對事物的想法、看法和做法。

5. **組織成員因利益與共而結合在一起**，例如：已婚者為了要能上白班，就積極結交能代為上夜班的同事，漸而形成一種交互關係，同時能夠彼此分享利益，而形成一個非正式組織或團體。

■ 非正式組織的功能

1. 協助達成組織的工作目標：組織成員被組織內的非正式團體認同和尊重，對團體有歸屬感及信心，因此會更積極的為團體努力，並完成任務。

2. 彌補正式組織的缺陷和不足：正式組織的作業必須依程序進行，若遇緊急或複雜的問題可能無法如期完成，此時可透過非正式組織成員間的互動來完成。非正式組織成員也可協助疏導組織成員的不滿情緒，避免發生怠工、罷工事件。

3. 滿足組織成員的社會需求：他們可以從交往中得到領導、社交及被尊重的滿足，同時亦改善單調、無聊的生活型態。

4. 提高生產力：組織成員從非正式組織中得到內在的滿足和情緒的穩定，有助於工作協調、壓力承受及情緒管理，相對的生產力也會提升。

5. 提供組織內員工另一種溝通的管理：利用非正式管道，主管能更快、更完全的了解員工，也可以增加主管的控制範圍和時效。

6. 增進組織管理效能：透過非正式組織，主管能更準確的掌握員工狀況，對所分配任務的反應及困難可適時的給予其鼓勵與協助，提升管理效能。

　　非正式組織的功能很多，管理者可以善加利用，但是也必須注意其可能發生的負面作用，例如：改革的抗拒、衝突的來源、謠言的傳播等，如果沒有給予良好的輔導，也可能變成私人爭奪權力、追求私利、地位的場所，造成組織內不良風氣。也許因為其負面作用對組織的影響很大，所以過去大多數管理者會破壞非正式組織的形成，但許多研究顯示，正式組織管理者只要多用心和關心非正式組織，甚至做好非正式組織的管理，其不但不會造成負面作用，正面的效果更是無窮。

■ 非正式組織的管理

　　非正式組織的功能眾多，所以有其存在的必要，但為了避免發生負面作用，應該進行有效的管理。

1. 協助非正式組織發展共同目標：推動參與式管理，激發員工熱誠、加強意見溝通、建立團體意識、關切員工生活、增加團體活動，使員工的個人目標和組織目標融合，個人需求能在正式組織關係中獲得滿足，則非正式組織的困擾，必可減至最小。

2. 促成非正式組織的團結合作：增進員工間的交互行動，促進不同團體間的了解，並沖淡其自私自利的傾向，如此當可使不同團體間所發生的不良影響，彼此抵銷而有益於組織任務的達成。

3. 適當遷調非正式組織內人員：當發現非正式組織有對機構產生特別不良影響跡象時，即可將其活躍分子調至距離較遠或作業性質相異的其他單位，斷絕其與非正式組織團體分子的直屬權利關係，當群龍無首時，非正式組織自然就會消失。

4. 引導進行轉移並樹立組織外的共同敵人：當組織內的正式組織與非正式組織發生競爭時，可塑造組織外的共同敵人，使其放棄己見，團結合作以對付組織外的敵人（可來自另一相互競爭的單位或組織）。

5. 適當調整工作權責：非正式組織如果是因權責分配不均所造成，管理者應予審慎評估，如其確屬才能出眾，即應予以調整權責，安置適當職位，正式承認其領導才華，使非正式組織和正式組織結構結合。

6. 實施工作輪調制度：員工擔任同一種工作太久，則與其工作上所接觸的關係人，因交互行為深切與頻繁，而易滲入利害關係、為職權上之相互勾結利用、結成以私交為重的派系行動。為防止此種現象發生，可實施工作輪調制度，以沖淡成員對其私交團體之忠誠意識，減少團體之凝聚力，並孕育以機構整體為重之價值觀念。

四、組織結構的型態

組織結構型態依職權可分為集權組織及分權組織（圖4-1）。

（一）集權組織

「集權」是指權力集中在主管身上，而授權程度極低時。集權者（主管）必須嚴密監督部屬，管理幅度不宜太大。適於人事或財物管理、處理例行事務、緊急情況時。

（二）分權組織

「分權」是指主管將權力授予部屬而不是集中在自己身上時。通常決定權會下移至較低階主管層級，如：由單位護理長做預算計畫。主管對部屬的監督及掌控較少，故管理幅度可加大，使得組織結構型態為扁平型。若部屬的教育程度高、能獨立判斷和決策，適於分權管理，如：醫療作業、物品預算、病人個案護理等。

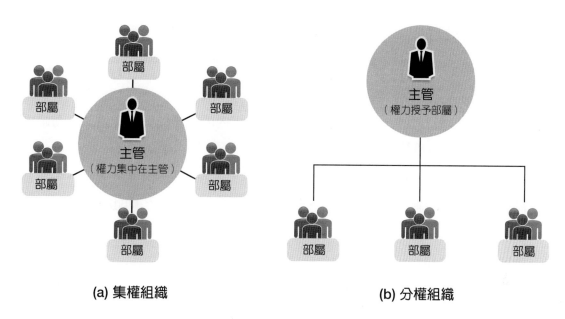

| (a) 集權組織 | (b) 分權組織 |

圖4-1　組織結構的型態

　　有關集權組織與分權組織的優、缺點比較，請參考表4-2。

表4-2　集權組織與分權組織的比較

型態	優點	缺點
集權組織	・ **決策效率化**，較易達成一貫的政策，**易於管理** ・ 減少授權及其相關風險 ・ 因單位合併，**可精簡人員及設備，避免重複浪費** ・ 部門內或部門間的衝突減少	忽略部屬的個人行為領導，影響成員工作士氣及工作績效
分權組織	・ 能鼓勵和培養優秀的管理人才 ・ 各階層的單位主管有較大之自主權 ・ 分權下，各單位可發揮專才、全力以赴 ・ **因職權和職責的階層完整化，提升組織績效** ・ 各類專業人員共同參與病人照護的決策 ・ 決策者較了解問題所在，對解決問題省時且有效率 ・ **員工覺得自由度高且受尊重**，工作有動機及投入感	・ 部門內或部門間的**溝通協調成本增加** ・ 部門內或**部門間的衝突增加**

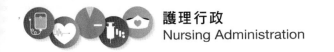
五、組織結構評估

組織結構之最終型態,可以下列三種性質來說明其架構。

1. **複雜度(Complexity)**:指組織分化的程度,如果專業類別越多,專業分工就需越細;組織的單位越多,表示組織越複雜,組織內的專業間距離越遠;業務越龐大、複雜,則組織結構的複雜程度就越高。

2. **正式化(Formalization)**:此指組織運用正式規章、準則及程序的程度,亦可稱為制式化程度。組織內辦法、規章、規則、程序等規定越多,則此組織為越正式化。組織中所有的活動越依規定進行,則此組織亦為越正式化。

3. **集中度(Centralization)**:此指組織決策權的大小、決策的項目及層次之範圍的集中情形,集中在高階主管身上就表示集中程度越高,另外也表示授權程度越低,即凡事由上層來決定。三角型的組織是一個典型的集中化組織。

六、組織結構對組織效能的影響

1. 組織結構與組織效能的關係:

    (1) 員工對組織內相關事務的參與性,會影響其對工作的創造性和成就感,因此**當組織的結構越複雜、越正式化、權力集中程度越明顯時,員工對組織的參與性會越低**,因此對工作的創造性和滿足感也會越低。

    (2) 組織結構越傾向高度垂直分化,亦即**層級越多、組織官僚性越明顯時,高階主管與基層人員越有疏離感**,組織目標的傳達和完成會受到限制。

    (3) 組織結構中工作越專業化,組織的成員間的互動會減少,員工對工作會感覺單調,因此工作的滿足感會降低,工作的動力會下降。

    (4) **組織內所需成員為自主性越高者時,組織結構不宜採用集權方式的組織**,否則會造成員工的工作不滿足,應採用開放式組織結構,以建構具彈性的組織。**組織內員工屬科層式心態、傾向依賴權力、喜歡形式化及特定規則時,則應採用制式型組織**,以滿足員工的需要。

    (5) 組織的環境變化越快、組織的規模越大以及產品線越廣之組織,應採**分權或有彈性之組織結構**,較能順應外在變化。

2. 良好的組織結構應該具備：

(1) 具有清楚的部門名稱，且各部門有明訂的職權。

(2) 組織內的各項議題，能讓組織內所有員工都有參與的機會。

(3) 提供組織內、外通暢的溝通和協調管道。

(4) 提供明確的中訴管道，確保意見能被高層主管聽見。

(5) 組織內、部門間透過組織結構能營造開放的組織氣候。

(6) 透過開放參與以建立高層次的組織目標，並結合所有員工的個人目標。

(7) 能預防或消除非正式組織的負面作用。

七、組織圖概述

　　組織圖係表現組織結構的一種標準且有效的方法，可從中了解組織的正式關係、組織活動情形、人員隸屬關係與溝通路線等。依組織圖所繪的型式不同，可以分為縱型(Vertical Type)、橫型(Horizontal Type)、梯型(Trapezoid Type)、聚合型(Concentric Organization Chart)及圓型(Circle Type)。

（一）組織圖的特性

1. 根據工作部門來歸類（部、單一單位）。

2. 工作分配：每一位置表示給予個人或次級單位的工作量。

3. 描述應完成工作的形式。

4. 管理層級：表示個人和整個管理的層級。

5. 管轄連鎖線：表示上級及下屬的關係，誰應向誰報告，誰是有權力的。

（二）組織圖的功用

1. 組織圖的本身可以顯示組織的概要，一見圖就能對組織的結構一目了然。

2. 組織圖能表示各種基本正式關係：即各職位及其所掌管的職能之劃分情形，各部門的組織要素，以及各職位間的直接關係（命令、報告系統）。

3. 透過組織圖的分析，可以將報告關係、職位的重複，甚至職位的不平衡情形予以消除，並謀補救。並可了解各階層在計畫、組織、人員發展、領導和控制等管理活動上，是否皆處於安排的職位上？控制的範圍是否太廣？階層數目是否過多？

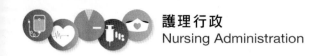

4. 透過組織圖可以分辨溝通路徑，以作為各單位溝通各方面意見的依據。

5. 可透過人事管理的升遷圖表來決定各項人力資源管理。

（三）組織圖的類型

組織圖有各種不同型式，實際被應用最為廣泛的如圖4-2所示。

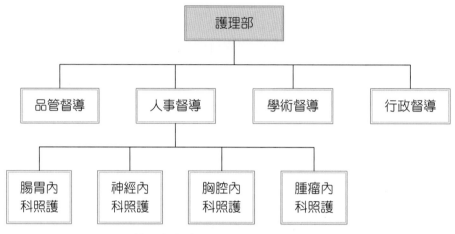

(a) 依各組織部門之職能標示的組織圖

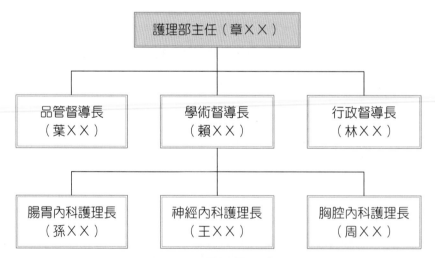

(b) 依職員姓名、職銜、職位標示的組織圖

圖4-2　組織圖的常見類型

八、常見的組織架構

組織結構式，應該依據組織目標和任務性質而有所不同，一個機構並不限於使用一種架構，組織內也可依各種不同需要，使用不同型式的組織架構，以完成組織任務，並達成目標。目前一般常用的組織架構型式有（表4-3）：

表4-3　常見的組織架構型式

組織架構	特色
簡單式結構	為扁平式組織，規模小、業務單純、營運成本低，如私人診所
科層式結構	明確的層級關係、組織高度專業分工，如護理部
功能式結構	相同專長人員聚集一處。幕僚人員僅提出建議，由管理者做出決策，如醫院、學校
專案式結構	採用分權原則，以專案進行部門劃分
委員會結構	需要不同功能性部門的專家，如醫療品質委員會
矩陣式結構	兼具專業分工與彈性適應的整合效果，能有效運用人力資源
直線幕僚結構	指令為由上至下，職權集中，幕僚人員多為專家學者，如聘請教育顧問協助指導護理研究

（一）簡單式結構(Simple Structure)

簡單式結構的**組織層級少、結構簡單、複雜性低、營運成本低，通常是一種扁平式組織(Flat Organization)**。經常可能沒有正式工作程序或規章，所以組織的正式化低，但是權力集中在高階主管或院長一人身上，通常所有權與經營權是不分的。

此種組織的運作較具彈性，且可迅速反應需要及改變，基本的營運成本較低。不過當組織規模擴大、業務增加、多重專業組合時，則可能無法維持此種組織結構。因此此種組織較適用於**規模小、業務單純、環境變化慢**之行業，像一般的**開業門診**或49床以下的醫院（圖4-3），國內也有很多貿易公司，人數在10人以下者使用。

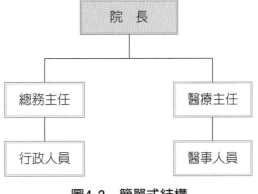

圖4-3　簡單式結構

（二）科層式結構(Bureaucratic Structure)

又稱為**金字塔式組織結構**或直線性組織結構；通常應用在**官僚式組織**，極**重視規章制度**，組織正式化的程度高，具有**明確的層級關係**，並**依能力和威權排定順序**，且**組織功能高度專業分工**，因此員工較少有出錯或被處罰的機會，使員工能在穩定心情下激發出對組織的忠誠度。不過未顧及人性層面的問題，且層級過多造成**意見反應不易**，無法對環境迅速變化做反應，故適用於穩定的環境。醫院的**護理部**組織大多屬於此種結構（圖4-4）。

（三）功能式結構(Functional Structure)

依功能專長作為部門劃分之基礎，例如：醫療、護理、營養、藥學、人事、總務、會計等（圖4-5），該組織的幕僚人員**僅提出建議，由管理者做出決策（集權決策方式）**。此種結構方式可取得**專業分工**之優勢，相同專長人員聚集一處，有經濟規模之效益，並能鼓勵作業標準化及增進個人對專業之忠誠，可利於垂直式控制與資訊交流。不過明顯缺點在於反應緩慢，缺乏彈性；而**對整體目標認同度較低，易有本位主義現象**，橫向資訊交流限制較多。**此為目前大部分的醫院組織結構型式。**

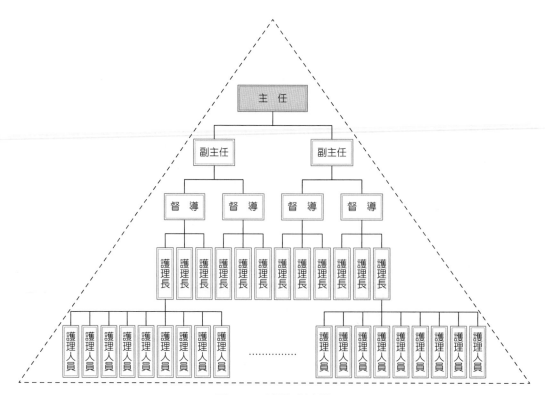

圖4-4　科層式結構

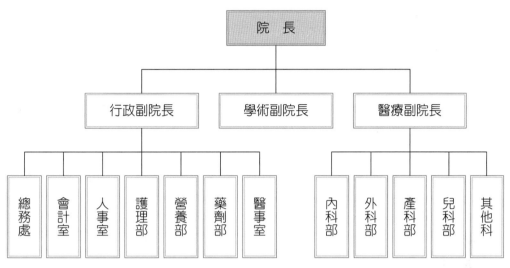

圖4-5　功能式結構

（四）專案式結構(Project Structure)

採用分權原則，以專案進行部門劃分，最終常各自獨立成為事業部單位，進行負責盈虧之策略作業（圖4-6）。此種組織結構中專案負責人有較大自主權，且權責明確，能允許迅速做決策，不必事事請示，可增加各專案人員間的互動，強化專業控制，有利於培養通才，且成員對組織整體目標會有較強之認同。不過此種組織會增加通才人員訓練的成本及間接管理人員的投資，造成重複浪費。適用於當醫院規模擴大、服務量增加且環境變化迅速時。

（五）委員式結構(Committee Structure)

採群體決策方式組成各種委員會，目的在於集思廣益，並將重點放在蒐集資訊、協調意見，亦可以執行委員會的方式，強調決策之執行（圖4-7）。主要在防止權力過度集中，並有利於資訊傳達，透過鼓勵參與，可培育委員協調折衝能力，能協調各部門間不同利益的衝突。不過缺點在於易使決策發生延宕或遲緩而延誤工作時機，且容易發生妥協，**造成決策品質下降**。委員若缺乏責任心，久而久之易產生規避風險的心態，抱著事不關己，甚或適得其反，造成時間及財力的浪費，或由少數人支配委員會，失去腦力激盪、集思廣益之原意，某些案子會由於人多口雜，而難保守秘密。

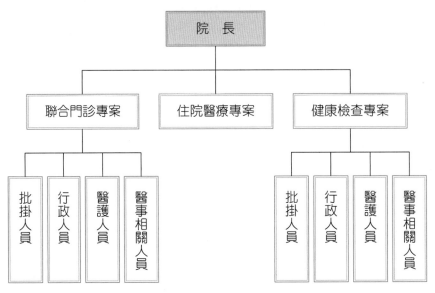

圖4-6　專案式結構

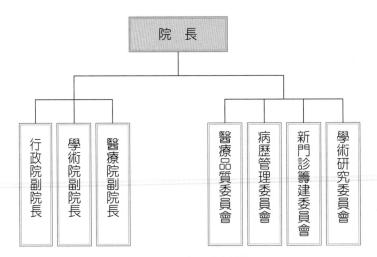

圖4-7　委員式結構

　　對於組織的影響較深遠、牽涉單位數較廣或涉及政策性之決策事項，可以採用委員會結構處理之。委員會組織可分為特別委員會和常設委員會，前者在於分析某問題或完成某項研究後解散；後者都不解散，其大多為諮詢用。委員會若具有執行其決議之建議事項的職權，該委員會之成員則扮演多元執行人(Plural Executives)的角色。

要能有效的應用委員會必須注意委員會的目標要明確，委員會的組成人選，必須審慎遴定，才能確保所需的專才，以達成委員會的目標。另外需考慮委員會的大小需要恰當，要討論和分析的主題，應事前作成議程，並事先送達各委員，俾人人有所準備，可以立即展開討論，同時會議進行中主席應鼓勵大家積極參與，且能保持團隊朝向目標推進。

（六）矩陣式結構(Matrix Structure)

是指在**功能式**部門劃分之外，為兼取**專業分工**和**彈性適應**的整合效果，**按各專案之需要**，成立臨時小組(Task Force)，由原來各單位調派專人協助，任務完成後歸建，或各單位指定人員兼任此項任務（圖4-8）。

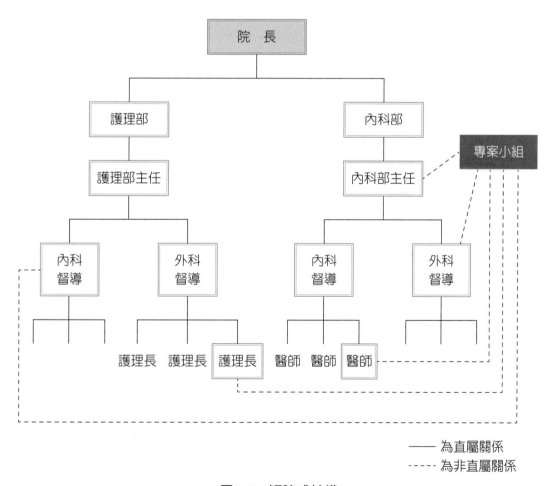

圖4-8　矩陣式結構

該結構可鼓勵各單位之互動交流，且可強化組織成員解決問題及團結合作之能力，進而**使水平路線（專案主管或專家）及垂直路線（各部門主管）資訊之交流暢通**，較能有效運用幕僚人員。但易造成部門主管與專案主管間的衝突，形成員工接受指揮命令的混淆，且長久下來，易造成員工短視之急功心態。目前許多醫院之護理部都設有矩陣式組織。

（七）直線幕僚結構(Line and Staff Bureaucracy)

直線性組織結構的指令為由上至下，職權集中；但當決策者需透過專家解決工作或管理問題時，便會發展出側枝橫向關係，藉由**增設幕僚**來達成組織任務和目標。此類幕僚人員多為**專家學者**，如聘請教育顧問協助指導護理研究（圖4-9）。

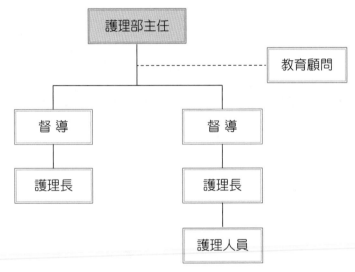

圖4-9　直線幕僚結構

例題：請問下列例題屬於何種組織架構？
某護理長負責護理部的品質管理作業，同時負責醫品部的根本原因分析專案業務。

解答：矩陣式結構。

結語

組織結構關係著整個組織的運作與目標的達成與否。組織依目標訂出結構，唯在進行組織設計前應先考慮一些重要因素，依組織設計原則、組織設計程序等進行組織結構的設計。組織結構過程中如何劃分部門、進行組織結構評估、組織結構對組織效能的影響評估、並畫出組織圖是很重要的任務。組織結構對一個組織來說，就像骨架對人的影響一樣。有一套完整、健全的骨架，人就能顯現出英姿煥發；組織如果能有一套完整、健全的結構，就能正常運作，完成組織交付的所有任務。

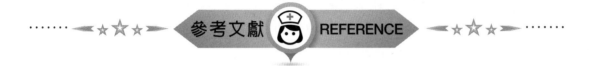

參考文獻 REFERENCE

李麗傳、楊克平(2005)·*護理行政與病室管理*·華杏。

周照芳、黃璉華、王瑋、鄒慧韞、黃金蓮、張瑛、楊麗瑟、陳小蓮、黃月嬌、張慈惠、林綉珠、詹碧端、李樹蘋、游惠珠、侯宜菁、郭明娟(2017)·*護理行政之理論與實務*·華杏。

林素戎(2023)·*全方位護理應考e寶典－護理行政*·新文京。

徐南麗(2004)·*護理行政與管理*（二版）·華杏。

張潤書(2009)·*行政學*（修訂四版）·三民。

曾雯琦、楊勤熒、馬淑清、李歡芳、周守民、周美雲、蘇慧芳、趙慧玲、謝碧晴、王淑卿、江惠英、尹裕君、高靖秋(2023)·*當代護理行政學*（四版）·華杏。

黃英忠(2003)·*人力資源管理*·三民。

廖美南、謝淑芳、陳麗華、李麗紅、楊勤熒、蔡麗珍、吳宛庭、吳孟凌、張翠蘭、劉佩芬、林珠茹、龔美珍、程基玲、徐子玲、羅惠敏、王桂芸、洪世欣、林麗華、傅玲、鄒怡真、白玉珠、明金蓮(2019)·*護理行政學*（三版）·永大。

Gillies, D. A. (1994). *Nursing management: A systems approach* (3rd. ed.), (PP.123-147). W.B. Saunders Company.

Hein, E. C. (1998). *Contemporary leadership behavior*. New York: J. B. Lippincott Company.

Swansburg, R. C., & Swansburg, R. J. (2002). *Introduction to management and leadershup for nurse managers* (3rd ed.). Jones and Bartlett Publishers.

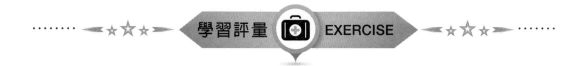

選擇題

(　)1. 組織成員只向一位主管負責,且有明確工作職掌及呈報系統,符合下列何種組織結構設計的原則?(A)保持彈性原則　(B)任務權宜原則　(C)維持平衡原則　(D)單一指揮原則

(　)2. 組織重視規章制度,強調明確層級關係,成員職責明確,組織功能高度分工,屬於下列何種組織結構?(A)簡單式結構(simple structure)　(B)科層式結構(bureaucratic structure)　(C)功能式結構(functional structure)　(D)專案式結構(project structure)

(　)3. 有關願景內涵的敘述,下列何者最適宜?(A)願景是組織存在的主要目的,讓員工知道組織的方向　(B)願景是組織成員的共同信念,讓員工的行為有所依據　(C)願景是組織追求的終極目標,讓員工知道未來的展望　(D)願景是組織活動的步驟,讓員工清楚了解工作的順序

(　)4. 有關組織結構的敘述,下列何者正確?(A)扁平式組織的營運成本比較高　(B)矩陣式組織是按專案需求組成　(C)科層式組織最能反映同仁意見　(D)委員式組織可提升決策的品質

(　)5. 對於分權式組織特性的描述,下列敘述何者最適宜?(A)會使員工的工作士氣較為低落　(B)適合大型機構,可省人力支出　(C)會使員工覺得自由度高且受尊重　(D)會增加決策過程之時效性和品質

(　)6. 有關組織控制幅度(span of control)的敘述,下列何者正確?(A)可依單位績效高低調整組織控制幅度　(B)工作人員能力有限控制幅度不宜擴大　(C)控制幅度大能有效掌握資訊提升效率　(D)控制幅度小會顧此失彼影響目標達成

(　)7. 在緊急的情況時,宜採用何種管理方式?(A)集權式　(B)分權式　(C)均權式　(D)參與式

(　)8. 關於組織結構,下列敘述何者錯誤?(A)越高聳型的組織結構,越傾向官僚式,也越集權式　(B)矩陣式組織結構是結合官僚式與專案分工的觀念所構成　(C)分權式組織會使員工的工作士氣較為低落　(D)集權式組織可以減少部門間衝突

（ ）9. 有關「非正式組織」的敘述，下列何者正確？(1)對正式組織會產生影響力 (2)組織的組成需明文規定 (3)是一群能增加工作知能的人 (4)因利害關係結合在一起 (5)需有決策者做規劃領導。(A) (1)(2)(3)　(B) (3)(4)(5)　(C) (1)(3)(4)　(D) (2)(4)(5)

（ ）10. 醫院設有營養部、醫療部、護理部等。這是屬於何種組織型態？(A)扁平式結構　(B)功能式結構　(C)矩陣式結構　(D)幕僚式結構

（ ）11. 某醫院癌症中心副主任在組織架構中屬於癌症中心，但升遷、薪水發放屬於護理部。此種組織結構是屬於下列哪一種？(A)直線式組織結構　(B)幕僚式組織結構　(C)矩陣式組織結構　(D)委員會式組織結構

（ ）12. 下列何者不是醫院護理部採分權式組織結構的優點？(A)可培養優秀人才　(B)增加人員的流動率　(C)各階層主管有較大自主權　(D)問題解決省時與有效率。

（ ）13. 醫院護理部延聘學者擔任顧問，協助指導同仁從事護理研究，這是屬於官僚式組織(bureaucracy organization)中何種類型？(A)金字塔型　(B)高聳型　(C)扁平型　(D)直線幕僚型

（ ）14. 為提升醫院的研發能力，醫院集結各領域的研究創新人才，組成一個新的育成中心。此種組織結構設計屬於下列何種類型？(A)矩陣式　(B)功能式　(C)直線－幕僚式　(D)扁平式

（ ）15. 醫院為了推動和提升全院性醫療品質，讓原本在護理部中負責品質管理的督導長，同時也參與醫院品管中心的業務。此種組織結構的設計是屬於下列哪一種類型？(A)矩陣式　(B)扁平式　(C)同僚式　(D)分權式

問答題

1. 何謂組織？

2. 要設立一個組織，在結構的過程中必須做什麼事？

3. 組織結構設計應注意哪些原則？

4. 組織結構設計的程序為何？

5. 何謂控制幅度或管理幅度？

6. 一般而言，控制幅度會受哪些因素的影響？

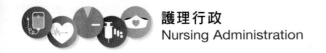

7. 非正式組織具有哪些功能？

8. 良好的組織結構應具備哪些條件？

9. 矩陣式組織的結構要點為何？具有什麼優點？可適用在什麼情況？

學習評量
解答請掃描
QR Code

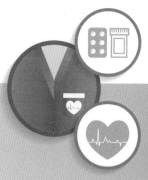

Chapter 05

工作設計

Job Design

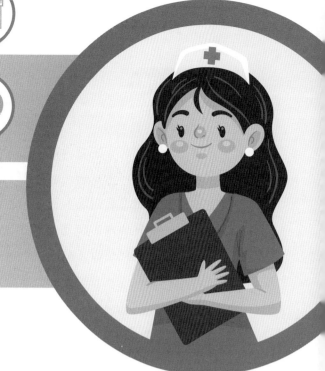

編著者・林秋芬

讀完本章，您應能：

1. 說出工作設計的方法與內涵。
2. 了解工作分析的重點和流程。
3. 說出工作說明書的內涵和意義。
4. 了解工作規範的內容和意義。
5. 理解選擇工作評價因素的意義和目的。

機構績效是透過機構內同仁的活動展現出來，機構活動是透過各種工作表現出來，因此工作是機構的本質，不論營利、非營利機構都會有工作活動。為使機構內的工作活動更為有效，我們必須積極的進行工作設計，以達事半功倍之效。

5-1 工作設計

工作設計(Job Design)係為了更有效地達到組織目標與滿足個人的需要，將任務整合成完整的工作，並進行工作內容、工作職能和工作關係的設計與說明該任務如何執行的過程。強調的重點是管理者如何設計工作，根據組織及員工個人的需求，規定某個職位的任務、責任、權力以及在組織中工作關係的過程，提升員工的工作積極度，並使員工對工作感到有責任感、滿足感、成就感，同時能降低人員的流動率。

各機構或組織在進行工作設計時，要以達成組織的目標為最高指導原則。在現行組織架構下，須清楚的了解各種相關任務的作業程序、工作流程、時間標準和激勵與績效等關係後，再考慮人的能力和限制、人際間的互動情形以及如何應用科技

等因素。工作設計需透過一個完整性、整合性的思考，除了對工作本身的分析、工作作業程序的設計及工作方法的擬訂之外，也必須同時結合各種組織的活動，來達成組織的整體目標。工作設計的具體成果包括：工作分析、工作說明、工作規範及工作評價四項，其關係如下圖（圖5-1）。

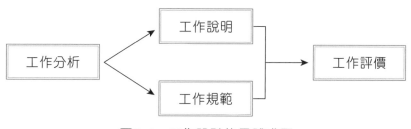

圖5-1 工作設計的具體成果

一、工作設計的方法

各機構進行工作設計時可能有其關注的重點，依其重視的面相可以將工作設計分為四種方法（圖5-2）：

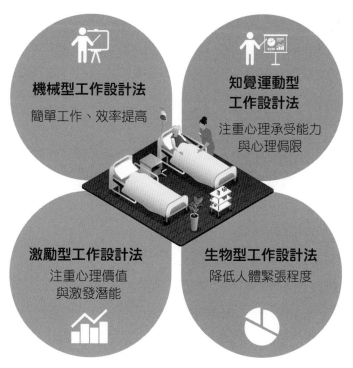

圖5-2 工作設計的方法

1. **機械型工作設計法**：顧名思義，就是以找到一種能使效率最大化的最簡單工作方法為目標，主要是期待能讓工作盡可能簡單化，從而使任何人經過短期、快速訓練，就可以勝任工作。

2. **知覺運動型工作設計法**：強調人的心理承受能力與心理侷限，在設計工作時會採取一定方法，確保工作的要求不能超過人的心理承受能力與心理界線。

3. **激勵型工作設計法**：乃將工作者的心理反應和激發潛能產生影響，當成工作設計的最重要成果。

4. **生物型工作設計法**：強調人因工程和人體工學，透過工作設計讓工作者的身體緊張程度降至最低。

　　工作設計者可依不同型態的工作採用不同的工作設計方法，或是整合不同的工作設計方法於同一個職位也可行。上述方法可靈活應用，工作設計者應隨時將這些方法銘記於心，在設計工作時才能更符合工作者狀況，以達事半功倍的效果。

二、工作設計之注意事項

　　進行工作設計前，一定要先建立順暢的溝通管道，讓全體員工了解各項工作設計有關的相關事務，使更多的員工參與，工作設計的進行才能順利，設計才能夠更符合機構和組織需要。工作設計時，須將情境同時考量進去，以因應瞬息萬變的環境。要把任務整合成一個工作或一個職位，應設定給員工或部門特定目標，以作為期望之績效，對績效好的員工或部門應適時的予以激勵，以增加員工對工作之滿意程度，達成組織的目標。當組織在進行工作設計或再設計，員工的工作內容或方法有改變時，應讓員工了解或參與相關決策，以提升滿意度。最後，須隨時提供新的學習經驗和個人成長的機會，適時辦理教育訓練，讓員工了解各項工作內容和工作方法以達成組織目標。

　　好的工作設計須能減少單調、重複性工作的不良效應，以及強化員工的工作積極度，也能有利於建設整體性的工作系統。其主要在工作任務上，應考慮工作是簡單重複的，還是複雜多樣的、工作要求的自主性程度如何，以及工作的整體性。在工作職能上，即對每項工作的基本要求和方法，包括工作責任、工作職權、工作方法以及協作要求等；在工作關係上，應敘明個人在工作中所發生的人與人之間的聯繫，誰是他的上級，誰是他的下級，他應與哪些人進行信息溝通等；在工作結果

上，應有清楚的工作績效和員工的反饋，包含對工作本身的直接反饋，以及來自別人對所做工作的間接反饋。

員工的反應主要是對工作本身以及組織對工作結果獎懲的態度，包括工作滿意度、出勤率和離職率等；人員特性上應考慮對人員的需要、興趣、能力、個性方面的了解，以及相應工作對人的特性要求等；工作環境上應關注工作活動所處的環境特點、最佳環境條件及環境安排等。

另外，工作內容設計時應考慮工作簡單化(Job Simplification)、工作豐富化(Job Enrichment)、工作擴大化(Job Enlargement)、工作輪調(Job Rotation)以及工作再設計(Job Redesign)等議題。

1. **工作簡單化**：基本想法是認為，讓員工在簡單的工作中專精，比讓其通盤了解全局容易，所以工作設計時應找出最簡單化、最經濟有效的工作方法，將非必要的動作去除或簡化某些動作，也可結合資訊，使工作單純、讓員工容易學習和完成，並很快進入情況，提高工作效率，且使員工能輕鬆愉快的工作。

2. **工作豐富化**：以激勵的角度出發，將有關的激勵因素融合於工作內，讓員工規劃異己的工作或讓員工參與組織的重要計畫，賦予員工更大的工作責任，增加工作的職責，在具挑戰性的工作之下自主運作，提升員工的自我管理以達成組織目標。

3. **工作擴大化**：由於專業化與簡單化造成過度分工，使員工從工作中得不到心理的滿足。工作擴大化是在相同責任的情況下，將員工所擔任的工作範圍擴大、深度增加，以提升工作興趣，降低工作的枯燥感，使員工能從工作中感受到更大的心理激勵。

4. **工作輪調**：當護理人力不足時需要單位間的支援和協助，因此在工作內容設計時，需要同時考量調動員工原來的工作，並在不增加工作份量與難度的情況下，轉任其他工作的可能，如此可避免長期擔任某工作而產生的枯燥感、厭倦感，增加工作滿意度、成就感和自信心，且可藉此機會培育多功能人才，增進知識的廣度。此外，工作輪調應有計畫的進行，因員工須適應不同專科與工作環境，而適度的訓練也有助於提升其護理專業能力。

5. **工作再設計**：為了讓工作設計更符合簡單化、豐富化、擴大化，以及實際執行面的需求，必要時可以進行工作再設計，重新定義工作或職務，確認出新的工作職責和職權，減少工作的單調性、重複性，以加強員工對工作的積極度。

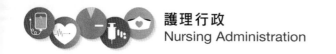

三、工作設計的內涵與步驟

工作設計的第一步為工作分析，即確認需求，彙整所有的任務項目，並對原有的工作狀況進行了解和判斷，以決定是否須進行工作設計或再設計；如果要進行工作設計或再設計，應著重在哪些方面進行改進或調整。一般而言，當員工出現工作滿意度和積極度下降、工作情緒低落等情況，就是需要進行工作設計或再設計的時候。

確認工作設計或再設計之後，便進行可行性分析，即考慮該項工作是否能夠通過工作設計改善工作特性；從經濟、社會效益分析，是否值得投資，以及考慮員工是否具備從事新工作的心理與技能準備，如有必要，應先進行所需能力的訓練學習。

在可行性分析後，須正式成立工作設計小組負責工作設計，小組成員包括工作設計專家、管理人員和基層員工，由工作設計小組負責調查、診斷和評估原有工作的基本特徵，分析比較後提出需要改善的內容，並計畫可供選擇的工作設計方案。工作設計方案內容應涵蓋工作特徵的改善策略，以及新工作體系的工作職責、工作規範與工作方式等。

方案確定後，可選擇適當部門與人員進行小範圍的預試以檢驗其效果，最後再根據預試，進行工作設計效果的研究，以決定評價與推廣的計畫。評價重點為員工的態度和反應、工作績效、機構的投資成本和效益。若工作設計效果良好，應及時在同類型工作中進行推廣與套用，並在更大範圍內進行工作設計。

5-2　工作分析

工作分析是工作設計的第一步，需要分析各項任務所整合的工作是否恰當、執行工作者能力培養，以及工作環境與制度的配套等。主要任務為界定組織內的工作內涵與執行該工作所需能力的評估，是對工作的責任、任務、內容（工作說明書的內容），以及執行這項工作所需的知識、技術、能力、責任感（工作規範的內容）等加以研究、分析的過程。工作分析項目通常視目的而定，一般包括工作職稱、工作地點、員工人數、工作內容、監督情形、工作困難或複雜程度、薪資制度、產品標準、工作時間、輪班情形、工作的結合與分開、工作關係、與其他工作的關係、

所用的儀器設備、工作環境、工作條件、體能要求、員工特性、工作知識、所需經驗、教育訓練及甄選方法等內容。

一、工作分析的目的

工作設計或再設計是為提升組織的工作績效，降低員工對工作的疲憊感、厭倦感，提升員工的工作滿意度和積極度，因此，工作分析的目的茲介紹如下：

1. **有助於工作權責範圍的劃分**：透過工作分析可以訂出每個職位的工作內涵，避免職責劃分不清的問題。

2. **提供工作環境改善、工作安全促進的保障**：工作分析可以指出哪些工作環境是有危險性的或令人厭倦等，對於這些不適宜的工作環境，進而能予以消除或改善，如此能提高工作的安全性，提供工作環境的保障。

3. **調整組織的缺失，增進勞資雙方關係的和諧**：有了工作分析，每件工作內容都有詳細陳述以及合情合理的客觀標準，勞資雙方即可避免無謂的爭議。

4. **促進工作再設計、工作方法改進及工作程序簡化的進行**：工作分析可提供機構中所有工作的完整資料，對各項工作可作清晰明確的描述，並可指出錯誤或重複之工作程序，所以能作為工作簡化、改善程序之重要依據。

5. **可協助選用到合適的員工**：在選拔或任用員工時，可藉由工作分析了解哪些職位需要哪些知識、技能與人格特質，如此便能夠將適當的人才安排在適當職位。

6. **員工績效評估有依據**：透過工作內容的載明和績效評估，了解員工對工作的熟悉度和勝任情形，並可以作為轉換職務和晉升何種職位之參考依據。

7. **工作評價有依據**：要訂出每個工作的價值，有賴工作分析以說明所有工作者應具備的條件，以及其職務與工作間的相互關係。若缺乏工作分析之資料，就無法進行詳盡而正確的工作評價。

8. **員工訓練計畫能有明確的目標**：有效的訓練計畫需要有關工作的詳細資料，它可以指引訓練課程的內容、訓練時數、訓練人員的遴選等。

9. **促使人事經費編列的合理性**：工作分析後可以了解各項工作的內容、任務的難易及目標的高低，因此在薪資的決定上能有所依據，人事經費的編列才能較為合理。

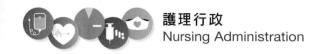

二、工作分析過程的基本步驟

工作分析過程的基本步驟包括：工作歸類、收集資料、決定工作人員的資格和撰寫書面記錄等四大步驟。

1. **工作歸類**：醫院內有多元的醫事專業人員以及相關的管理和行政人員。以護理工作為例，目前大部分的工作歸類為病房（內科、外科等）、急診、門診、加護病房、洗腎室、特殊單位、護理主管等，病房會再區分資深／資淺或以能力進階等級，分Level 1~4；護理主管則分為護理長、督導長、副主任、主任，因執行的任務不同，所組合的工作內容也會有差異，因此要確實將所有工作都納入類別中。工作類別一旦確定，工作分析人員就可以立即利用實地觀察與有關主管晤談或查看組織系統等方式，將組織中的各項工作分別劃歸適當的工作類別。

2. **資料收集**：需要透過各種分析方法，例如實地分析法、觀察法、問卷調查法、面談法、工作日誌法和綜合性方法等，收集各類別工作的任務、職責及工作環境有關資料。任何一項工作類別都不能遺漏，否則後續將無法將所有的工作都納入設計。

3. **確定人員資格**：根據所收集的資料，為每一項工作決定擔任此項工作人員所需具備的資格條件，包括學歷、經歷、證照、技術與訓練等。

4. **撰寫書面記錄**：最後需要將上述內容撰寫成工作說明書與工作規範等書面記錄，以提供後續的依據和使用。

三、工作分析的方法

工作分析的方法有很多種，一般常使用的方法列於表5-1。

四、工作分析的結果

工作分析的結果要表達出工作人員做何事(What)、如何做(How)、為何做(Why)、所需技術為何(By What)等，即可產生兩種書面記錄，即工作說明書與工作規範。前者說明了工作之性質、職責及資格條件等，後者則是由工作說明書衍生而來，著重在工作所需的個人特性，包含工作所需之技能、體力及能力等條件。工作分析結束後，分析人員必須將所得資料整理並編寫成報告，這些皆是人力資源管理（如招募、遴選、訓練、績效評核、薪資等）的基礎。

表5-1　工作分析的方法

方法	說明
實地分析法	分析人員親自到工作單位工作和學習,以獲取真實的原始資料
觀察法 (Observation Method)	・ 分析人員直接到現場實際觀察工作者的活動,並將其行為有系統的記錄下來 ・ 分析人員不實際參與單位工作,只在一旁觀察和作記錄
問卷調查法 (Questionnaires)	・ 以問卷調查的方式進行分析,是最常被使用的方法 ・ 工作人員在事先印好的調查表寫上自己的姓名、工作名稱、工作單位、上級主管及管轄的部屬,然後就所知的寫出職務、使用的設備材料以及工作上所需的知識、技能及困難事項
面談法 (Interview Method)	・ 面談時由主管及工作人員提供有關工作內容、程序、方法及工作情況等資料,分析人員一一加以記錄並提出問題、請求解釋及說明。所談的是重點工作事項、最主要的任務、特殊責任、所需資格的建議等 ・ 此種方法所得到的分析資料最直接
工作日誌法(Diary Logs)	員工敘述日常工作活動的每日工作日誌
綜合性方法	・ 依據所需的工作資料、內容對上述方法作綜合應用 ・ 如先以調查法或/和實地分析法收集資料,但所得的資料感覺不周全時,可以再加上面談法進行疑問的澄清,或/和再以觀察法進行,如此所得的資料能互相比對,增加資料可靠性和完整性

在撰寫工作分析結果時,除了現場的實際狀況外,還需要注意勞動基準法的工作規則相關規定,即雇主僱用勞工人數在30人以上者,應依其事業性質就下列事項訂立工作規則,報請主管機關核備後並公開揭示之。

1. 工作時間、休息、休假、國定紀念日、特別休假及繼續性工作之輪班方法。

2. 工資之標準、計算方法及發放日期。

3. 延長工作時間。

4. 津貼及獎金。

5. 應遵守之紀律。

6. 考勤、請假、獎懲及升遷。

7. 受僱、解僱、資遣、離職及退休。

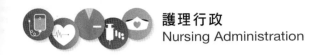

8.　災害傷病補償及撫卹。

9.　福利措施。

10.　勞雇雙方應遵守勞工安全衛生規定。

11.　勞雇雙方溝通意見加強合作之方法。

12.　其他。

5-3 工作說明書

工作說明書又稱為職位說明書，是工作分析後的成果，旨在描述一特定工作的責任、職權範圍及擔任此項工作的必備條件，是說明工作職位的內容與性質的書面文件。更重要的是說明工作的目的以及其對整體系統目標的貢獻，故也可當作管理者績效考核的依據。

一、工作說明書的撰寫原則

工作說明書撰寫時須注意以下原則：

1.　工作說明書的內容應依使用目的，真實的反映出所需要完成的工作內容。

2.　所需要完成的工作項目皆須被包括在內。

3.　組織內之所有工作說明書內容中的文字措辭保持一致性。

4.　書面的工作說明書，文字敘述應簡潔扼要，並力求言簡意賅。

5.　工作說明書中的工作職稱，要能表現出該職位應有的意義及權責高低。

6.　所有職位的工作說明書中的各項敘述，不能發生相牴觸或不相符的情形。

二、工作說明書的內容

工作說明書通常包括下列內容，但不包含個人隱私項目（如個人婚姻狀況、經濟能力等）：

1.　**基本資料**：職稱、部門、工作地點、職等、現職者、填寫日期、核准人、修訂日期、評估日期等。

2. **工作資格**：學經歷、證照、技術與訓練等。

3. **該職位在組織圖的位置**：以上、中、下三層級為原則，如有部屬，該職位應在中層。

4. **工作地點**：環境的安全性。

5. **工作概述**：主要職掌、責任、權限、決策權、對外關係、輪值晚夜班等。

6. **工作職責**：督導責任、培育責任、對他人安全責任、成本責任、財務責任、保密責任、工作過失所可能造成的損害等。

7. **接觸範圍**：因業務需要所需接觸之對象、機構之多寡與頻率。

8. **工作上所需的儀器與設備。**

9. **工作自主性**：工作所需依循規章之多寡、規章需依循之程度、受主管督導的程度。

10. **對成果的影響**：策劃範圍與策劃能力的需求程度、所做決策對成果影響範圍與程度。

11. **工作條件、工作危險性。**

12. **所需能力**：創造力、智力、體力等。

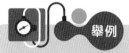

以護理部主任和護理長的工作說明書為例：

（一）護理部主任工作說明書

編號：001

職務名稱	主任	職務擔任人姓名	
所屬部門	護理部	製作日期	
工作地點	護理部	核准日期	
職等		擔任本職務人數	
審核人職稱		審核人簽名	

1. 該職位在組織圖之位置：以上、中、下三層級為原則，如有部屬，該職位應在中層。

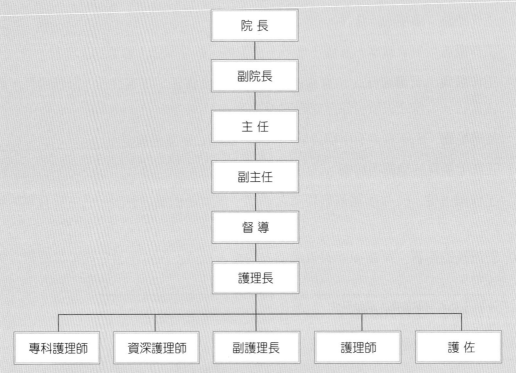

護理部主任在組織圖之位置

2. 主要職掌：按重要性排序填寫。

項次	執掌項目	時間(%)
1.1	設定護理部的政策	20
1.2	擬定護理部的整體目標	
1.3	擬定護理部的短程、中程及長程計畫	
1.4	策畫訂定護理作業程序及各項護理標準	
1.5	綜合全部需要編列預算：包括人力、教育訓練、研究、衛材、設備等	
1.6	參與院內有關會議及高階層決策	
1.7	參考社會發展趨勢，預測各項計畫將來的發展方向	
1.8	訂定護理人員培育及發展計畫	

項次	執掌項目	時間(%)
2.1	建立護理部的組織體系	
2.2	制訂護理部的業務範圍	
2.3	制訂各職級人員的工作職掌	20
2.4	制訂各職級人員任用標準、升遷辦法等	
2.5	成立各種委員會，以推廣各項護理業務	
3.1	辦理護理人員遴用、升遷、調動、考核、獎懲等事項	
3.2	推動護理人員的培育及發展計畫	
3.3	推動護理人員職前、在職訓練、進修及護生教學活動	20
3.4	介紹護理部的理念及相關注意事項	
3.5	提供院方有關護理人員保健、福利及其他留任措施之建議事項	
4.1	代表護理部與院方溝通有關部內決策事宜	
4.2	推動有效的管理政策，並適當授權於部內各層級人員	
4.3	建立部內人員順暢的溝通管道	
4.4	與各相關部門協調，並保持密切聯繫	
4.5	採用各種有效方法、激勵部屬	
4.6	處理有關的重大偶發事件	20
4.7	對外代表院方處理有關護理專業事宜：包括護生實習、院際合作等	
4.8	領導及參與護理專業團體的活動，並發揮專業團體的功能	
4.9	領導及參與社區內之各項服務活動	
4.10	推動護理研究風氣，以作為改進護理業務的參考或依據	
4.11	領導及參與國內、外護理專業發展的活動	
5.1	定期提出各種業務報告	
5.2	定期召開護理業務檢討會	
5.3	推動護理業務之改進方案	
5.4	監測護理標準及工作準則，維持護理品質於合理水準	
5.5	查核各護理單位業務，並給予指導	
5.6	督導執行院內有關規定	20
5.7	處理及核閱有關本部各項報告及文件	
5.8	建立並保存各種護理相關資料	
5.9	審核護理單位所需應用之財產物品，並分層負責保管	
5.10	參與醫院營運的檢討	
5.11	審核及檢討各項預算之運用	

3. 醫院內、外部業務接觸範圍：

醫院內部		
對 象	事 項	頻 率
醫療相關各科	病人醫療照會處置及入院後續處理協調各科室	每日
行政單位	日常行政工作之接觸協調	每日

醫院外部		
對 象	事 項	頻 率
各相關醫事團體	專業增進及活動支援	不定

國外機構		
對 象	事 項	頻 率
國際醫療交流單位		不定

4. 責任範圍：

督導責任	直接督導__12__人	間接督導__41__人　　專業督導__1375__人
培育責任	直屬部屬__12__人	因其專業及技術之重要及特殊性，對部屬負有教導與訓練之責
	專業培育__1375__人	
	其他	
對他人安全責任	所屬單位	病人及工作人員執業安全
	所屬醫院	
	院外相關人員	
成本責任	儀器、設備	
	工作場所空間	責任面積____2.6____公頃
財務權責		

5. 工作自主性：

工作所需依循的規章	S8100A01
所需規章依循程度或受主管的督導程度	醫院人事規章及制定規章

6. 對成果的影響：

策劃範圍與策劃能力的需求程度	因職務上之需要，經常須就本單位業務做相關之策劃，須做資料之分析及歸納部門短、中、長期目標規劃
所做決策對成果影響範圍與程度	直接或立即影響護理部之工作成果

7. 擔任本職位所需的基本學經歷：

學歷	碩士（含）以上	科系		護理	
經驗	臨床及教學10年（含）以上		管理職經驗	10年（含）以上	
語文能力	熟練度 語言	說	讀	聽	寫
	國語				
	台語		可溝通		
	英語				

8. 專業知識、技術與證照：

專業知識與技能	財務分析知識	基本
	護理行政管理	熟練
	品質管理知識	熟練
專業證照	護理師執照	

9. 其他相關條件：

工作環境	醫院環境
體力負荷	一般正常負荷
人格特質	情緒控制能力、主動積極、負責任、具愛心、善溝通、抗壓性高
其他	

（二）護理部護理長工作說明書

編號：002

職務名稱	護理長	職務擔任人姓名	
所屬部門	護理部	製作日期	
工作地點		核准日期	
職等	護理師(N4)	擔任本職務人數	
審核人職稱	督導長	審核人簽名	

1. 該職位在組織圖之位置：以上、中、下三層級為原則，如有部屬，該職位應在中層。

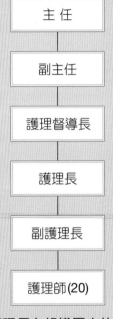

護理長在組織圖之位置

2. 主要職掌：按重要性排序填寫。

項次	執掌項目	時間(%)
1.1	擬訂單位年度工作目標，計畫實行方針，並評值年度計畫與實施成效	
1.2	計劃單位內各種在職教育的課程及執行	
1.3	擬訂單位年度預算計畫	
1.4	參與訂定護理部短程、中程及長程目標	
1.5	參與護理部門的決策	
1.6	參與院內相關的委員會	25
1.7	訂定單位護理作業程序	
1.8	參與制定相關的護理技術及護理標準，並監測單位的護理品質	
1.9	參與及規劃護生實習事宜	
1.10	參與護理行政會議，提出護理上的困難，並確實執行會中決議之各項事宜	
2.1	制訂各班各層級人員職掌細則，界定單位中各成員分工合作的關係	
2.2	於每月25日前，排定次月之班表送交護理部，並隨時依病房內護理人力的需求調整派班	
2.3	單位內之工作分配	
2.4	安排及參加有關護理專業的討論會	
2.5	鼓勵及參與研究設計及有關之研究工作，並應用護理研究結果改進護理業務	
2.6	協助與執行護生之實習計畫，並參與考核	
2.7	提供單位人員考核、升遷、調動及獎懲等資料	
2.8	爭取單位內工作人員之福利	45
2.9	參與單位內特別護士、照顧服務員、清潔人員、傳送人員及志工之管理，以確保其服務品質	
2.10	定期或不定期考核工作人員的工作績效，於面談中討論優缺點，並追蹤改進情形（新進人員前三個月每月一次、一年內之護理人員三個月一次、滿一年以上者，每半年一次）	
2.11	訂定、查核及監測各種醫療設備、衛材、公藥及管制藥品，並有效應用	
2.12	按時撰寫各種記錄及報告	
2.13	指導及評價單位的護理品質及護理時數	

項次	執掌項目	時間(%)
3.1	隨時注意單位內所有工作人員之儀容、工作態度及情緒，激勵工作人員士氣，排解糾紛，創造良好之工作氣氛	
3.2	提供護理部主任或督導長與護理人員溝通之機會	
3.3	主持及執行病房會議、職前教育、在職教育、小組會議、晨會及個案討論	
3.4	與其他部門工作人員協調聯繫，解決問題	
3.5	與醫師查病房，提供病人有關資料，指導單位內同仁與醫師配合執行醫療任務	
3.6	預防及處理單位內異常事件	
3.7	轉達或解釋上級的命令並要求部屬遵守或達成任務	
3.8	建立並維持安全治療環境	
3.9	隨時巡視病人得到的護理，注意新進、病危等病人，發現問題，指導護理人員解決，必要時能親自照顧病人，做其他護理人員的模範	20
3.10	視任務需要適當的授權	
3.11	督導單位的交接班	
3.12	隨時與督導長商討有關業務的問題，並設法解決	
4.1	擬定單位年度預算	
4.2	定期清點所有財產（包括申請、轉移、報廢、請修）	
4.3	指導護理人員正確使用單位設備財產	
4.4	查核消耗用品之補充及領用情形	
4.5	依病房需要，調整病床各項儀器設備，並維護其安全	
4.6	嚴格執行管制藥品之管理	
5.1	輪值值班護理長	10
5.2	完成護理部臨時交辦之事項	

3. 醫院內、外部業務接觸範圍：

醫院內部		
對象	事項	頻率
醫療相關各科	病人醫療照會處置及入院後續處理	每日
行政單位	日常行政工作之接觸	每日

醫院外部		
對　象	事　項	頻　率
萬芳醫院 北醫附設醫院	轉診轉檢病人醫療作業	不定
台灣護理學會 新北市護理師護士公會	專業增進及活動支援	半年至 一年
病人或家屬	1. 提供醫療服務 2. 接受申訴及處理醫療糾紛	每日

國外機構		
對　象	事　項	頻　率
無		

4. 責任範圍：

督導責任	直接督導　25　人	間接督導　　　人		專業督導　1　人
培育責任	直屬部屬　25　人	因其專業及技術之重要及特殊性，對部屬負有教導與訓練之責；對實習學生負有指導與訓練之責任		
	專業培育			
對他人安全責任	所屬單位	工作時需小心注意，以免造成他人的傷害，如打針、發藥等護理技術應正確；給藥或針劑需注意垃圾分類（感染），應正確		
	所屬醫院雙和醫院			
	院外相關人員			
成本責任	儀器、設備	儀器、設備保管責任		
	工作場所空間	責任面積　　　400　　　坪		
財物權責	單位病房財產	單位人事費用之管控		

5. 工作自主性：

工作所需依循的規章	護理部文件規章
所需規章依循程度 或受主管的督導程度	除特殊問題或新發生事件需向主管請示，其餘可依標準化作業原則或以往案例經驗加以判斷及行事。督導長隨時詳細督導工作過程、進度及審核工作成果

6. 對成果的影響：

策劃範圍與策劃能力的需求程度	因職務上之需要，經常須就本單位業務做相關之策劃，須做資料之分析及歸納
所做決策對成果影響範圍與程度	直接或立即影響急診部護理單位之工作成果

7. 擔任本職位所需的基本學經歷：

學 歷	大學畢		科系	護理科系	
經 驗	區域級以上醫院		4年	管理職經驗	3年
語文能力	熟練度 語言	說	讀	聽	寫
	英語		不拘		
	國、台語				

8. 專業知識、技術與證照：

專業知識與技能	各科護理醫療知識	專精
	財務分析知識	基本
	品質管理知識	基本
	護理行政管理	基本
	相關法令知識	基本
	電腦操作	基本
專業證照	護理師執照 N4證書	

9. 其他相關條件：

工作環境	病室，良好的工作條件，但較為吵雜（充滿許多有害物質：消毒藥水、病人血液、體液、傳染病、放射線、糾紛、暴力）
體力負荷	大部分時間為行走，經常需搬移病人，偶爾背負或操作較重之機器、設備或材料（如：氧氣筒、呼吸器、急救箱、長背板等）
人格特質	情緒控制能力、主動積極、負責任、具愛心、善溝通、抗壓性高
其 他	

5-4 工作規範

工作規範是機構用人的標準，記載員工為能順利執行一項工作，所應具備的最低條件或資格的書面規範，又稱職位資格說明。工作規範記載內容包含執行該項工作所需的教育程度、知識、經驗、專業證照、技術、能力及其他人格特質等。

1. **基本教育**：學歷、教育訓練。

2. **過去經驗**：本職專業經驗、管理職經驗。

3. **心智能力**：語文表達、數學推理等。

4. **工作知識**：專業知識與技能、專業證照等。

5. **應負責任**：工作職責與工作職權。

6. **體能狀態**：體力負荷量、體型要求等。

7. **工作環境**。

8. **人格特質**：情緒控制能力、主動積極、負責任、具愛心、具服務熱誠等。

9. 其他。

5-5 工作評價

工作評價是工作分析的延伸，必須做好工作分析，使各種工作都有詳實可靠的工作說明書和工作規範後，才能據以辦理工作評價。工作評價是一項程序，評定工作的價值，確定組織中各種工作間的相對貢獻度和價值。工作評價是依據各項工作的難易程度、責任大小和所需資格條件等基礎，來決定各項工作的相對價值，並評定工作的等級，作為薪酬的計算標準，以建立公平合理的薪資制度，並可作為甄選、訓練、遷調等人力資源管理工作的參考。

一、工作評價的目的

組織進行工作評價的主要目的在於建立公平、合理的薪資制度，作為工作簡化、權限與責任之確認、升遷及調職的依據以及減少勞資糾紛、促進勞資合作。

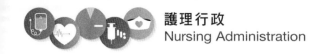

二、工作評價的程序

工作評價的程序基本有三：工作分析、工作分級及工作定價。工作分析是將各項工作或職掌的任務、責任、性質及工作人員的資格條件等項目，予以分析研究，做成工作說明書和工作規範（工作評價的依據）。根據工作分析所獲得的各種評價因素比較決定其價值，再決定各項工作的價值，並區分各項工作的等級。

在進行工作分級前，應先決定工作評價的方法，依據先前決定的工作評價方法進行工作定價，在定價前需先收集市場行情，並於定價前先與市場做比較，如此才能達到外部的公平性。

三、工作評價的方法

工作評價的方法可分為：質性分析（工作排列法、工作分類法）和量性分析（點數法、因素比較法）。

1. **質性分析**

   (1) 工作排列法(Job Ranking)：又稱工作分級法，是一種最簡單、省時的工作評價方法。主要在將組織各職務依階層或複雜性做比較排列順序，如將護理組織分為主任－副主任－督導－護理長－副護理長－護理師。此法只能顯示工作排列的順序，無法實際衡量工作的價值。

   (2) 工作分類法(Job Classification)：又稱工作定等法，依工作的資格、性質，將職務分為數種等級並予以適當的定義。工作評價委員會委員依各職位的工作說明書與預先訂定的工作等級量尺，慎重考慮每個職位。因各等級都有其說明書，級數明確，所以評價時只要將工作說明書的內容與等級說明書做比較，就能將各項工作分配於適當的等級內。但同一級數的工作可能涵蓋部分高級數職務與部分低級數職務，易引起不滿。

2. **量性分析**

   (1) 點數法(Point System)：又稱評分法，應用廣泛。此法為量性分析法，較能準確分析工作及建立薪資制度，以分數來表示工作價值的高低。首先找出工作評價的共同因素，如技能、責任、工作條件等，然後再決定各個因素的百分比（相對權數），再按照預定計畫予以評價，然後每點以若干金額表示，每個工作的總點數即為此職位應得的薪資。

(2) 因素比較法(Factor Comparison)：先決定各種工作因素的相對價值，各配以適當數額的金錢，然後將各因素的金錢價值相加，總和即是該工作應得的薪資，最後將職位間的薪資相互比較，即可決定每一工作職等、職級的高低。因素比較可同時分析各職務層級（表5-2）和薪資層次（表5-3），如季麗絲(Gillies, 1989)分析，要成為護理長最重要的因素為責任。

依每項工作所具備的基本因素，進行比較各工作中每一個因素的相對重要性，而給予適當的報酬，此基本因素稱為可報償因素(Compensable Factors)，包括身體需求(Physical Requirements)、精神需求(Mental Requirements)、技能需求(Skill Requirements)、責任(Responsibility)及工作情況(Working Conditions)等。若要精確的訂出各因素應付予的薪資則非常耗時。

表5-2　職務層級的因素比較

等 級	可報償因素	
	護理長	照顧服務員
1	責任	身體需求
2	精神需求	工作情況
3	技能需求	責任
4	身體需求	技能需求
5	工作情況	精神需求

參考資料：林素戎(2023)．全方位護理應考e寶典－護理行政．新文京。

表5-3　薪資層次的因素比較
單位：（美元／年）

可報償因素	護理長	照顧服務員
責任	$9,000	$4,000
精神需求	$8,000	$2,000
技能需求	$6,000	$3,000
身體需求	$4,000	$7,000
工作情況	$3,000	$4,000
總計	$30,000	$20,000

參考資料：林素戎(2023)．全方位護理應考e寶典－護理行政．新文京。

四、工作評價因素的說明

工作設計的最後一個步驟為工作評價，因為薪資是給工作的，所以給工作一個定價是必要的。通常較適用於管理工作的評價因素，包括所需的技巧知識、決策的層次、在職位督導上所負的責任、工作條件及職責的影響程度等。一般應用的工作評價因素包括功能的變化與複雜性、工作的機密性、創意與革新、錯誤發生的後果、對整個組織的影響、在資金與財產方面的負擔、與員工的關係、對外的接觸、策劃能力、督導的等級與困難性、督導的等級與人數、專業訓練、教育程度、經驗、壓力、體能上的要求及工作環境等。工作評價因素的說明內容如下：

1. **工作知能**：係指擔任各個職位所需要的專業知識與能力，因工作之難易度及複雜度不同，在工作評價時，需依此差異決定其對組織相對貢獻度。評估要點應包括多樣性、複雜度及困難度。

2. **工作自主性**：係指擔任各個職位者，在工作時，是否能自行完成工作或作決策，以及需要他人或主管督導的頻率與深度。評估要點應包括依循往例的程度和受主管督導程度。

3. **業務接觸**：係指擔任各個職位者，在執行其工作時，不論對組織內、外，以文字或口頭方式，透過溝通、協調、接洽之表達，進行其正常而合法接觸之必要性，進而形成良好之人際關係及工作關係，有助其任務之完成。評估要點應包括業務接觸範圍與頻率和業務接觸之目的與深度。

4. **對成果的影響（決策影響力）**：係指擔任各個職位者在執行其職責時，其所做之事、所做之決策及指揮或影響他人時，對該單位或組織整體結果所造成之影響（亦即對績效、營業額、利潤、貢獻度所造成之影響）。評估要點應包括影響範圍與影響程度。

5. **判斷或執行錯誤時的影響程度**：係指擔任各個職位者，在其所負責之職掌範圍內，在執行工作職責時，所可能發生的業務過失，對組織所造成的時間成本、作業成本及設備成本的損耗。應考慮可能發生的業務過失，雖然可能至今尚未發生，不應該考慮絕不可能發生的過失。評估要點應包括損失程度和發現錯誤之難易度及彌補所需時間。

6. **財務責任**：係指擔任各個工作、職位者有此等職責，以批准、審核在其所轄或非所轄範圍內，就財務資源而言所擁有之責任與其他資源並無相對關係。評估要點應包括影響財務範圍與責任程度。

7. **督導責任**：係指擔任各個職位者直接或間接督導人員數多寡而擔負之管理責任，以及對其直接或間接督導人員之工作知識、技能的指導及培育之責任。評估要點應包括督導人數和培育責任。

8. **對他人的安全責任**：係評估此職位在工作中可能造成對其他工作或他人之傷害，而對任職者本人可能的傷害或對健康的危害，應納入「工作危險」一類評估。評估要點應包括工作時對他人的安全影響和工作成果對他人的安全影響。

9. **工作環境（含工作危險性）**：主要是評估在完成工作時的工作環境及外在條件，其中有些狀況甚至可能使任職者處在不是太令人滿意的環境下，暴露於粉塵、髒汙、異味、輻射、噪音、高溫、潮濕、寒冷等狀況，同時必須評估它的頻率、惡劣的程度及持續時間的長度。

   另外，此一因素亦評估在工作環境中，所可能發生的意外事故及對健康的危害。即使已安裝了安全防護措施，必須衡量任職者，在工作中所要處理的材料，所需使用的工具與機器設備，以及工作的條件，一切可能發生意外事故的情境，即使到目前為止，還沒有任何事故發生過。評估要點應包括：物理環境狀況和受到傷害的可能性與程度。

10. **體力負荷**：此一評估因素乃是透過導致身體疲勞的工作內容來評估擔任此職位時，其肢體的運動狀況及體力負荷狀況。評估要點應包括：耗力程度（在重量和時間方面）與肢體運動狀況（在工作姿勢和時間方面）。

11. **工作壓力**：此一因素係評估來自資源（包括時間、金錢、人力等）限制及完成目標的責任壓力。評估要點應包括：工作目標達成的難易程度與資源限制。

12. **策劃能力**：此一因素係評估為了達成被指定的任務目標，能夠思考出一系列具先後順序的、為達成目標所應執行的行動；並估算所需資源，且有效地使用這些資源。評估要點應包括：策劃需求程度和策劃廣度與深度。

13. **專業資格**：此一因素係評估各個職位必須具備之專業能力、技術範圍與所具備之程度。評估要點應包括：能力、技術種類和能力、技術程度。

14. **國際視野**：係指擔任各個職位者，在執行其工作時，就國際資訊、外國語言、國外接洽、國外會議等而言，所應具備之各項知識、技巧、能力與國際觀。評估要點應包括：具備國際化知識程度與能力。

15. **學歷**：此一因素為評估滿足擔任此職位，需求標準的基本條件之一，以確定任職者有足夠的知識能力，以完成該職位之工作職責。此項知識能力為得自教育機構或職訓單位之專業／技術能力。

16. **經歷**：係指擔任各個職位所需之曾從事該專業或相關經驗年數，以便能有應具備之工作經驗，執行其正常工作，以達成任務。

五、工作評價制度建立的流程

以評分法（點數法）為例，工作評價制度的建立，首先須確定工作評價目的。即在進行工作評價前，需確認工作評價的目的、對象及用途，以作為整體評價之基礎。負責進行工作評價的小組，需要公開說明工作評價之目標、執行方式、執行程序及各單位主管應配合事項，使各級主管與相關人員了解工作評價之用途，進而予以配合。經過廣泛說明和討論後，就可以開始正式進行工作評價。

組織工作評價的委員，一般評價委員會從機構中不同功能部門聘任，才能代表各自職務類別，提供資訊與修定意見。工作評價委員會成員最佳人數為5~9人，最多不要超過9人，得視組織規模而定。在工作評價委員會中必須選派一位主任委員，負責工作評價作業進度控制、會議召開、協調及仲裁等工作。主任委員最好是較資深且公正的人士，因為要仲裁各任務的價值時，能更公平、公正和公開做決定，如果主任委員不公正，最後評價出來的工作價值就會不客觀，例如內科病房白班護理工作和放射科白班護理工作，哪一個工作的價值比較高，也就是哪一個薪資要給比較高，如果不公平做出的工作評價就無法說服大眾。工作評價委員會組成後，透過會議或問卷調查，選定要進行的工作評價因素。通常在選擇評價因素時，需考慮機構之產業特性、組織結構、經營者理念、組織文化等因素，才能確切反應每一職位在組織內之相對價值。

為使工作說明書的內容能符合工作評價委員會所選定的評價因素，各不同功能部門聘任的委員，需依據確認之評價因素，以資料分析方式，將所轄部門現有工作說明書與評價因素結合，進行工作說明書之修訂，以符合工作評價所需。接下來工作評價委員會須擬定工作評價表格與工作評價手冊，即確定評價工具與因素後，擬定工作評價表格與進行工作評價時所需之說明資料，如評價因素等級、等級描述等。在進行工作評價之前，工作評價委員會需要進行工作評價的訓練與試評的工作，以使每一位評價委員均能充分了解評價目的、用途與程序，以及每一個因素的

定義，才能善用評價工具，得到客觀公正的評價結果。每一位評價委員在進行工作評價時，就自行依標竿職位之工作說明書進行評價。此時評價委員的分派，會依不同功能部門交叉評價，以力求公平。評價完成後委員會須進行差異討論，並確認點數，即在工作評價完成後，評價委員會需對所有職位之評價，進行差異討論，以便最後確認該職位應得之點數。

最後在各職位之總點數確定後，依總點數大小順序排列，並依組織規模及組織文化，將點數轉換成職級，即設立不同點數的等級，完成職位等級表。確認職級表之合理性與合宜性，同時比對原有職級表與建議職級表，對可能存在或產生個別人員職級問題，進行討論並作成歸級建議，由高階主管做最後政策性裁決。

🔍 結語

一個有經過工作設計的機構，通常較能找到符合需求的員工，因為其可透過工作規範作為徵才的標準，而員工到職後能透過工作說明書，來引導各項業務的執行，工作說明書讓員工清楚的知道自己的工作內容、工作職責與工作程序，所以員工能有較好的潛能發揮。我們常會聽到一些員工說：

要我做什麼？請清楚告訴我。

怎麼做您才滿意？請讓我知道。

到底我值多少錢？你們是怎麼核定的。

我要怎樣才能有更高的價值？有誰可以告訴我。

以上種種疑問，在大多數的機構中都可以聽得到，相信如果我們能配合整個機構的組織設計、文化特質、信仰和價值觀，進行一套完整的工作設計，必能清楚的處理以上種種疑問。

⋯⋯⋯ ★☆★ 參考文獻 REFERENCE ★☆★ ⋯⋯⋯

呂俊毅、陳麗玉(2020)‧工作重塑對工作敬業與工作績效影響之研究－尋求回饋行為的中介調節效果‧*企業管理學報*，*45*(1)，91-119。DOI:10.3966/102596272020030451004

李雨真、黃琳燕、李誼柔、徐南麗(2017)‧護理人員接受交叉訓練前、後工作滿意度及影響因素‧*Journal of Health and Architecture, 4*(2), 48-54。DOI：10.6299/JHA.2017.4.2.R5.48

李維純、鄭惠茹、程素足(2017)‧運用創新思維提升某精神科急性病房治療環境滿意度之專案‧*精神衛生護理雜誌*，*12*(1)，25-36。DOI:10.6847/TJPMHN.201709_12(1).0003

周照芳、黃璉華、王瑋、鄒慧韞、黃金蓮、張瑛、楊麗瑟、陳小蓮、黃月嬌、張慈惠、林綉珠、詹碧端、李樹蘋、游惠珠、侯宜菁、郭明娟(2017)‧*護理行政之理論與實務*‧華杏。

林素戎(2023)‧*全方位護理應考e寶典－護理行政*‧新文京。

常昭鳴(2000)‧工作分析‧*精策人力資源季刊*，*42*，4-8。

曾雯琦、楊勤熒、馬淑清、李歡芳、周守民、周美雲、蘇慧芳、趙慧玲、謝碧晴、王淑卿、江惠英、尹裕君、高靖秋(2023)‧*當代護理行政學（四版）*‧華杏。

黃能堂、宋啟辰(2021)‧員工工作輪調對企業智慧資本之影響—以S 連鎖零售通路集團為例‧*科技與人力教育季刊*，*7*(3)，97-120。DOI:10.6587/JTHRE.202103_7(3).0005

全國法規資料庫（2020，6月10日）‧*勞動基準法*。https://law.moj.gov.tw/LawClass/LawAll.aspx?pcode=N0030001

劉紀儀(2019)‧影響員工工作輪調因素之初探—以台灣某電信公司為例‧*科技與人力教育季刊*，*5*(3)，70-96。DOI:10.6587/JTHRE.201903_5(3).0004

Daniels, K., Gedikli, C., Watson, D., Semkina , A., & Vaughn, O. (2017). Job design, employment practices and well-being: a systematic review of intervention studies, *Ergonomics, 60*(9), 1177-1196. DOI:10.1080/00140139.2017.1303085

Osibanjo, A.O., Abiodun, A.J. Salau, O.P., Adeniji, A.A., Falola, H.O., & Alimi, I.I. (2018). Job design and behavioural outcome of employees in agricultural research training, Ibadan, *Nigeria. Data in Brief, 19*, 1880-1887.

Sánchez-Hernández, M. I., Stankeviciuite, Z., Robina-Ramirez, R., & Díaz-Caro, C. (2020). Responsible Job Design Based on the Internal Social Responsibility of Local Governments. *Intrenational Journal Environment Research Public Health, 17*, 3994-4010. DOI:10.3390/ijerph17113994

★☆★ 學習評量 ◉ EXERCISE ★☆★

選擇題

( ) 1. 有關機構工作說明書的內容，下列何者最不適宜包含在內？(A)具有護理師證照、各項專長訓練及護理學歷　(B)達成主管交辦任務，以利單位事務順利推展　(C)依病人需要擬定個別性照護計畫與執行評值　(D)需載明個人婚姻狀況、家庭背景及經濟能力

( ) 2. 工作評價的步驟，通常始於下列哪一項？(A)工作分析　(B)工作資科收集　(C)工作描述　(D)工作分級

( ) 3. 利用工作分析，重新定義工作或職務，確認出新的工作職責和職權，屬於下列何種工作設計？(A)工作擴大化　(B)工作再輪調　(C)工作再設計　(D)工作豐富化

( ) 4. 對工作人員的工作任務與範圍，有原則性的記錄及明訂的責任範圍，這段敘述比較接近下列哪一項？(A)工作分析　(B)工作收集　(C)工作描述(D)工作評價

( ) 5. 在工作評值的方法中，下列何者是屬於數量分析法？(A)工作分級法　(B)工作分類法　(C)工作描述法　(D)因素比較法

( ) 6. 因素比較法(Factor Comparison)是依工作因素比較分析組織中各個職務。護理長的工作職務分析，依Gillies的分析最重要的因素為：(A)責任　(B)心理需求　(C)知識技能　(D)身體需求

( ) 7. 下列有關工作評值的方法中，何者有誤？(A)因素分析是數量分析之一(B)數點制度系統是數量分析之一　(C)工作分類法是數量分析之一　(D)工作分級法是非數量分析之一

( ) 8. 工作評值(Job Evaluation)的目的不包括下列哪一項？(A)建立工作指南(B)醫院核薪的依據　(C)促使適任員工自動離職　(D)工作考核之標準

( ) 9. 護理長近日晉升為護理督導長，護理主任提供新職位的工作摘要，這摘要說明該職務的工作關係、任務及責任等，此稱之為：(A)工作說明書　(B)工作評值書　(C)工作分析書　(D)工作分類書

（　）10. 撰寫工作說明書除可做為新進人員的工作指引外，也可當作管理者何種決定的依據？(A)人員晉升　(B)績效考核　(C)排班依據　(D)加薪條件

問答題

1. 何謂工作設計？

2. 工作設計包括哪四項重要內容？

3. 進行工作設計時應注意哪些原則？

4. 何謂工作分析？

5. 工作分析的目的為何？

6. 請簡述三種工作分析法。

7. 工作說明書通常包括哪些內涵？

8. 工作規範應記載哪些內容？

9. 為何要做工作評價？

10. 請簡述五種工作評價因素，並說明其評估要點。

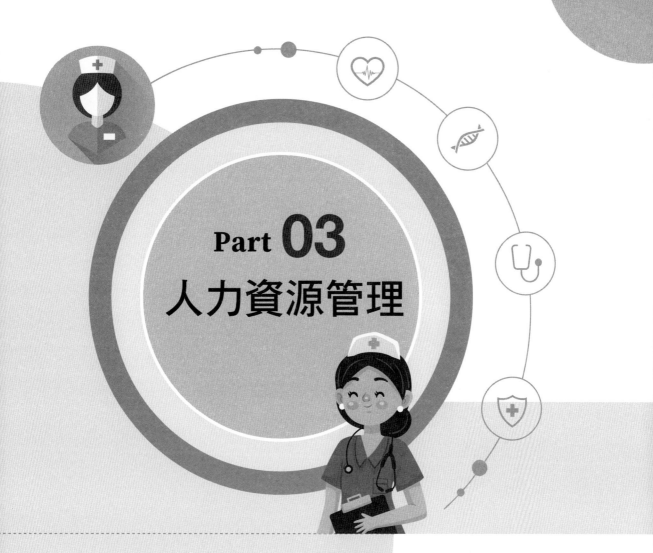

Part 03

人力資源管理

Nursing Administration

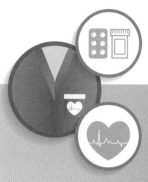
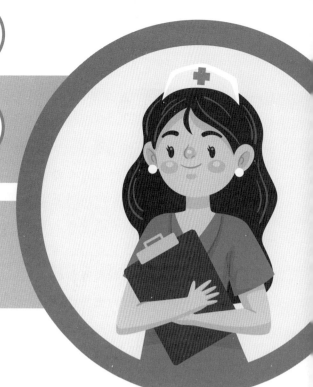

Chapter 06

人力資源規劃

Human Resource Planning

編著者・林秋芬

讀完本章，您應能：

1. 了解人事管理與人力資源管理之差異。
2. 說明人力資源管理所涵蓋之範圍。
3. 舉出二種人力資源管理之事項，並說明執行上應注意事項。
4. 說出人力資源管理所涵蓋的範疇。
5. 了解建立薪資制度可行的流程。
6. 了解教育訓練的重要性。

邁向激烈競爭的21世紀，憑藉什麼利器可以獲勝？答案應該是「人力資源」，機構競爭的成功與失敗之間，最大的差異因素是「人」。人力資源係指所有可支配人力的總和，包含了人員的核心能力，是機構中重要的資產。機構建立了良好的制度與系統後，必須以高品質的人力為主導，始能創造更勝一籌的競爭優勢；換言之，人力資源管理並非僅具程序、控制的功能，更是提升機構競爭力的主要源頭。未來的人力資源管理者，將是機構文化、組織的建構者，更是機構經營策略的引導者。

人力資源規劃(Human Resource Planning; HRP)是指藉由一系列前瞻性、策略性、整合性的人力供需調查與預測，在決策者充分了解與支持之下，制定與實施人力資源計畫，以遂行選才、用才、育才及留才，來達成組織的經營目標與員工的前程目標。人力資源管理的基本功能有許多人都做了不同的解釋，中外亦不盡相同。筆者認為以醫療機構而言，人力資源管理應為：運用人力資源專業知識及技巧，建立組織架構，進行人力資源規劃；透過培育、激勵與運用，建立健康團隊，將組織內外在現存之人力資源極大化，達成組織預定目標。

6-1 人力資源管理的基本概念

一、人事管理與人力資源管理的比較

「人力資源」的觀念在國內開始形成是八十年代的事，在那以前仍以「人事管理」稱之。其實，兩者之間不僅是名稱上的差異，實質上亦不相同，如兩者之基本理念、工作內涵及重視內容等，請見表6-1。而護理人力資源管理的目標，是建立符合法規要求的制度，達成提高護理生產力、提升工作與生活品質的目標。

表6-1 人事管理與人力資源管理之比較

項 目	人事管理	人力資源管理
基本理念	1. 員工為成本負擔 2. 勞資關係是一種從屬和對立關係 3. 強調透過績效考核來鞭策員工 4. 適才適所	1. 視員工為有價值的資源，將工作重點放在人力開發 2. 強調勞資雙方的平等與和諧關係，是一種整合式的組織
工作內涵	1. 人員任用 2. 人力規劃 3. 人事安排 4. 人員調派 5. 人員訓練與教育	1. 人力資源的確保管理 2. 人力資源的開發管理 3. 人力資源的報償管理 4. 人力資源的維持管理
重視內容	提供恰當的護理人力，來執行各單位病人所需要的護理照護。因此會直接影響到護理部門之預算、護理生產力、護理品質、護理倫理，甚至人員流動率等	1. 員工對組織經營策略與目標訂定之參與度 2. 對內外在環境的變化能主動採取因應策略 3. 人力資源管理制度的建立流程 4. 強調人力資源規劃、員工生涯規劃與管理、人力資源發展與培育，以及人力資源管理系統化、人力資源極大化和專業度與自我提升等

二、建立人力資源管理體系的過程

對一位人力資源管理專家來說，為探討所謂人力資源管理的全貌與內涵，應從人力資源管理體系著手；在了解此體系之後，再檢討人力資源規劃流程；如此，對照其機構內之各項人力資源管理之策略，措施、制度、辦法之整體性與互補性，進而採取必要之重建、更新、補強等方法，以建立完整而適用之人力資源管理體系，其建立過程包括：

1. 確定組織整體的經營目標。

2. 進行組織診斷。

3. 詳細編列目前可運用的人力潛能。

4. 規劃未來某特定時間可運用和執行組織策略的人力潛能。

5. 衡估未來所需人力潛能與人力發展潛能之間的差距，並規劃彌補差距之道。

在人力資源管理體系中，設計和制訂行為規範可使組織成員擁有共同行為特點和工作習慣，讓員工有好的品格，替組織帶來正面影響。其成功設計的原則為合理、合法、具普遍性、簡潔且一致。

三、人力資源管理策略

人力資源管理過程中，需要考慮員工的工作能力和工作意願，且應依其個別性而採用不同的管理策略（圖6-1）。

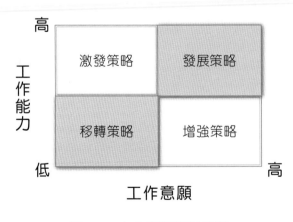

圖6-1　人力資源管理策略

1. **移轉策略**：適於工作意願低，工作能力亦低者，也許只能協助移轉到其他，能使他願意去做且能力可勝任的工作。

2. **激發策略**：適於工作意願低，但工作能力高者，應用各種方式提升其意願。

3. **增強策略**：適於工作意願高，但工作能力較低者，以增加員工的能力。

4. **發展策略**：適於工作意願高，工作能力也高者，以協助員工繼續發展。

6-2 任用－招募、甄選及配置

一、求才方法

1. **內部作業**：內部晉升、轉調或培育、臨時人員或工讀生補實、內部職缺公告、離職員工重新僱用、員工介紹及人力資源庫選才。

2. **外部協助**：公開招考、校園求才、建校合作、就業輔導機構、自我推薦、挖角、借調或短期支援及獵人頭公司等。

3. **媒體**：報紙、雜誌、夾報人事廣告、海報告示牌、廣播、電視媒體、BBS、青輔會或國內外就業網站。

二、人才招募

1. **人才招募方式**：可分為內部招募與外部招募兩種（表6-2）。

表6-2　人才招募方式

方式	優點	缺點
內部招募	・ 節省廣告刊登及環境介紹(Orientation)的成本費用 ・ 可激勵員工士氣 ・ 較了解現有人選的背景資料與工作技能	・ 易引起員工互相鬥爭 ・ 缺乏新意
外部招募	・ 新來者帶來不同觀點 ・ 人選來源多樣化	・ 易影響內部士氣 ・ 招募成本較高且耗時 ・ 對新員工不了解 ・ 職前訓練時間較長，且新員工需花時間融入組織文化

2. **人才招募思考的要點**：徵才除了為徵得所需的人才，同時也是廣告機構和推銷護理理念的最佳時機。另外，應站在求職者的立場，設身處地了解其需求，唯有如此，才能找到一位我們真正要的人才。

3. **有效徵才的技巧**：成功的徵才取決於好的僱用決策，因此徵才的過程應該突顯機構的文化理念，用人單位的主管應該以伯樂心態徵才，且深知徵才所付出的代價，並要求徵才廣告的品質，同時徵才應以能提供成長機會為訴求，以尋得能繼續學習和成長的員工。

4. **人才招募的步驟**：進行人才招募的首要工作為掌握機構內部人力需求的狀況，並進而了解人力市場供需情形，擬定年度招募計畫，剖析各種招募管道特色與效益，透過有效的招募技巧，實際進行招募工作，招募工作完成後再進行招募效益評估，以作為未來改進之參考。

三、面談技巧

1. **有效的人才徵選**：在人才徵選的過程中應考慮工作說明書內容和工作評價程序，以及人力盤點和人力規劃的結果，同時規劃履歷表的格式與內容、徵才的管道、面談技巧與測驗運用、面談者自我檢核及徵才效益評估。

2. **面談的目的**：面談除了為找到機構所需要的人才之外，同時也可以透過面談的機會，進行機構的介紹和形象的塑造。因此面談的目的應包括：

    (1) 衡量應徵者的工作能力。

    (2) 了解工作動機、態度、意願與調適能力。

    (3) 幫助應徵者了解工作和機構現況與發展。

    (4) 讓應徵者對機構留下良好而深刻的印象。

3. **面談前的準備**：面談者在進行有效面談之前應先深入了解任用職位之需求與任用標準、詳讀應徵者相關資料、針對應徵者進行初步篩選、準備相關資料、做好面談場地與時間安排、決定面談方式及準備面談內容。

4. **面談的主題內容**：一般面談的主題內容有應徵者的知識、技術、能力、個性、態度、意願和工作特質、工作要求、組織架構、同事相處情形、待遇與福利制度等，可依機構的需求和該工作職務的特性，進行面談主題內容的選擇。

5. **面談的進行流程**：首先寒暄並歡迎應徵者，接著簡介組織與應徵工作，並適時導入正題，然後依實際工作需求詢問應徵者各項相關問題，審慎的澄清並評估自應徵者蒐集而來的訊息，再次確定是否有任何訊息遺漏，並鼓勵應徵者發問。最後對應徵者表達由衷的謝意，並立刻填寫相關面談評估表，決定僱用人選。

6-3 人力資源合理化

1. **人力資源合理化的意義**：考慮人力資源合理化的首要工作為進行人力資源運用合理性分析，包括：是否有高階低用或低階高用的情形、工作分配有無勞逸不均的情況、工作設計及流程設計是否失當、有無授權不足或決策過慢、組織人力是否有斷層或結構不當之情事及組織士氣是否低落等。

2. **合理員額編制**：合理員額編制之評估基準應包括：組織結構、管理幅度、組織職能需要、管理任務需要、單位設備上的條件及總需求的工作量等。

3. **主管應如何協助進行人力資源合理化之工作**：人事費用是醫療機構最大的負擔，因此有許多醫院行政管理者都希望能降低人事成本。要減少人力，機構必須進行人力資源合理化的工作，否則會造成人力過少，組織目標無法達成或人力分配不合理等情形。要進行人力資源合理化之工作時，各單位主管一定要有正確的觀念，並且積極配合人力資源管理專家的意見，首先要詳實的填寫及審核與人力配置相關的報表，並向員工宣導人力資源合理化的重要性，且能掌握單位及機構之現況，並進行優、缺點分析，了解組織結構與人力資源之關係，積極進行人力盤點，最後研擬組織未來結構與授權制度，對未來進行規劃。

6-4 教育訓練

促使人力資源極大化的兩大策略為激勵和教育訓練。人才是機構之本，各醫療機構都深感人才培育的重要，但如何讓教育訓練的成效更好是許多人所關心的。

教育訓練的目的在增加團隊士氣、建立組織共識、提升組織的生產力和競爭力。有效的教育訓練必須有周詳的教育訓練計畫來完成，為使教育訓練有效，必須進行訓練體系的整體規劃，透過工作或任務分析，列出所需訓練之知識、技能及態度，決定所需訓練的對象，然後再進行訓練需要之說明，分析訓練目標，進而執行訓練課程的設定。

教育訓練的種類則有職前訓練、專業訓練、輪調訓練、管理訓練等，詳見第7章。訓練課程設定內容一般包括：訓練時間、課程單元、訓練策略、教學方法及單元順序。訓練結束後需進行評值，訓練完後當場的立即評值，通常是為了了解立即的訓練效應，通常是指認知和技能的成效，有的是經過一段時間後再評值的，其主要是在了解態度的改變情形。評值教育訓練成效的方法和參與者應該多元化，才能獲得較客觀的結果。

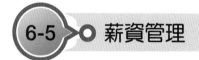

6-5 薪資管理

一、建立薪資制度的意義

員工薪資制度雖然為人力資源管理制度之一環，但其重要性與敏感度應超過其他任何一項人力資源管理制度。薪資制度之建立，係依工作設計、工作分析、工作說明及工作評價所形成一項相對客觀、專業及量化後之結論而形成的制度。其內涵包括評估決定給予多少薪資的過程及薪資內容的多寡。對員工之士氣與績效影響較深者，往往不在薪資之多寡，而在決定薪資多寡的公平性。因此，若能建立使每個職位能因不同貢獻度而得到合理薪資報酬的薪資制度，將可相對提升員工對組織之滿意度及組織效能。

薪資管理系統中的工作評價，便是希望釐清每個職位在組織內的相對貢獻度，將其作為公平支付薪資的基礎。工作評價之進行，是由評價委員依標竿職位(Benchmarks)之工作說明書，評定該職位在所選定之評價因素中所得之點數與等級，以建立職等職級表，並將之融入薪資結構中，以建立合理之薪資制度。最後，如果薪資制度與績效評估制度能緊密結合，更能發揮相輔相成之正向效果。

二、建立薪資制度的流程

建立員工薪資結構時，要考慮內部、外部和個人的公平性。之後，依考慮結果擬定薪資結構和薪酬政策。

1. **內部公平性**：即透過機構內的工作設計、工作分析、工作說明及工作評價，定出各職位間的相對價值。

2. **外部公平性**：即透過市場調查了解目前各醫療專業人員的市場行情與及各醫院的薪資結構。

3. **個人公平性**：即依個人的績效考績、員工年資和個人條件決定。

三、薪資制度的內涵

如就整體勞動成本而言，員工薪資制度應包括：薪資、福利及獎金。

1. **薪資**：現金（月薪、加給、津貼）、股票及實物等。

2. **福利**：退休、保險、旅遊、貸款及慶生等。

3. **獎金**：績效獎金、分紅及年終獎金等。

員工的薪資、晉升、賞識等報酬率，皆對個體具有價值和重要性，而「金錢」是關鍵的激勵因子。傑克斯(Jaques, 1961)指出，員工的工作滿意度取決於能力(Capacity; C)、生產力(Work Productivity; W)及報酬(Pay Level; P)三者之間的關係（表6-3）。

表6-3 能力(C)、生產力(W)和報酬(P)之相關性

類型	說明
C＝W＝P	能力、生產力、報酬在平衡狀態時，視為合理的報酬
P＞C＝W	報酬超過能力和生產力時，會產生罪惡感
C＝W＞P	報酬低於能力和生產力時，會感到衝突，由於付出和所得無法平衡，而逐漸疏離工作和組織目標
P＞W＞C	報酬超過生產力，生產力超過能力，會因自身能力不足而產生心理壓力
W＞C＞P	報酬低於能力，能力又低於生產力時，是對員工的剝削懲罰，易使員工心生不滿
P＞C＞W	報酬超過能力，能力亦超過生產力，有能力的員工會因從事無法發揮潛能之工作，而感到焦慮不安

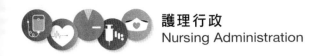

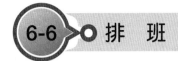 **6-6** 排 班

一、護理工作模式

1. **個案護理(Case Nursing)**：是最早的工作模式，一位病人所需的照護皆由一位護理人員提供，強調依醫囑執行照護，著重於疾病治療。

2. **功能性護理(Functional Nursing)**：以工作為中心，一人負責一項工作（如：量測血壓），以最少的人力照護最多的病人。

3. **成組護理(Team Nursing)**：以照護小組的方式照護一組病人，以團隊工作為導向，如由資深護理師、資淺護理師、護生、護佐共同照顧一組病人，由小組中的小組長進行工作之分派、指導、計畫及評值。

4. **全責護理(Primary Nursing)**：病人自入院至出院皆固定由一位責任護士負責整體性、連續性及個別性的護理評估、計畫、執行及評值，並適時與其他專業人員聯繫與協調。若責任護士休假時，有其協同護士依該計畫執行照護。全責護理人事成本較成組護理高，但照護品質較好。

5. **綜合護理(Module Nursing)**：此為全責護理與成組護理的融合模式。將病人分組成數個單元(Module)，每一單元約10~12位病人，護理人員不論班別，一直固定於該單元中，同組的人互相配合照護，具備全責護理的自主負責精神。護理長擔任諮詢者、協調者及激勵者的角色。

6. **個案管理(Case Management)**：依疾病分類提供一套預定的照護措施，使其在預期時間及給付範圍內接受治療。依診斷關聯群(Diagnosis Related Groups; DRGs)及病人分類訂定病人可能出現的問題，由醫護人員共同提供持續性與連貫性的醫療照護。

 例題

例題：當醫院護理人力招募不足，占床率卻又居高不下時，護理主管可能會採取哪一種護理模式？

解答：功能性護理。

二、排班的目標與原則

1. 優先考量病人的需求並配合單位需要，安排合適而具彈性的人力配置，提供最高護理服務品質。

2. 達到人力運作的最大效果，希望以最少的人力來完成最多的工作，符合經濟成本，但也應考量護理人員之負荷。

3. 以公平原則排班，對所有工作人員均一視同仁，勿視排班為獎懲工具。並考慮到病人及工作人員的獨特性及個別性的需要，如護理人員經常遲到，則單位主管應先了解其原因，再安排適當的班別。

4. 使工作人員得以發揮其職業專才。提升工作人員的滿足感，使其對工作時數及排班的公平性感到滿意。

5. 使工作人員了解護理時數與病人護理所需之間的相關性，以維護排班的彈性、穩定性及機動性。

6. 以勞動基準法、性別工作平等法、醫院或護理部的政策及合約作為排表之依據。

   (1) 依據勞動基準法規定，雇主有使勞工在正常工作時間以外工作之必要者，雇主經工會同意，得將工作時間延長之。雇主延長勞工之工作時間連同正常工作時間，一日不得超過12小時。延長之工作時間，一個月不得超過46小時。此外，勞工無正當理由繼續曠工三日，或一個月內曠工達六日者，雇主得不經預告終止勞動契約。

   (2) 依據性別工作平等法規定，受雇者於工作中可能會面臨到懷孕、生產、育嬰與哺乳等問題，而與之相關的性別工作平等法規如下：

   A. 分娩前後，應使其停止工作，給予產假八星期；妊娠三個月以上流產者，應使其停止工作，給予產假四星期；妊娠二個月以上未滿三個月流產者，應使其停止工作，給予產假一星期；妊娠未滿二個月流產者，應使其停止工作，給予產假五日。

   B. 受僱者妊娠期間，雇主應給予產檢假七日；受僱者陪伴其配偶妊娠產檢或其配偶分娩時，雇主應給予陪產檢及陪產假七日。產檢假、陪產檢及陪產假期間，薪資照給。

C. 受僱者任職滿六個月後，於每一子女滿三歲前，得申請育嬰留職停薪，期間至該子女滿三歲止，但不得逾二年。

D. 子女未滿二歲須受僱者親自哺（集）乳者，除規定之休息時間外，雇主應每日另給哺（集）乳時間六十分鐘。哺（集）乳時間，視為工作時間。

7. 班表應事先公布，以利人員安排及處理私事。

8. 排班具一貫性，排定後不可任意更換，但因特殊理由並經核可者例外。

三、影響排班的因素

影響排班的因素包括：護理人員的素質、不同工作時段的特性（三班的人力配置為白班50%、小夜班30%、大夜班20%）、醫院或護理部政策、排班方式、護理型態、單位特殊性等。

排班是管理者的主要責任之一，適當排班有助於護理人員維持良好的工作狀態，且能提供病人品質穩定的護理服務。其原則包括：穩定性、公正性；且應具彈性、經濟性，使能維持適當人力、提供最高的護理品質。

四、排班的類型

常見的排班類型為集權式排班、分權式排班、自我排班法，其優、缺點請參考表6-4。

1. **集權式排班**：由護理部一級主管排班。

2. **分權式排班**：目前最常見的方式，由單位護理長排班。可細分為：

   (1) 傳統式排班：每週或每月依單位需要來安排人員的上班或休假，為最普遍的排班法。

   (2) 電腦資訊系統排班：每週或每月利用電腦依單位原有的護理人力、護理型態、醫院的排班規則安排人員的上班或休假。

   (3) 循環式（週期式）排班：依單位病人的需要、護理人員數及政策等，訂定排班模式，每逢一固定週期循環使用該模式，可有效提供高品質護理。

   (4) 包班制：是指在一個月內上滿相同班別達一定的天數以上的排班方式，常見於小夜班和大夜班。

3. **自我排班法**：由護理單位人員共同訂定的要班原則自我排班。

表6-4　排班的類型

類型	優點	缺點
集權式排班	・減少護理長的排班時間 ・節省成本、善用資源、貫徹政策 ・可依單位需要靈活地調派人力，如大量傷患湧入時等緊急特殊情況	・易忽視員工的個別需求 ・對各單位的需求無法完全了解
分權式排班	・可配合單位的特性，做有效的人力安排 ・可依個別狀況彈性調整排班，以滿足個別需求 ・減少複雜度	・護理長需花費時間 ・無職權調派其他單位的人員，無法靈活運用人力
自我排班法	・提高工作人員的自覺性(awareness)、強化責任感及工作滿意度，降低離職率 ・促進團體的向心力，提高工作士氣 ・促進主管與工作人員的溝通與關係 ・工作人員要班的機率降低 ・節省護理長排班時間	需先擬訂單位的排班規則，否則引起衝突的機會增加，反而需要更多溝通協調的時間

註：(1)預先排班常會遇到工作量過大或突發的狀況，致使人力短缺，需要其他單位的支援。因此護理主管會在若干個屬性相似之單位間，推行輪調及交叉訓練制度，以期單位之間能互相支援，有效運用護理人力。(2)上班時數的種類可分4小時制、8小時制、10小時制、12小時制、Part Time班及on Call班。研究顯示，12小時制較能降低離職率及曠班率。

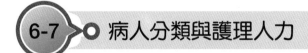

6-7　病人分類與護理人力

　　護理人力為醫療體系中之主力，由於輪班制度及工作壓力大常導致人員的流失，若可以適當的人力分配公式來計算合宜的護理時數時，自能留住人才並減少龐大的人事費用成本。1978年Giovannetti提出護理人力可參考醫院評鑑標準、病人分類系統結果及每病人每天所需護理時數等數據來計算。

一、病人分類系統

　　病人分類系統(Patient Classification System; PCS)的分級標準是依病人在特定時間內所需護理需求之等級而定，行政人員可藉此合理分配工作量，以適當人力

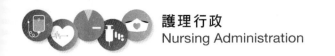
提升護理工作效率，減少不必要的人力浪費。美國醫療機構評鑑聯合委員會(Joint Commission on Accreditation of Healthcare Organization; JCAHO)自1987年起開始要求各醫院建立病人分類系統，以作為護理人力的分配依據。

病人分類系統的功能包括：預測病人個別性的護理需要、長期監測病人類別及所需護理活動、利用有限護理資源滿足病人的需要、測量護理工作的成果及績效、比較護理工作量及病人需要、提供各單位、各班別護理工作量的指數、建立分配照護病人的標準、測量護理管理者的效率、計算出護理措施的複雜性及所花費的時間，以提供護理收費標準、計畫及預測所需的護理人力預算、節省人力成本。

（一）醫學病人分類系統

以DRG最常見。1983年起，美國以診斷關聯群(Diagnostic Related Groups; DRGs)作為收費依據，其分類標準依疾病診斷、病人年齡及合併症等相關因素而定。利用病人的主要與次要診斷、主要與次要手術、年齡、合併症及相關資料組成數個診斷關聯群。

DRGs是以病例組合做分類，包括主要診斷分類與嚴重程度，其醫療給付項目包括：作業成本、常規服務成本、輔助服務成本等，不過有些人認為若實施此制度會使醫療品質下降。由於此系統未考慮到病人的個別性需要，且非以其所受到的醫療品質為架構，而是以平均住院天數為分類基準，未將病人所需之心理、生理需求列入分類標準，故不適用於護理分類。

（二）護理病人分類系統

■ 原型分類法(Prototype Classification)

此法為主觀的測量工具，以相似照護項目為基礎來分類，將病人所需的護理照顧以時數為依據；其考量之比較因素有：病人自己進餐的程度、沐浴時是否需要協助等，經由比較將其所需護理加以分級為三、四、五或六等級。此法必須計算用在照護每一類別病人時所花的平均時間，這可由每位護理人員在照護各類病人時，將每一照護項目所花費的時間計算出來，然後平均每一項目所花時間而得。如醫院行政管理委員會(Commission for Administrative Services in Hospitals; CASH)量表將護理病人所需時數分為四等級。

■ 因素分類法

此法為客觀的測量工具，以護理的活動項目設計點數數額，再將病人依其總點數分類。護理活動以滿足病人生理需求之日常生活活動(Activity of Daily Living Scale; ADL)為主，包括：營養、記錄輸出入量、測量生命徵象、手術前準備、沐浴與皮膚照護、失禁的處理、活動與運動等，另外亦包括護理指導的需求及情緒支持，如：衛教、心理社會活動。此法的類型包括：GRASP(Grace Reynolds Application and Study of PETO)、PETO(Poland, English, Thornton, Owen)、羅斯麥迪可斯量表(RMT-PCS, Rush Medicus Tool-PCS)等（表6-5）。

不論使用何種分類法，病人分類量表本身一定要有其信度及效度才能合理應用，並精確計算出所需的護理人力。

表6-5 因素分類法的類型

項 目	說 明
GRASP	・ 為病人分類系統的先驅之一 ・ 以護理人員為病人工作量為點數來換算護理病人單位(PCU)和每一單位病人所需的護理總時數，包括：直接護理時數、間接護理時數、衛教時間及未測定之護理時數等
PETO	・ 將病人的護理需要分為測量生命徵象、呼吸治療、給藥、清潔、飲食、排泄、活動七大類 ・ 實際測量各護理活動所需的時間，估算出直接護理時數之需要
羅斯麥迪可斯量表	・ 將所需護理活動以病人情況、基本護理及治療需求分為32項 1. 病人情況：入院或轉入、出院或轉出、特別護士、病人年齡、意識不清、精神混亂或失去定向感、大小便失禁或盜汗、感官知覺障礙、保護隔離、部分不動性、完全不動性、監測、呼吸輔助器、廣泛性傷口、氣管造口等項 2. 基本護理：臥床休息、不需協助可自行活動、協助活動、協助沐浴、完全協助沐浴、口或胃管進食（協助）、口或胃管進食（完全協助）等項 3. 治療需求：輸入和輸出、收集標本、插管護理、傷口及皮膚護理、氧氣治療、至少每兩小時觀察生命徵象、靜脈注射部分護理、特殊衛教護理、特殊情緒需要、準備檢查及醫療等項

二、護理時數

（一）定　義

護理時數(Nursing Hour)是指護理人員所投入的直接護理時數、間接護理時數及相關護理時數的總和。

1. **直接護理**：是指病人得到的直接照護。如：給藥、測量體溫與血壓、身體評估、傷口護理、與病人及家屬會談等。

2. **間接護理**：是指除了直接護理以外，與病人切身相關的護理活動。如：檢查治療準備、病歷記錄書寫等。

3. **相關護理**：非與直接照顧病人本身有關的護理活動。如：文書處理、整理或清潔病人單位、參加會議等。

（二）與護理時數相關的計算

計算與護理時數相關的公式，請參考表6-6。

表6-6　計算護理時數之相關公式

項目	公式
護理時數	$$\dfrac{\text{護理人員數} \times \text{實際工作天數} \times \text{每日工作時數}}{\text{病床數} \times \text{占床率} \times 365\text{天}}$$ 〔例題〕某病房44床，兩班制，占床率75%，16名護理師，一年實際上班天數為264天，則每位病人每天護理時數為何？ 解答：$\dfrac{16 \times 264 \times 12}{44 \times 0.75 \times 365} = 4.2$，每個病人每天護理時數為4.2小時。
實際工作天數	**365天－一年休假日**
病人平均護理時數	**各類病人護理時數×各類病人百分比** 〔例題〕某病房有40位病人，占床率80%。病房中病人分類共分四類，病房中四類病人所占%比數分別是10：20：40：30。每類護理時數分別是4、3、2、1，該病房平均每天護理時數是多少小時？

表6-6 計算護理時數之相關公式（續）

項目	公式
病人平均護理時數（續）	**解答**：40 × 0.8＝32床 　　　每天總護理時數＝各類病人護理時數之和 　　　(32 × 0.1 × 4)＋(32 × 0.2 × 3)＋(32 × 0.4 × 2) 　　　＋(32 × 0.3 × 1)＝67.2小時 　　　平均每天總護理時數為67.2小時。
占床率	$$\dfrac{\text{住院人次}\times\text{平均住院日}}{\text{全院床數}\times 30\text{天}}$$
休假係數	$$\dfrac{365}{\text{每年實際工作日數}}$$ 註：人員年資及國定假日放假天數皆會影響休假係數 ［例題］ 依下表所列的資料，哪個病房的年實際工作日最多？ 表格見下 **解答**：每年實際工作日＝365÷休假係數 　　　A病房：365÷1.45=251.7 　　　B病房：365÷1.49=244.9 　　　故A病房的年實際工作日最多。
病房嚴重度指數	**依照病人所需護理時數多寡與其他病人等級衡量後得到的指數**
工作量指數	**將每一類病人人數乘以嚴重度指數所得之和** ［例題］ 病房有40床，今天占床率80%，第一、二、三、四類病人嚴重度，分別是0.3、0.8、1.5和2。病房中四類病人比數分別是3：3：1：1。該病房今天的工作量指數是多少？ **解答**：今天病人數為$40 \times 80\% = 32$ 　　　今日工作量指數$= (0.3 \times \frac{3}{8} \times 32) + (0.8 \times \frac{3}{8} \times 32) +$ 　　　　　　　　　$(1.5 \times \frac{1}{8} \times 32) + (2 \times \frac{1}{8} \times 32)$ 　　　　　　　　　$= 27.2$

休假係數例題表格：

單位名稱	床數	占床率	現有護理人員數	休假係數	每日平均護理人數
A病房	40	90	18	1.45	13
B病房	28	96	16	1.49	10

項目	公式
平均病人嚴重度	**工作量指數除以病人總數**
護理人力 （護理人員數）	$$\frac{\text{平均每位病人的護理時數×365（天）×床位×占床率}}{\text{每日工作時數×每年實際工作天數}}$$ ［例題］ 某加護病房總床數10床，占床率90%，其每天每床平均護理時數為12小時，若護理人員每年每人平均休假日130天，則此加護病房需配置護理人員數為多少？ **解答**：每年實際工作天數＝365–130＝235天 $$\text{護理人員數}=\frac{12 \times 365 \times 10 \times 0.9}{8 \times 235}=20.9=\text{約21人。}$$

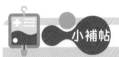

小補帖

護病比

依《醫療機構設置標準》及「醫院評鑑」之規定，全日平均護病比：

1. 醫學中心：1:9。
2. 區域醫院：1:12。
3. 地區醫院：1:15。

而醫學中心「白班平均護病比」應達1:7之標準，未達標準者限期2個月內改善，屆時未改善者即評鑑不合格。

三、人員的倦勤、流動及穩定率

（一）倦　勤

又稱為「缺勤」，臨床上則稱為「曠班」，是指護理人員在任何時間自排定的工作中離開。倦勤率（單位為%）的計算方法如下：

1. 缺勤率＝缺勤日數÷應有工作日數×100

2. 年缺勤發生率＝當年缺勤之人數÷該年員工總數（或平均人數）×100

例題

例題： 某長照機構某年請假的人數有100人，缺勤日數為3,750天，該院有500名員工，應有的工作日數為125,000天，請問該院年缺勤率為何？

解答： 缺勤率(%)＝缺勤日數÷應有工作日數×100

$$＝3,750÷125,000×100$$

$$＝3\%$$

（二）流　動

流動是指個人之移動超過一個組織成員的界限。此移動可以是進入組織之中（任職）或是脫離組織（離職）。離職可分為自願性離職與非自願性離職。前者是因工作的其他選擇（如轉換跑道）、對工作的滿足、出國進修或是個人具備的條件及特質、經濟環境所致；後者通常是因醫院的人力過剩（如資遣）、因對主管不滿而自動辭職、因配偶調職而辭職、屆齡退休、死亡所致。

1977年高爾克(Gauerke)建議組織理想的員工年流動率應維持在5~10%，不應視零流動率為管理目標。1979年社會學家普賴斯(Price)認為員工流動率超出50%時，即可判斷組織存有問題，並有潛在性的危害（此危害可能不會立即對組織造成影響，但卻會長期威脅或破壞組織）。流動率（單位為%）的計算方法如下：

1. 月流動率＝$\dfrac{該月離職人數}{該月之平均人數}×100$

   （該月之平均人數＝（該月初人數+次月初人數）÷2）

例題

例題： 某加護病房8月份平均有23位護理人力，離職5位，該單位在8月的流動率(%)約為多少？

解答： 月流動率(%)＝$\dfrac{5}{23}×100＝21.7\%$，8月份流動率為21.7%。

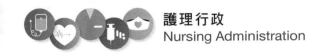

2. 年流動率＝$\dfrac{該年全部離職人數}{年平均護理人員數}\times100$

例題：醫院護理人員全年離職人數有65名，其全年平均護理人員數為480名，最近將有15名新進人員報到，則該院護理人員年度離職率為多少？

解答：年度離職率（即年流動率(%)）＝$\dfrac{該年全部離職人數}{年平均護理人員數}\times100$

$=\dfrac{65}{480}\times100$

$=13.5\%$，年度離職率為13.5%。

3. 自願離職率＝$\dfrac{某時期內全部離職數－非自願離職數}{該時期內平均人數}\times100$

（三）穩定率

穩定率是指某一時期初至該時期末均在職的人數與該時期內平均人數的百分比。其公式如下：

穩定率＝$\dfrac{某一時期初至該時期末均在職的人數}{該時期內平均人數}\times100$

四、護理生產力

因著企業管理觀念及其模式帶入醫療服務之中，如：以生產力、效率、組織效能及成本效益做為醫院的績效指標，生產力與效率可評估組織對資源或資金的運用效率，組織效能與成本效益可評估組織目標達成程，致使「護理生產力」(Nursing Productivity)成為近代管理的重要課題。

國外已有許多護理生產力的相關研究，盼能發展出科學化、合理化的人力生產指標、工作生產指標及效率之評估作為資源靈活運用的依據。若單位人力分配不適當，將明顯影響到護理生產力，因此每一單位之護理人力應做適當之安排、調派。

（一）生產力

歐洲經濟同盟(European Economic Community; EEC)對之定義為「輸出物除以生產要素所得之商」，亦即輸出物與勞力、資本、原材料等要素之關係；國際勞工局(International Labour Office; ILO) 對之定義為「各種生產要素的輸入量(Input)與因此投入而獲得的輸出量(Output)間的比率」，用公式表示則為：生產力＝輸出量／輸入量。提升生產力的要訣包括：(1)輸入減少，輸出增加；(2)輸入不變，輸出增加；(3)輸入減少，輸出不變；(4)輸入、輸出皆增加，但輸出增加率較大；(5)輸入、輸出皆減少，但輸出減少率較小。

■ 生產力指標

一般會因產業型態及營運策略而有不同，而醫療生產力指標通常是以健保給付點值作為衡量。而生產力指標又可分為：

1. **部分生產力指標**：即每單位人力、成本或時間所能產出的服務量。如一位護理人員、一台血壓計、一個小時。

2. **多構面生產力指標**：製造每單位產量所須，包括總投入的人力、物料等。

3. **總生產力指標**：總投入與總生產的比值；總投入資源涵蓋直接和間接成本。直接成本如**醫材使用量**，間接成本如人員訓練。

（二）護理生產力的衡量

護理生產力是在衡量病人所得到的護理照顧服務品質（輸出）與護理人員所投入時間（輸入），而非只是衡量護理人員投入的時間。護理生產力強調做事不僅要做好（高效率），還要做對（高效能）。

1. **效率**：指投入與產出間的關係，為達成目標所運用資源的能力及狀況，強調「把事情做好」(To do the thing right)。其指標包括速度夠快、數量夠多、品質夠美、不浪費（夠儉）、影響夠深、迷你化（夠小）、精細夠薄、成本夠低、士氣夠高、正確性夠準等。

2. **效能／效果**：指目標達成的程度，強調「做對的事」(To do the right thing done)。不涉及成本。其指標包括所做的事符合工作的宗旨、政策、方針、理想、目標、特性、判斷、導向、卓越、整體性等。

病人每天所需護理時數(Hours Per Patient Day; H.P.P.D.)、疾病嚴重度及病房占床率可以作為計算護理人力生產力的參數。計算護理人力生產力的目的包括：(1)提供單位人員排班之參考；(2)主管派用人員的依據；(3)人事編算之參考，因為實際人力生產力是作為考核與行政改善之最佳參考依據。

■ 提升護理生產力的策略

提高護理生產力，便能增進護理照護的產能和產值，其策略包含：(1)提升護理作業效率：醫療資訊化，改善作業環境；(2)善用績效考核：獎勵護理人員，產生激勵效果；(3)專業能力進階：建立學習文化，提供進修機會；(4)定義護理工作範圍：明定職責，區分業務；(5)良好的排班管理：提高人員的自主性及工作滿意度。

（三）精實生產(Lean Manufacturing)

屬系統性的生產方法；目標是在降低成本的原則下，達到高品質的生產，為一種精簡流程。其以病人需求為核心，檢視流程的各個環節，減少生產過程中無意義的浪費，可用來改善品質、增進工作效率，使員工有更多時間專注於工作中。

五、彈性人力管理資源

為改善國內護理人力資源短缺問題，除了推動改革並建構優質護理職場環境外，也可導入彈性人力資源管理策略，增進護理人員的加入與留任（黃等，2018）。

彈性人力管理共分為職能彈性、數量彈性、區隔彈性、時間彈性、薪資彈性和領導彈性六種型態。

1. **職能彈性(Task or Functional Flexibility)**

   依病人嚴重度與護理人員專業能力排班，並提供與工作直接相關的訓練，配合護理人員個人職涯發展執行工作輪調或交叉訓練，對護理人員能產生有效的激勵效果，且整合跨專業團隊職能，分工合作，確保病人安全。

2. **數量彈性(Numerical Flexibility)**

   安排各種工作型態以滿足三班所需人力。

   (1) 彈性工時和班別：如在醫療處置最繁重時段招募部分工時護理師。

   (2) 工作分享制：如兩個人共同分享一份工作，兩年折算一年年資。

   (3) 浮動人力庫：儲備有經驗可隨時支援各單位的浮動人力。

(4) 多元化複合式護理照護模式

　　A. 主護護理、成組護理和功能性護理模式：成組護理模式由資深護理師擔任主護，並搭配護佐或部分工時護理師；至於新進人員和部分工時護理師，可先以工作為導向的全病房功能性護理為主，如給藥等，再依個人熟練度與適應度融入成組護理或主護護理。

　　B. 技術混合照護模式(Skill Mix Model)：為達到各種人力的使用最大效能，將照護活動依專業程度分級，配合不同技能程度的人員，協助護理師執行照護工作，如經訓練後的照顧服務員可執行半專業／非專業的照護工作（穿脫衣物、協助上下床），減輕護理人員工作負荷。

(5) 多技能護理師：針對複雜度高的醫療單位可直接雇用具多年經驗且技能熟練的護理師。

3. **區隔彈性(Divisional Flexibility)**

　　透過教育訓練提升核心人力專業知能，並給予合適職位及較優的薪資待遇，以維持穩定的長期聘僱關係；適度聘用周邊人力，協助執行例行性專業或非專業性工作。

4. **時間彈性(Temporal Flexibility)**

　　排班須考量護理人員對班別與休假日之偏好，可使用三班制、固定班別、彈性班和部分工時等方式。

5. **薪資彈性(Wage Flexibility)**

(1) 個人化與多樣性薪酬制度：如依工作單位和工作性質之不同予調高薪資。

(2) 激勵性薪酬制度：如自願包辦大小夜班者，加發更高的夜班費。

(3) 利潤分享制度：如提撥醫院盈餘做為績效獎金或分紅。

(4) 優渥的福利方案：如旅遊補助、育嬰津貼等。

6. **領導彈性(Leading Flexibility)**

　　指領導者面對執業環境的變化能發揮所具備的有效反應能力，包括促進團隊合作、營造良好工作氣氛、幫助部屬解決問題等。例如護理人員在照顧病人時遇到心理困擾（**如持續照顧臨終病人，引起情緒低落**），**護理長可調整安排其他護理人員接替其照護工作**，並藉由傾聽、關心、提供實質的建議或支持，協助解決內心的困擾。

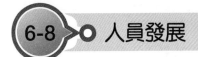

6-8 人員發展

　　為提升員工的勝任能力、適應新的專業角色、減少職業疲潰(Burnout)、降低離職率、提升技術的專業層次及因應專業團體評鑑上的要求，護理管理者必須擔負起護理人員發展之任務。員工前程（生涯）發展內容與步驟，可依循兩個層面進行。

1. 個人層面：每個人要做好前程規劃，並需先進行自我評估，了解一下自己的知識、技能、價值、性向、興趣、優缺點等，然後分析組織內、外部的機會，訂定短程、中程和長程目標，同時訂出達成目標的各項計畫，並全力以赴的去執行和實現之。

2. 組織層面：組織為協助員工有良好的前程發展，必須進行員工的前程管理工作，即進行整合人力資源規劃、設計前程路徑、宣導前程資訊、公布職位空缺、評估員工、前程輔導、工作經驗發展、上司的支持及教育訓練的安排等。

　　在設計發展課程時，除了依成人學習理論規劃外，另需注意教授內容應以能立即應用為主，並以臨床經驗作為教學基礎。在訓練主題的選擇上應以問題為中心。

結語

　　選才、用才、育才及留才是人力資源管理的四大要項，在人力資源管理之前尚需先行規劃，即進行前瞻性、策略性、整合性的人力供需調查與預測。人力資源管理的範圍應包括：人力資源的確保管理、人力資源的開發管理、人力資源的報償管理及人力資源的維持管理等。一個機構要有好的績效，首要為需有適當的人才，所以如何選才就成為重要的課題；人力資源合理化可以使員工發揮潛能且對工作有成就感；另外如何建構一個具有激勵作用的薪資制度是用才和留才的重點；育才是目前各大醫院積極進行的一項任務，如實施護理人員能力進階制度、公務人員的學習護照等，都顯示育才的重要性。

　　21世紀是知識管理的重要年代，要強化組織競爭優勢，員工已經不再是統御，而是一種伙伴關係，透過領導完成團隊共同的目標。醫療機構或護理部應該意識到知人善用、工作教導與員工輔導、如何作好授權、建立團隊精神、激勵與互動、選才面談、組織溝通等，都是我們需立即進行的工作。

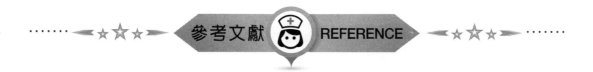

余朝權(2002)・*創造生產力優勢*・五南。

周照芳、黃璉華、王瑋、鄒慧韞、黃金蓮、張瑛、楊麗瑟、陳小蓮、黃月嬌、張慈惠、林綉珠、詹碧端、李樹蘋、游惠珠、侯宜菁、郭明娟(2017)・*護理行政之理論與實務*・華杏。

林素戎(2023)・*全方位護理應考e寶典－護理行政*・新文京。

徐南麗(2004)・*護理行政與管理（二版）*・華杏。

莊逸洲、黃崇哲(2000)・*醫療機構人力資源管理*・華杏。

曾雯琦、楊勤熒、馬淑清、李歡芳、周守民、周美雲、蘇慧芳、趙慧玲、謝碧晴、王淑卿、江惠英、尹裕君、高靖秋(2023)・*當代護理行政學（四版）*・華杏。

黃仲毅、于俊傑、盧美秀(2018)・台灣運用彈性護理人力資源管理策略於醫院之成效初探・*中華管理評論國際學報，21*(1)，1-30。

黃英忠(2003)・*人力資源管理*・三民。

廖美南、謝淑芳、陳麗華、李麗紅、楊勤熒、蔡麗珍、吳宛庭、吳孟凌、張翠蘭、劉佩芬、林珠茹、龔美珍、程基玲、徐子玲、羅惠敏、王桂芸、洪世欣、林麗華、傅玲、鄒怡真、白玉珠、明金蓮(2019)・*護理行政學（三版）*・永大。

賴文珍譯(2002)・*人力資源管理的未來*・商周。

Swansburg, R. C., & Swansburg, R. J. (2002). *Introduction to management and leadershup for nurse managers* (3rd ed.). Jones and Bartlett Publishers.

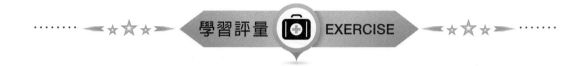

選擇題

( ) 1. 林護理師為臨終的吳女士的主護護理師，常覺得無力感、焦慮不安，並向同事表示心情很低落，此時病房安排照護人力時，下列何者最適當？(A)更改其他護理人員擔任主護護理師　(B)建議到寺廟拜拜祈求淨身保平安　(C)基於專業使命感，應勇於承擔照護責任　(D)由資深同仁告知可能不適任護理工作

( ) 2. 有關全責護理模式(primary nursing care model)之敘述，下列何者正確？(A)當班護理師設計照護計畫　(B)責任護理師對病人負有照護全責　(C)當班小組長決定照護計畫　(D)無法持續提供出院後服務

( ) 3. 有關提升護理生產力的敘述，下列何者正確？(A)提高三班護病比　(B)使用紙本護理紀錄　(C)良好的排班管理　(D)安排每日加班時數

( ) 4. 某病房護理長依照工作時段的特性安排白班、小夜班、大夜班照護人力，下列何者的配置比例最適宜？(A)白班60%、小夜班20%、大夜班20%　(B)白班40%、小夜班30%、大夜班30%　(C)白班50%、小夜班30%、大夜班20%　(D)白班50%、小夜班40%、大夜班10%

( ) 5. 在衡量護理生產力時，下列何項因素較不需列入考量？(A)病人疾病嚴重度　(B)護理時數　(C)病房占床率　(D)疾病診斷

( ) 6. 某一病房7月初平均在職人數有26人，7月間離職5人，而8月初在職人數有24人，此病房7月的流動率是多少？(A) 10%　(B) 13%　(C) 20%　(D) 35%

( ) 7. 排班方式因時制宜，對於緊急特殊照護需求的情境（例如：突發性大地震後大量傷患湧入），用下列何種排班方式最能快速靈活運用人力支援？(A)由護理同仁自行決定排班時段及休假日　(B)考量護理人員意願和單位特性後，由護理長統籌排班　(C)不考量個人需求，直接由單位最高主管統一排班　(D)依電腦資訊系統設定的原則排班

( ) 8. 有關提升護理生產力的策略，下列何者錯誤？(A)創造組織學習文化　(B)發展護理資訊系統，改善作業環境　(C)運用績效考核制度，激勵護理人員　(D)減少收治重症病人

( ) 9. 依據現行勞動基準法規定，勞工無正當理由繼續曠工3日，或1個月內曠工至少達幾天時，雇主得不經預告終止契約？(A) 4　(B) 5　(C) 6　(D) 7

（　）10. 使用多項護理人力的彈性運用策略，以解決護理人力短缺問題，下列何者屬於「數量彈性」？(A)工作分享制　(B)工作多樣化　(C)專業性分工　(D)領導彈性

（　）11. 為了增加護理人員的自主性，降低離職率與換班機率，下列何種排班方式較為適當？(A)集權式排班　(B)分權式排班　(C)自我排班法　(D)週期式排班

（　）12. 使用多項護理人力的彈性運用策略，以解決護理人力短缺問題，下列何者屬於「數量彈性」？(A)工作分享制　(B)工作多樣化　(C)專業性分工　(D)領導彈性

（　）13. 有關排班的敘述，下列何者正確？(A)由單位小組長排班稱為集權式排班　(B)排班表是一種很好的獎懲工具　(C)為達排班一貫性，排班後不得更換　(D)應優先考量病人的需求

（　）14. 有關技術混合照護模式，下列敘述何者最適當？(A)醫師和護理師合作的團隊照護模式　(B)由不同進階層級護理師合作搭配上班　(C)護理師和護理佐理員合作提供照護　(D)由護理師分別提供不同技術之照護模式

（　）15. 有關精實生產(lean manufacturing)的敘述，下列何者錯誤？(A)是一種精簡流程　(B)促使員工有更多時間專注於工作　(C)精簡人力　(D)以病人需求為核心

問答題

1. 何謂人力資源規劃、何謂人力資源管理？請問兩者之間有何差異？

2. 請問人事管理與人力資源管理有何差異？

3. 請問人力資源管理應涵蓋的範圍為何？

4. 請問對於工作能力強，但工作意願低的人，應採取何種人力資源管理策略？

5. 請說明三種求才方式，並分析其優缺點。

6. 請簡述面談技巧。

7. 請說明建立薪資制度可行的流程為何？

8. 請說明護理人員教育訓練的重要性。

學習評量
解答請掃描
QR Code

memo

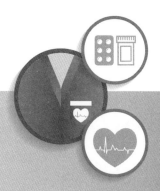

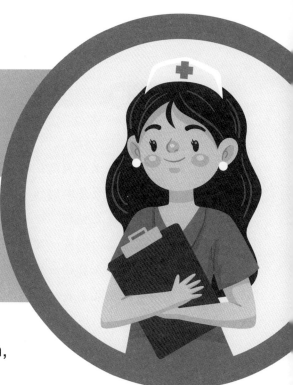

Chapter 07

人力資源應用－教育訓練與績效考核

Utilizing Human Resource-Education, Training & Performance Appraisal

編著者・林月桂

t讀完本章,您應能:

1. 了解教育訓練之意義與目的。
2. 了解教育訓練之基本過程。
3. 識別教育訓練之種類。
4. 了解護理專業的成長—從生手到專家。
5. 了解基層護理人員臨床專業能力進階制度。
6. 了解績效考核之意義。
7. 認識績效考核之歷史背景。
8. 認識績效考核之概念架構。
9. 了解績效考核之步驟。
10. 了解系統考核之架構。
11. 了解執行績效考核的原則與要素。
12. 識別績效考核常用的量表。
13. 了解績效考核之問題。

✚ 前 言 --

　　員工初進入機構即需予以引導與訓練,提供資訊與技術,且需持續不斷地培養專門知識與技術,將員工之能力提升。以績效評估方法激勵員工願意持續地、竭盡所能、奉獻於機構服務,創造服務績效,對組織做最大的貢獻。

7-1 ○ 教育訓練

　　當招募或甄選員工之後，應開始予以引導與訓練，且給予不斷地教育訓練，以提供他們所需之資訊及所需具備之技能，讓員工盡快適應組織、順利完成工作並發揮所長，獲得發展與成功。教育訓練透過機構之核心價值與倫理的溝通與認同，是使組織因應快速環境變遷的重要策略之一；除了將員工的能力不斷提升外，持續教育訓練亦使員工不斷成長、能力不斷提升，對組織作出最大的貢獻。而組織能否提供給員工持續性教育訓練是員工選擇職業生涯的重要考量，教育訓練亦為機構提供給員工的一種福利，因此提供持續性教育訓練才能吸引優秀人才投入。

　　依據羅倫斯彼得(Laurence J. Peter)之彼得原理：在一個階級體系中，每位員工都會升到他無法勝任的職位而停滯（莊、黃，2000）；也就是說一個組織內大約只有5%的員工工作能力能夠好好地應付環境的挑戰，對上一層的職務也能勝任，另外95%的員工只能勝任現在的職務，其所具知識、技能與性格無法挑戰上一層的職務工作，若勉強晉升或賦予其較高的職務，會因能力不足、工作壓力過大，無法達成任務，反而對他造成傷害。所以對員工的工作要評估、考核，依工作表現作適才適所之運用與安排，且需持續給予訓練以加強能力。

　　組織能否提供員工持續性的教育訓練是員工選擇職業生涯的重要考量，教育訓練亦為機構提供員工的一種福利，才能吸引優秀人才的投入；教育訓練是一種連續不斷的活動過程，可以培養員工專門的知識、技能，或為因應環境的變遷和組織經營策略之需要；訓練(Training)是提供新進或現職員工執行其工作所需之知能；發展(Development)是較長期地訓練現在的管理者或培養未來的管理者解決組織中問題的知識與技能，甚至於為未來的發展做準備。員工的發展包含為員工所設計的任何活動，此活動可增進其成為有用的人，如組織中有產能的員工(Cornelius, 1999)。

一、教育訓練的目的

1. **讓員工認同組織的目標與核心價值觀**，並透過訓練而貫徹，增加員工的忠誠度，以提升工作士氣。

2. **增進員工專業知識、技能**，增加工作效率與生產力。

3. 使員工能自動自發，能有正確的勞動倫理觀，不需主管的監督就能完成工作，並培養做人處事之能力。

4. 預防發生意外事件。

5. **增加組織的穩定性與彈性。**

二、教育訓練的基本過程

　　組織想要不斷地擴展、成長與永續經營，就需要一套完整地訓練與培養員工發展之體系和計畫。

　　一個理想的訓練計畫應包含：

1. 周詳評估，找出員工之訓練需求。

2. 設立訓練目標，目標要具體可觀察和衡量。

3. 訂定訓練計畫，選定訓練方法並執行。

4. 評價學員之反應，以比較受訓前後之績效。

三、教育訓練的種類

（一）新進人員

　　到職訓練(Induction Training)的目的在使新進人員在較短的時間內，有系統、有組織的認識工作內容與環境，以**避免剛進入臨床的護理人員對於實際的臨床護理工作產生現實震撼(Reality Shock)**，並加強其臨床工作能力與自信、熟悉其他工作伙伴，且認為其加入對工作單位是很重要的。為防止剛畢業的護理人員對於實際醫院之護理工作產生現實震撼，其訓練內容包括：

1. **了解機構的理念、目標、組織、功能、政策、程序、規章、工作職責說明、緊急急難作業等。**

2. 了解要執行的工作、常執行的常規作業與護理技術、規範，以加強其臨床工作能力與自信。

3. **環境介紹(Orientation)**使**新進人員**在較短的時間內有條理地認識工作環境與性質，並熟悉單位內的其他工作人員。

　　此外，可安排安排資深護理人員或臨床護理專家個別輔導，或採臨床護理教師制度(Preceptorship)。**臨床護理教師制度**是指由有經驗及能力的護理人員作為新進人員的角色模範，在各方面指引及協助新進人員，使其適應工作，加強其臨床工作能力與自信。

　　行政院衛生福利部為鼓勵教學醫院提供良好之訓練場所及教學資源，俾使醫療機構新進醫事人員均能接受必要之訓練，達成提升醫療品質及確保病人安全之目標，特規劃「衛生福利部臨床醫事人員培訓計畫」，支持並補助各教學醫院執行畢業後醫事人員的訓練。受訓醫事人員（以下簡稱受訓人員），其類別如下（醫院評鑑暨醫療品質策進會，2017）：

1. 西醫師：畢業後一般醫學訓練（簡稱PGY訓練），以及專科醫師訓練。

2. 其他醫事人員：包括護理師、護士、藥師、醫事放射師、醫事放射士、醫事檢驗師、醫事檢驗生、職能治療師、職能治療生、物理治療師、物理治療生、臨床心理師、諮商心理師、呼吸治療師、助產師、助產士、營養師、語言治療師、聽力師、牙體技術師、牙體技術生及其他符合醫療法第十條規定之人員。

　　上述要點中護理師、護士之教師資格應具教學醫院三年以上專任護理執業經驗之護理師；助產師、助產士之教師資格應為專任婦產科專科醫師或具三年以上專任助產執業經驗之助產師。教師應為專任且與受訓人員的比例不得低於1:3，即一位教師於同一時間所指導之受訓人員不超過三名。

　　行政院衛生福利部主辦、財團法人醫院評鑑暨醫療品質策進會承辦此項補助計畫之實地稽核，實地稽核項目包括：

1. 共同項目：訓練宗旨與目標、師資發展、計畫評估。

2. 各專科子計畫項目：跨領域團隊合作照護、教學訓練歷程、聯合訓練機制（為加分項目）。

　　「二年期護理師（護士）訓練計畫」之訓練課程分為三階段，訓練期程合計兩年，課程內容詳見表7-1。而訓練課程中應包含跨領域團隊合作照護訓練（如：相關類別的跨領域團隊合作之臨床照護等）。

表7-1 「二年期護理師（護士）訓練計畫」訓練課程

期 間		階 段	課程內容	
第1年	3個月	基礎課程階段	到職訓練課程（5天）	醫院簡介、護理部簡介、與護理人員相關之作業介紹、護理工作相關之作業介紹
			新進人員訓練課程	專業技能、人文素養、實務操作
	9個月	核心課程階段	第1年基層護理人員臨床專業能力訓練	專業技能、人文素養、自我成長、實務操作
第2年		專業課程階段	第2年基層護理人員臨床專業能力訓練	專業技能、人文素養、自我成長、實務操作

參考資料：行政院衛生福利部（2020，11月09日）．二年期護理師(士)訓練課程指引。https://pec.mohw.
gov.tw/Security/Login.aspx

（二）現職人員

1. **在職教育(In-Service Education)**：由護理部門或各單位定期或於固定時間舉辦能協助工作人員得到、維持或增進其工作能力之活動，以協助其完成指定之責任；其課程要旨在提升以「個案為中心」的護理品質。內容包括：介紹新穎儀器或設備、強化護理技能、護理倫理、護理的理論及新趨勢、急救護理、各專科護理的學理與技術之再教育或新知介紹等。訓練方式有：

   (1) 教練法(Coaching or Understudy)：員工在有經驗的同仁或其直屬主管的指導下從工作中學習。

   (2) 工作輪調(Job Rotation)：在規劃時間內，使員工從某一工作換到另一工作。

   (3) 工作指導訓練(Job Instruction Training)：按部就班的教導必要的步驟及各步驟的重點。

   (4) 定期或不定期的舉行專題演講，可以是集體的或各單位的每月或每週性的舉行，內容可以是新的知識、觀念或技術等的介紹。

2. **繼續教育(Continuing Education)**：繼續教育是為期三天或三個月的短期教育和訓練課程，如加護護理訓練、專科護理師訓練等。有些機構規定**參與訓練者必須於訓練後至少服務其訓練時間的兩倍或至少滿兩年以上**。藉由提供各種不同的教育與經驗，促進護理人員學識與技術的專業化，提升其**臨床知識、技術及態度**。

3. **行政管理訓練(Management Training)**：屬於繼續教育之一種，為期2~3個月不等，主要在培養資深或具有潛能之護理人員的行政管理理論、領導統御、問題解決、決策、溝通等能力、成本與會計等概念。

4. **組織發展(Organization Development)**：對象為**高階護理主管**，藉外來之諮詢者或專家，激勵整個團體成長。其進行之步驟為：

   (1) 診斷組織的問題。

   (2) 收集資料。

   (3) 使組織中的每位員工均認同此問題。

   (4) 獲得組織中員工的贊同，願意進行「改變」以解決此問題。

   (5) 訓練工作人員，可外聘專家或送工作人員出國進修。

   (6) 評估其績效。

　　護理人員法第8條為：「護理人員執業，**應每六年接受一定時數繼續教育**，始得辦理執業執照更新。第一項申請執業登記之資格、條件、應檢附文件、執業執照發給、換發、補發、更新與前項繼續教育之課程內容、積分、實施方式、完成繼續教育之認定及其他應遵行事項之辦法，由中央主管機關定之」。故**依醫事人員執業登記及繼續教育辦法第13條規定**：醫事人員執業，應接受下列課程之繼續教育：(1)**專業課程**；(2)**專業品質**；(3)**專業倫理**；(4)**專業相關法規**。醫事人員每六年應完成前項繼續教育課程之積分數如下：

1. 醫事人員執業，物理治療生、職能治療生、醫事檢驗生、醫事放射士、牙體技術生及驗光生，需達72點。

2. 上述以外之醫事人員，**則需達120點**。

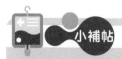 **小補帖**

護理師／護士執照可以租借嗎？

坊間有些不肖診所為節省人力成本，會提出「借牌」要求，行情有時可達一、兩萬元，但《護理人員法》第30-1條明文規定，**護理人員將證照租借予不具護理人員資格者使用，廢止其護理人員證書**；租借予前述以外之人使用者，處新臺幣二萬元以上十萬元以下罰鍰，得併處一個月以上一年以下之停業處分或廢止其執業執照，不得不慎。

四、成人學習特質與原則

1. 知道自己為何學習，了解需要學習的是什麼。

2. 強烈需要自我管理。

3. 比年輕者有更多的不同經驗。

4. 了解學習的意義，當生活中有需要時會願意學習。

5. 以工作導向、問題導向、生活導向學習。

6. 受內在與外在激勵因子影響。

7. 片斷的學習對成人是無效的，以一橫式連續的學習較能使學習者體會學習內容與工作的關聯。

8. 成人學習是異質的，會因不同的生活經驗、激勵層次、認知型態、學習速度與感官偏好而不同；因此應為成人學習者準備不同的學習資料、教學方法及視聽教材，以滿足異質學習者之需求(Gillies, 1994)。

9. 成人具有豐富的經驗，在學習新的知識與技術時能自然有所引申，但也會因記憶之連結而影響部分內容之學習效果；因此教導者對學習者之生活情況、教育背景與工作需要應有所了解(Gillies, 1994)。

五、護理專業的成長－從生手到專家

　　Benner (1984)提出技能發展模式(Dreyfus Model of Skill Acquisition)，學習者要經歷生手(Novice)、進階學習(Advanced Beginner)、勝任(Competent)、精通(Proficient)及專家(Expert)五個階段（李、劉，1994）。此模式亦適用於臨床護理人員之照護技能成長過程，此照護技能成長泛指臨床情境中與護理業務有關之判斷、護理照護技巧與措施等之精熟程度。

1. **生手**：沒有被要求執行情境經驗者，如護生初次到單位實習時是生手、有經驗的護理人員被調到新的單位或不熟悉的環境，也是生手狀態，需要學習。因此要提供其有進入情境的機會，學習所需之技能。

2. **進階學習者**：指表現最低限度，其行為可被接受者，如剛畢業進入臨床工作或只有短暫工作經驗之護理人員，仍需要指導與給予許多支持，**提供確認情勢的指引給進階學習者參考。**

3. **勝任者**：指在同樣的情境或相似的情境中已經工作兩三年的護理人員，能區分輕重緩急。但是勝任者仍然沒有足夠的經驗將整個情境很快地視為一個整體，也無法判斷哪些情境特別重要。從各種經驗中做歸納性的學習是勝任者學習的重點。以個案研究的方式來訓練培養一個勝任者進一步成為精通者是最恰當的。

4. **精通者**：照顧同一性質病人有3~5年經驗，則可能精通於這類病人的護理照護。精通者能將整個情境視為一個整體。

5. **專家**：不再依賴規則、指引、準則做判斷或採取行動，憑直覺(Intuition)來掌握問題的重心，既不浪費時間也不浪費精力，但是遇到新的或無法解決的情境時，還是需要運用到分析的技巧。

六、臨床能力評量

為提供優質護理，臨床護理人員的培育與訓練即顯得格外重要，要如何了解學員是否在訓練後已具備該項工作之能力，主管可透過評量方式檢視其學習成果。常用的臨床能力評估工具如下：

1. **直接觀察操作技術(Direct Observation Procedural Skill; DOPS)**：設計臨床情境，直接觀察學員各種照護所需之技巧和流程是否正確，由主管或具經驗之相關顧問、人員，使用結構式評核表進行考核，再給予學員回饋，此種方式**最能評量出專業實作能力**（表7-2）。評量項目共有11項：(1)臨床技能適應症及步驟熟練度；(2)詳細告知病人（家屬）並取得同意（書）；(3)技術執行前之準備工作；(4)適當的止痛及鎮靜；(5)執行臨床技能之技術能力；(6)無菌技術；(7)視需要尋求協助；(8)執行臨床技能後之相關處置；(9)與病人溝通之技巧；(10)顧及病人感受／專業程度；(11)執行臨床技能之整體表現（台灣護理學會，2013）。

2. **客觀結構化臨床技能測驗(Objective Structured Clinical Examination; OSCE)**：利用標準病人模擬真實情境，並使用標準化檢查表進行客觀評估，能夠廣泛測驗各種臨床技能，在國內亦作為醫師和專科護理師國家考試的臨床技能評估工具。

3. **迷你臨床演練評量(Mini Clinical Evaluation Exercise; Mini-CEX)**：須先取得病人同意，而後臨床教師透過直接觀察學員於臨床中的真實情境，針對臨床技能給予回饋（表7-3）。

4. 360度回饋評量(360-Degree Feedback)：由主管（護理長、督導）、實習生、同儕或病人、家屬等來評分學員，為多面向的評估方法，故得此名。

5. **臨床情境測試**：包含**筆試**及**口試**，筆試涵蓋問答或討論題。

表7-2　DOPS建議評量表（以止血機／驅血機操作技術為例）

主題：止血機／驅血機操作技術　操作技術時間：　　年　　月　　日

學員姓名：　　　　　　　　　　　　　職級：□N□N1□N2□N3□N4□其他

教師姓名：　　　　　　　　　　　　　職級：□N1□N2□N3□N4□其他

評估地點：手術室

病人資料：□男　□女　　　　　　　年齡：　　歲

主要診斷：

學員曾經執行過此一操作技術之總次 ：□0次　　□1~4次　□5~9次　□>10次

學員自覺此一操作技術的困難度：□低　□中　□高

評估項目	未評估	未達預期標準			符合預期標準			高於預期標準		
	NA	1	2	3	4	5	6	7	8	9
技術能力： 1. 選擇正確止血帶纏繞部位，包括棉捲保護、纏繞方式、止血帶固定方式 2. 確認止血機設定壓力及時間 3. 確認止血帶與機器正確連接 4. 確定儀器警示功能正常 5. 障礙排除能力										
無菌技術： 視情況使用無菌止血帶並正確執行無菌技術，　無則不適用										
適時尋求協助： 操作過程能依病人的情況，適時尋求協助										
執行後處置： 1. 正確記錄，包括開始時間、壓力、部位及結束時間 2. 止血帶拆除時，檢視病人皮膚完整性及肢體血液循環 3. 止血機使用後，用物處理及歸位										

表7-2　DOPS建議評量表（以止血機／驅血機操作技術為例）（續）

評估項目	未評估	未達 預期標準			符合 預期標準			高於 預期標準		
	NA	1	2	3	4	5	6	7	8	9
溝通技巧：全身麻醉者，則不適用 1. 執行過程中，用病人聽得懂的語言做適當解釋 2. 語氣和緩、眼神的接觸 3. 適時安撫病人情緒										
專業素養： 1. 運用同理心，顧及病人感受 2. 動作輕柔，注重病人隱私										
整體能力： 整體表現流暢										

質性回饋（建議請用三明治回饋法雙向回饋）	
教師對學員知識、技能及態度的評語及建議	學員對評量過程的評語及建議

滿意度：

評量項目	非常不滿意	不滿意	普通	滿意	非常滿意
教師滿意度					
學員滿意度					

觀察時間：　　分鐘　　回饋時間：　　分鐘

學員簽名：

教師簽名：

單位護理長：

參考資料：台灣護理學會（2019，6月14日）．護理技能教學。https://www.twna.org.tw/DLFuns/DL_List2.
aspx?1x8jyHnXeNReVv40jrPx8Q%3D%3D

表7-3 Mini-CEX建議評量表（以手術室病人皮膚完整性評估為例）

| 評量主題： | 評估日期： 年 月 日 |

＜病人資料＞

性別：□男 □女 年齡： 歲

手術術式：

主要診斷：

評估地點：手術室

＜評量者＞	＜評量對象＞
教師姓名：	學員姓名：
職級：□N1□N2□N3□N4□其他	職級：□N□N1□N2□N3□N4□其他
教師年資： 年	最高學歷：□五專□四技□二技□大學（含）以上
教師執行此評量主題次數：	學員接受此主題評量次數：
□1次□2~4次□5~7次□8~10次	□1次□2次□3次□4次□5次□6次
□>10次	□7次□8次□9次□10次□10次以上
	學員自覺操作技術的困難度：
	□低 □中 □高

■量性回饋─未觀察到之項目則勾選NA

評估項目	未評估	未達預期標準			符合預期標準			高於預期標準		
	NA	1	2	3	4	5	6	7	8	9
1. 醫療面談										
2. 身體檢查										
3. 操作技能										
4. 諮商衛教										
5. 臨床判斷										
6. 組織效能										
7. 人道專業										

表7-3　Mini-CEX建議評量表（以手術室病人皮膚完整性評估為例）（續）

序號	評量項目	評量內容	評量標準指引
1	醫療面談	運用治療性溝通技巧，引導病人提供足夠的健康照護訊息，覺察病人語言及非語言的行為反應作適當回應	1. 自我介紹並應適當稱呼病人 2. 至少以兩種方法正確執行病人身份辨識 3. 確認手術術式及部位 4. 清楚說明執行「皮膚完整性評估」的目的，並取得病人同意 5. 以開放性問題詢問，專心聆聽及適當引導以獲得正確訊息 6. 適當的回應病人的提問
2	身體檢查	以有效率及合理順序進行病人整體性評量，過程中能考慮病人感受及提供檢查過程的解釋，審慎處理病人不適	1. 依院內使用的皮膚評估工具，執行手術相關「皮膚完整性評估」重點式檢查與評估 2. 檢查過程中，能考慮病人感受，提供適當解釋 3. 檢查過程中，隨時注意病人的反應
3	操作技能	依護理標準，正確且有效率的執行各項護理常規技術	1. 依醫院護理技術與處置標準，依序正確執行「皮膚完整性評估」並紀錄評估結果 2. 針對高風險皮膚損傷的病人，採用適當的輔助工具 3. 適時評值照護後之成效（若因時間限制，可採口述評值方式） 4. 依照護後之結果作交班
4	諮商衛教	運用合宜護理指導策略及教材，提供病人（家屬）個別性教育及諮商	1. 選擇並運用合宜的護理指導策略及教材 2. 運用病人／照護者可理解的語言或工具進行諮商 3. 提供病人／照護者個別性的護理指導

表7-3　Mini-CEX建議評量表（以手術室病人皮膚完整性評估為例）（續）

序號	評量項目	評量內容	評量標準指引
5	臨床判斷	收集及分析病人主客觀問題，確認其健康問題及需求	1. 確認「皮膚完整性評估」所收集資料的正確性 2. 依據病人的問題，擬訂適切合宜的皮膚完整性照護計畫 3. 能依病人個別需求提供適時的醫療照護與說明
6	組織效能	能組織護理熟練而簡潔，並依輕重緩急完整及有效執行	1. 以有邏輯及效率的順序執行「皮膚完整性評估」 2. 能簡潔、流暢且完整的執行「皮膚完整性評估」
7	人道專業	與病人建立信賴關係，表現尊重、同感、保護病人隱私，處理病人對舒適、受尊重、守密、渴望訊息的需求	1. 可以與病人建立互信基礎 2. 具同理心，尊重病人自主權及不同的價值觀 3. 維護病人隱私，包括病情或資訊 4. 了解病人的問題並表達關心

■質性回饋

教師對學員知識、技能及態度的評語及建議 （以正向、鼓勵態度針對其優點給予鼓勵）	學員對評量過程的評語及建議

觀察時間：　　分鐘　　回饋時間：　　分鐘

學員簽名：

教師簽名：

單位護理長：

參考資料：台灣護理學會（2020，6月19日）・護理技能教學。https://www.twna.org.tw/DLFuns/DL_List2.aspx?1x8jyHnXeNReVv40jrPx8Q%3D%3D

七、基層護理人員臨床專業能力進階制度

（一）基層護理人員臨床專業能力進階制度的發展源起（台灣護理學會，2012）

護理人員自各護理院校畢業，經過考試取得護理師或護士證書後即進入各醫療院所服務。雖目前護理人員有許多教育訓練的機會，但仍缺乏系統性臨床專業能力成長制度與專業能力認定制度。

台灣護理學會為有系統建立護理人員臨床專業能力成長制度，及滿足護理人員求知需求，穩定人力，使護理人員適才適所，以保障病人權益，提升護理素質，故推展護理人員臨床專業能力進階制度，以有計畫地訓練各級護理人員，提升臨床護理人員的專業能力。本制度設立初期先由醫院臨床護理人員開始，再延伸至其他領域，並以基層護理人員為重點，期能先建立穩定優良之基層人力基礎。

圖7-1呈現基層護理人員臨床專業能力進階制度之概念架構，基層護理人員臨床專業能力之進階層級與能力區分詳見表7-4，基層護理人員之進階層級界定及其臨床專業能力訓練重點詳見表7-5。

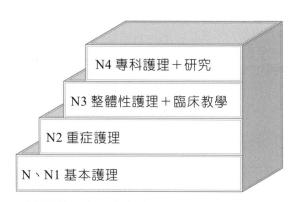

圖7-1　基層護理人員臨床專業能力進階制度之概念架構

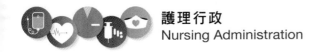

表7-4　基層護理人員臨床專業能力之進階層級與能力區分

進階層級	能力區分
N、N1	‧一般性病人護理
N2	‧重症病人護理
N2、N3	‧團體護理指導 ‧新進人員或護生指導
N3、N4	‧單位護理問題專案處理
N4	‧護理行政業務 ‧協助護理研究調查之設計

表7-5　基層護理人員之進階層級界定及其臨床專業能力訓練重點

進階層級	名詞界定	專業能力與訓練重點
N ↓ N1	1. N是指新進護理人員，臨床未滿一年者 2. N1是指臨床工作滿一年，完成N1臨床專業能力訓練且通過N1審查合格者，能執行病人基本照護者	一般性病人護理，參加到職訓練、進階N1之之訓練重點。一般性病人護理，其訓練重點包括： 1. 常見疾病 2. 常見檢查治療 3. 常見藥物 4. 常用護理技術（包括CPR） 5. 常見病人護理問題 6. 護理記錄 7. 法律倫理與護理（醫療法、護理人員法介紹及護理病人之倫理困境） 8. 問題分析與處理(Ⅰ)：文獻查證與閱讀、通過讀書報告審查 9. 品質管理(Ⅰ)：護理品質概念介紹並參與活動
N1 ↓ N2	**N2是指臨床工作滿二年以上**，完成N2臨床專業能力訓練且通過N2審查合格者，能參與執行重症病人護理者	重症病人護理，其訓練重點包括： 1. **重症病人的護理**（含身、心、社會層面個案評估） 2. 護理與法律（醫療糾紛案例討論） 3. 問題分析與處理(Ⅱ)：**通過案例分析審查** 4. 品質管理(Ⅱ)：如何制定護理標準並參與活動

表7-5　基層護理人員之進階層級界定及其臨床專業能力訓練重點（續）

進階層級	名詞界定	專業能力與訓練重點
N2 ↓ N3	N3是指臨床工作滿三年以上，完成N3臨床專業能力訓練且通過N3審查合格者，能執行重症病人之整體性護理、並有教學及協助單位品質改進之能力	重症病人護理、**臨床教學**，其訓練重點包括： 1. 教與學 2. **危機處理** 3. 問題分析與處理(Ⅲ)：通過個案報告審查 4. 品質管理(Ⅲ)：持續性護理品質改善之執行方法
N3 ↓ N4	N4是指臨床工作滿四年以上，完成N4臨床專業能力訓練且通過N4審查合格者，能執行重症病人之整體性護理，並有教學、參與行政及執行單位品質改進之能力	單位護理問題專案處理、專科領域護理、協助護理研究調查之設計，其訓練重點包括： 1. 護理行政（含成本分析之概念） 2. 研究概論 3. 問題分析與處理(Ⅳ)：**通過護理專案審查** 4. 品質管理(Ⅳ)：持續性護理品質業務改善報告

註：1. 重症病人意指病情危急病人（需接受嚴密觀察照顧之病人）或依賴程度高之病人（係指護理依賴程度A-I、A-II、B-I、B-II之病人）。

2. 病人依賴程度定義說明：

護理依賴程度是指以病人病情所需之觀察間隔長短及護理活動頻率，來判定病人護理依賴程度，可分為A、B、C三級；生活自由度分為I（日常生活無法自理）、II（可自行或協助坐起但無法走動，可執行少許日常生活）、III（在限制或協助下可下床活動，可執行部分日常生活）、IV（日常生活自如）四級，以此二者為依據來區分病人對護理的依賴情況，分為12級：A-I、A-II、A-III、A-IV；B-I、B-II、B-III、B-IV；C-I、C-II、C-III、C-IV。

・護理依賴度A：(1)重症患者，意識、生命徵象發生變化，或可能有變化，須密切監測者（監測時間間隔少於或等於小時）；(2)多項治療或檢查、護理活動頻仍，每小時均需護理活動者；(3)開刀、特殊治療、檢查前、後須密切觀察，預防變化者；(4)精神狀態嚴重障礙者。

・護理依賴度B：(1)意識、生命徵象，需1~2小時注意其變化；(2)數項治療或檢查、護理活動，每1~2小時需護理服務者；(3)精神狀態不穩定者。

・護理依賴度C：(1)意識狀態、生命徵象、觀察間隔大於2小時者；(2)治療或檢查、護理活動，需2小時以上才需護理服務者。

3. N2護理人員照顧個案選擇條件不拘，但建議以護理依賴程度A-I、A-II、B-I、B-II為原則。

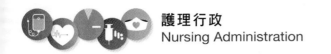

（二）基層護理人員臨床專業能力制度的進陛要求（表7-6）

表7-6　基層護理人員臨床專業能力制度的進陛要求

項目	層級			
	N→N1	N1→N2	N2→N3	N3→N4
在職教育（年）	・參加N1在職訓練15小時 ・參加病房之讀書報告與個案討論5小時	・參加N2在職訓練15小時 ・參加院內外之學術活動5小時	・參加N3在職訓練15小時 ・參加院內外之學術活動5小時	・參加N4在職訓練15小時 ・參加院內外之學術活動5小時
臨床實務能力	・熟悉環境及工作流程 ・能熟練執行一般病人／個案護理	・一般性病人／個案護理 ・重症及困難病人／個案護理	・重症病人／個案護理 ・整體性護理	・重症病人／個案護理 ・整體性護理 ・專科領域之護理
學術能力	通過讀書報告審查合格[註1]	通過案例分析審查合格[註1]或通過A類「實證健康照護綜整文章」審查[註1／註2]	通過個案報告審查合格[註3]或通過B類「實證健康照護應用文章」審查[註3]	通過專案報告審查合格[註4]或研究報告[註5]或通過C類「實證健康照護指引文章」審查[註2]
教學能力	個案個別護理指導	・個別護理指導 ・協助指導護生、新進人員[註6]	・主講教育課程及主持團體護理指導 ・獨立指導新進人員或護生[註6]	・主講教育課程及主持團體護理指導 ・獨立指導新進人員或護生[註6]
行政能力	參與管理設備、醫材	參與護理品管活動	執行護理品管活動	擔任組長或主持會議
考試	由各醫療院所或機構自訂			
平時考核	由各醫療院所或機構自訂			
認定負責人	由各醫療院所或機構自訂			

註：1. 由醫院或機構自行審查。
　　2. 依台灣護理學會實證健康照護知識館投稿及審查辦法辦理，統籌送專家審查通過。
　　3. 依台灣護理學會個案報告審查辦法辦理，統籌送專家審查通過。
　　4. 依台灣護理學會護理專案審查辦法辦理，統籌送專家審查通過。
　　5. 研究報告須發表於國內外經同儕審查之醫護相關專業期刊。
　　6. 由醫院或機構考量屬性，訂定晉升要求項次。

參考資料：台灣護理學會（2021，7月5日）．基層護理人員臨床專業能力進階制度規劃指引。http://www.twna.org.tw

（三）參與推展計畫之醫院間護理人員流動的相互認定原則

1. 同等級評鑑合格教學醫院間流動護理人員能力層級可予相互認定。

2. 不同等級醫院間流動護理人員能力層級之認定規則

    (1) 給予六個月至一年期間由各醫院各單位護理長考評通過，並經護理部進階考核通過及格後，方取得該院同層級之資格。

    (2) 考核期間內未通過審核者應重新參加該院該級專業能力進階訓練。

（四）臨床專科護理師與個案管理師簡述

■ 臨床專科護理師(Clinical Nurse Specialist; CNS)

護理人員法於2000年修正第7條，其中規定非領有專科護理師證書者，不得使用專科護理師名稱。第7-1條，護理師經完成專科護理師訓練，並經中央主管機關甄審合格者，得請領專科護理師證書。前項專科護理師之甄審，中央主管機關得委託各相關專科護理學會辦理初審工作。領有護理師證書並完成相關專科護理師訓練者，均得參加各該專科護理師之甄審。

專科護理師分科及甄審辦法於2004年10月27日由行政院衛生福利部訂定、發布施行，至今已經過多次修正。

專科護理師的角色功能包括：

1. 病人照護：**執行個案管理工作**、擬訂及執行照護計畫、開立護理處方、專科及困難病人的照護、緊急救護處理、護理指導與諮詢、護理品質管理。

2. 醫療服務：一般醫療服務、專科醫療服務。

3. 護理專業發展：教育訓練、指導與輔導、**制定護理標準**、**學術研究**。

■ 個案管理師(Case Manager)

美國護理學會(American Nurses Association; ANA)對個案管理的定義為「個案管理是一個包括評估、計畫、服務、協調及監控的健康照護系統，以符合個案多重的照護需求。」在個案管理過程中必須透過溝通及適當的資源應用，以提升照護品質及成本效益。專家指出，透過個案管理之實施，可節省費用、監測臨床結果、給予病人持續性與連貫性的醫療照護、提升病人滿意度與服務品質，並增進病人、家屬及醫療人員之間的溝通。因此，醫療機構應採**個案管理**及**臨床路徑**，以有效降低病人住院日數及提升醫療品質。

個案管理師是指「受過個案管理訓練的人員（可以是醫師、護理人員或其他醫療成員），負責與醫師、醫療小組及病人協調溝通，訂出某種特定疾病之治療計畫與目標，並確保病人在住院期間內達成期望的目標。」其角色功能包括：

1. 臨床專家：對病人進行個別化的評估，了解其需求、確立現存及潛在的健康問題，並應用所學及經驗解決之。

2. 全人照護的提供者與病患照護的管理者：提供符合病人需求的身、心、社會的整體性照護計畫。需確認臨床路徑的執行、監測照護計畫的執行及照護品質、執行病人出院準備服務、監控轉介的服務、確保病人就醫權益。

3. 照護成果與品質的管理者：降低疾病合併症以維持或提升照護品質；根據差異分析結果，修正照護計畫以確保照護品質。

4. 改變的催化者：評值照護過程與分析差異，修正照護路徑，使更符合需求；擔任改變的角色模範及專家，教導工作伙伴並向之解釋個案管理系統的相關知識及疑問；妥善處理進行個案管理時遇到的阻力及挑戰。

5. **協調者**及協商者：與醫師、醫療小組成員及病人家屬溝通協調，訂定照護計畫；聯繫其他醫療工作人員，確定病人所需的照護措施皆依計畫進行及完成；與出院準備人員、社工、轉介服務人員、轉介單位溝通協調，提供合宜的轉介服務。

6. 病人與家屬的代言者：向其他醫療團隊成員表達病人及家屬的期望。

7. 諮詢者：了解醫療保險制度，保障病人與院方的權益；解釋治療計畫、檢查過程、用藥情形、預定的住院天數、病情進展及返家後是否需要社區性持續照護，使病人及家屬能夠了解。

8. 教育者：提供護理人員角色模範、協助工作人員在職教育、教導個案及家屬照護資訊。

9. 研究者：參與研究計畫執行、收集資料；應用研究結果來改進照護計畫，降低理論與實務間的差異度；提升專業發展及滿意度。

10. 危機處理者：確保所有照護活動皆依照計畫進行並確實完成，並且密切監測照護後的結果及確保照護結果與預計目標相符，以減少醫療糾紛。

7-2 ○ 績效考核

隨著外在環境的急遽變化、民眾需求不斷提升，醫療機構在面臨相互的競爭壓力，如何經營機構並建構內部的管理制度，來激勵員工願意持續地、竭盡所能、奉獻最大心力於機構服務，創造服務績效，發揮機構的競爭優勢，是目前每一醫療機構努力方向之一。因此，績效考核對機構的管理，仍是一項非常重要、好的且必須的程序與有價值的控制工具。一個好的績效考核制度，可以正確評估員工的工作表現與生產力。

一、績效考核的意義

績效(Performance)是指組織或員工的一種行為、活動所表現的結果，每一組織都希望藉由績效考核持續不斷地提升或改善員工所表現的結果，使能因應環境的需要及符合顧客的期望與需求。績效考核的目的包括：

1. **用以達成組織目標的控制方法之一，促使個人、部門與組織的目標一致。**

2. **作為員工表現的回饋，**並協助員工了解自己的成就與缺失，**給予員工鼓勵與激勵，協助自我成長。**

3. **建立工作績效的標準。**

4. 檢視工作團隊成員間的相互關係，改善工作績效。

5. **作為辨識員工升遷、薪資調整之參考及人力資源規劃之依據。**

6. 提供員工與管理者之溝通機會，使考核具有公開化與透明化，開誠布公、對事不對人的討論。

7. 確認員工在職業訓練與發展上的需要，以促進個人成長與組織的發展。

8. **提供行政和督導儲備人才之人事資料，**使員工之安置得以適才適所。

9. 建立績效考核資料，作為員工輔導之參考，並可作為爭議或訴訟之依據。

為了使績效考核制度有效益並能獲得員工的支持，應該讓員工參與績效考核制度之發展，充分了解績效考核的標準與工作表現的衡量方式，不但關係到組織、個人的發展，且可有效的協助員工改善工作的績效與生涯的發展。**每位員工均應清楚考核的項目與內容，且與醫院的目標、理念及個人職責相配合，**並應了解績效考核

的過程。其**考核過程及項目應能隨時修正**以因應醫護服務內容的快速變遷，且**考核系統應是受到支持的，最初的考核者必須是被考核者的直屬主管**。因此，藉由績效考核制度之建立，引導與激勵員工，是為績效考核制度之積極意義；績效考核制度亦具有消極意義，因其具管理控制之功能，將進度、成效與所規劃的做比較，若有差異則採取一些相關的措施並積極改善。

二、績效考核的歷史背景

考核制度早在西元221~265年就有記載，但考核制度僅用於甄選忠貞於皇室家族。1800年蘇格蘭的羅伯歐文斯(Robert Owens)是第一位記錄執行考核的人，用不同顏色的木塊表示員工各種不同程度的工作表現。1916年華爾特(Walter)的〝人對人評分表〞(Man to Man Rating Chart)用於評價一次世界大戰之將領。1920~1940年間以圖形評量表(Rating Scale Graphic)考核，核定個人的表現由好(Excellent)到劣(Poor)分數個等級。考核的項目、重點放在人的性格與行為的特徵，注重人性關係。

1950年末美國的聯合電力公司採用目標和目的的管理理念，協助管理者依據個人和組織所設定出來的目標來評估績效。1954年德魯克(Drucker)針對護理提出目標管理的評值方法。1970年美國最高法院決定以工作的績效考核做為合法的甄選、升遷、調職的憑證。自此開始績效考核廣泛地被行政者所採用，凡是人事考核、工作表現、行為態度皆依此為控制的工具；護理行政管理普遍使用績效考核制度於護理管理工作。

三、績效考核的概念架構

依據Donabedian (1966)醫療服務品質保證的概念架構，護理工作可依結構、過程及成果三個領域來執行考核。

1. **結構考核**：考核護理服務的相關措施和政策是否合適。如：組織結構、相關的措施和硬體設備、**工作人員之資格與素養**、人力配置等。

2. **過程考核**：考核其活動是否依據原有的計畫、步驟或標準執行。因過程與結果的達成有直接地關係，過程的考核可使護理人員立即知道優缺點，及早得到回饋。如：**評值護理技術執行的正確性**。

3. **成果考核**：以護理結果來評核護理品質的高低，如：**病人滿意度**。成果考核較為具體、易測量，可信度高，但考核時應考慮到會影響結果的因素。

例題：請問下列例子屬於何種層面的考核？

1. 加護病房中心導管相關血流感染率。
2. 某醫學中心之護理品質管理委員，從觀察護理人員在病室內執行導尿技術，來評鑑護理品質的好壞時。
3. 考核醫院訂定之肌肉注射護理技術指引中，是否包含無菌技術原則。

解答：1.成果考核。2.過程考核。3.結構考核。

四、績效考核的步驟

弗思特(First)於1990年提出績效考核的五個步驟，為一個循環不斷的過程（圖7-2），始於員工雇用到員工離職為止，考核應直接與員工在機構所訂定之職責有關。因此，機構應當提供職務說明、工作標準給員工，讓員工了解績效考核制度。而工作考核記錄、考核會談、績效考核評定時，考核者與被考核者雙方要充分的接觸和溝通。工作目標和工作標準可由管理者與員工共同討論訂定，再發展測量工具。

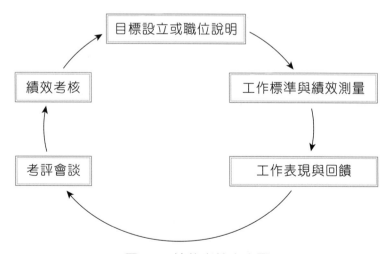

圖7-2 績效考核之步驟

參考資料：谷幼雄(1992)．績效考核．於徐南麗總校閱，*護理行政管理學*．華杏。

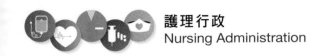

1. **目標設立或職務說明**：設定每個職務的職責和功能，職務說明包含職務人的一般功能、任務及責任等。

2. **工作標準與績效測量**：工作標準設立由雙方協商所期望的工作表現和滿意標準，與職務說明有關。**考核者與被考核者應了解雙方預期的標準，並做為衡量之指標。**

3. **工作表現與回饋**：針對員工的工作情形，記錄是否合於標準或達成目標之實際情形。有時員工認為他已努力達到標準，但與考核者的看法不一致時則需檢討，並藉機教導其正確的方法或採取較適當的行動協助改善。考核者與被考核者應維持正向的和矯正性的回饋的關係。

4. **考評會談**：員工會想知道主管對其表現的看法，或評價其工作表現的情形，或確定其對機構的貢獻。考評會談提供管理者和員工間相互溝通的機會。會談內容是綜合員工表現做檢討，給予鼓勵與激勵，員工可表達自己所關切的問題和期望讓考核者知道。有些專家認為在會談前還不應下最後的評定，可一起討論並採問題解決法會談，將工作說明、標準、目標一一檢討後再下評語。

5. **績效考核**：會談後，考核者才評定績效，並讓員工知道考評結果使考核具公開性與透明化，才不致使雙方處於敵對狀態。

五、系統考核架構（盧，2003）

圖7-3為系統考核架構，可每3~6個月做一次平時考核；每年與會計年度一致，一次年終考核，作為員工年度績效的依據和配合人力資源發展的政策。

1. 依考核之員工能力結果施予輔導或訓練：

   (1) 能力優良者施予輔導或訓練，以增進員工之發展。

   (2) 能力中等者給予輔導，以維持績效。

   (3) 能力較差者施予再教育，以改善績效。

2. 做為員工年終獎金核發、進級、職位調整、激勵士氣、升遷、進修訓練和降、調職的參考或依據。

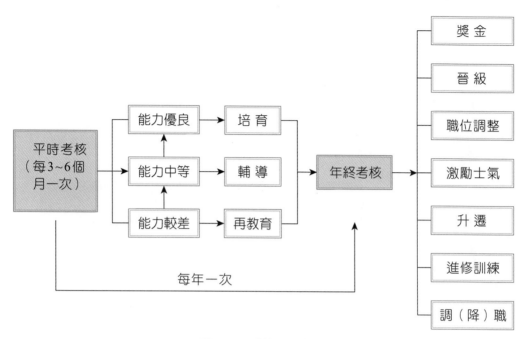

圖7-3　系統考核架構

參考資料：盧美秀(2003)·護理管理（二版）·華騰。

六、績效考核的原則

1. 新進人員職前訓練時，即應告知有關績效考核制度之相關事宜。

2. 所有護理人員應分層級，**使用不同的考核表**，考核內容不僅要配合醫院的目標和理念，更需與各層次工作人員的職責相配合，較具公平性。

3. 擬定績效考核的測量表時，要注意到省時、精確、項目的完整。

4. 考核者需清楚的認識及有效的運用績效考核的測量表。盡量以結果取向觀察和記錄員工績效。

5. 以相對標準衡量、比較與判斷。依照考核標準的屬性，可分為絕對標準、相對標準及客觀標準（圖7-4）。

6. 建立正式回饋制度，讓部屬知道考核的結果。

7. 護理人員應保存一份職責說明、績效標準和考核表格，以期和主管討論績效時，能有相同的參考架構。

8. 參與考核者，一定要客觀和公平。

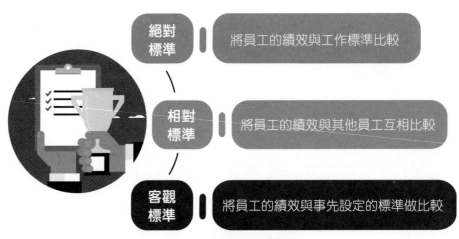

圖7-4　績效考核標準

9. 應在考核中列舉充分而且具代表性的行為，且為避免誇大一項優異或不好的特例行為。

10. 績效考核的記錄中，考核者應當指出哪些是表現滿意的，哪些是需要改進的。如果應該改進的行為很多，考核者應指出改進的優先次序協助改善。

11. 考核所寫的行為評語**必須與當事者進行考評會談**，此可**建立考核者與工作人員的關係，感覺被關心與分享，雙方於考核書上簽名**，並且建檔作機密管理（注意考評會談應設在一個舒適的環境裏，讓雙方有充分的時間作討論）。

12. 考核報告及會談都應列入正式的程序中，使護理人員覺得行為表現的分析對他們是很有幫助的。

例題

例題：以下例子屬於何種考核標準？

1. 某護理長分別與每位同仁訂定個別性的工作目標，再依據此目標考核同仁是否達成。

2. 將單位內所有同仁的表現做一個整體的評比，找出表現最優和最差的人並依序排列。

解答：1.客觀標準。2.相對標準。

七、績效考核的分類

依考評時機和考評者分類如下：

■ 考評時機

1. 定期考評：每個月、每年或每個季度等；考核時間視公司文化和規定而訂。

2. 不定期考評：對於日常行為表現隨時進行考核。

■ 考評者

1. 自我考核：考評者本人對自我工作表現進行評價，能夠增強員工參與意識，缺點為容易高估個人績效。

2. 同儕考評：同事間互相進行考評，可藉此了解在團體中之工作態度和表現，但可能影響人際互動。

3. 部屬考評：由下屬考核主管的領導、協調、溝通和組織能力等，可激發主管的潛能，不過可能因部屬不敢提出對主管不佳的評價而有所誤差。

4. 主管考評：為最常使用的考評方式；由主管對下屬直接進行考評，較能反映真實情況，但也可能因主管個人因素如疏忽、偏見等產生誤差。

5. 顧客考評：透過顧客可知道員工於工作現場之表現，能作為績效的參考。

6. **360度考評**：又稱全方位考評，屬於由**直屬主管、員工、同儕及外部顧客反應的考評方式**，雖為較周全的方法，但花費時間。

7. 考評委員會考評：由直屬主管、工作相關部門之主管及人力資源經理組成考評委員會，可從不同面向觀察員工。但若是委員會成員對受評者不熟悉，則容易產生誤差。

八、績效考核常用的量表

有效的考核表應當是客觀、少有偏見，並且要能保證效度和信度。信度是指考核表經過一系列的衡量或由不同的考核者考核同一人，而得到相似的結果。增加考核表信度的方法有：(1)**增加考核項目**；(2)**語句的敘述清楚**；(3)**結構簡單**；(4)清楚說明考核表的使用方法。**效度是指一個考核表能真正考評出它所要考核的標準**，如：評核護理長績效的考核表，需能準確地考評出護理長職務說明中的任務。

考核者或多或少都會有偏見，但需從一個情境中除掉個人的情緒去考慮事實。考核表內含有一定比例的職責項目，則考核者會被強迫去考慮工作者的表現，而不致於過度強調某個人的人格之優點或缺點。

考核表之類型中最常使用的量表有五種(Handerson, 1984)：

1. **簡單排列法(Simple Ranking)**：考核表的設計是護理人員和其他同事間的行為比較，加以排列分數高低。屬於**相對標準，考核者將護理人員的績效做人與人的比較**，較不實用。

2. **自由反應報告法(Free Response Report)**：考核者可任意寫下對護理人員在某時段中的行為表現之評語，又稱為評語法。考核者因無特定的方向或指示而易忽視職務概述中的主要行為，可能較為主觀的傾向。屬於**絕對標準，考核者將護理人員的績效與設定的固定工作標準比較**。

3. **績效查核法(Performance Checklist)：又稱為稽核表(Check List)**，包括職務說明和各類相關的行為準則，並附上空白處記錄護理人員有沒有表現該項行為，表格可顯示出該護理人員大概的工作行為特性。屬於**絕對標準**，是**較為客觀且信度高**的考核方法，適用於**護理人員數量龐大、須針對事實加以考核，及須進行簡易的判斷時**，如表7-7所示。

4. **圖形評分法(Graphic Rating)**：將一個護理人員職務說明中各項行為活動寫出，考核者再針對被考核者的行為表現，設計出不同的分數或等級（如：5表示極優，4表示優，3表示尚可，2表示差，1表示極差）或恰當的描述詞句。此法節省時間，且可做計量分析和比較，但無法提供有深度的資訊。如：在比例尺上選出護理人員操作外科器械和材料的靈敏性及技巧的程度。

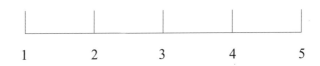

選擇最適合的詞句來描述護理人員為病人傷口換藥時是否使用外科技術。

從不使用	偶爾使用	有時使用	經常使用	一直使用
☐	☐	☐	☐	☐

表7-7　績效查核法

	主要工作責任	未達成	達 成	超 越	不適用	備 註
病人照護	1. 確實做好晨間護理					
	2. 能敏銳觀察、正確分析、評估病人之問題及需要					
	3. 能擬定合宜的護理計畫					
	4. 能確實有效執行護理計畫					
	5. 能評值護理成效					
	6. 能主持並參與個案討論會					
	7. 能視病人需要給予適當衛生指導					
	8. 能書寫正確、清晰、簡潔、字跡端正且具有時效性之相關記錄					
	9. 能熟練急救作業,並正確有效作處理					
	10.協助提供病人安全措施及處理突發事件,並預防問題再發生之應變能力					
	11.能正確使用、保養各項醫療儀器及協助醫師診斷及治療					
	12.工作完整無遺漏					
品管與教學	1. 參與擬定護理標準及設計病人照護之評值工具與監測					
	2. 參與護理品質的計畫、監控與評值,對所發現問題予以評估、分析及提出改善方案					
	3. 能指導綜合該組病人的護理計畫與評值及臨床教學					
	4. 能協助策劃推動及評值單位內新進人員訓練與在職訓練計畫					

5. **強迫選擇比較法**(Forced Choice Comparison)：考核者從一組描述性的句子中選出針對該護理人員最好及最差的表現。考核者被迫要選擇該護理人員的表現,可避免一些評價者濫用考核表,較為客觀,如表7-8所示。

表7-8 強迫選擇比較法

考核內容	4	3	2	1	具體事實
1. 能敏銳觀察、正確分析評估病人之問題及需要					
2. 能擬定個案的護理計畫					
3. 能確實有效執行護理計畫					
4. 能評價護理成果					
5. 能參與病人的個案討論會					
6. 能適時發現問題並提出報告					
7. 能熟練急救作業,並正確有效作處理					
8. 能熟悉及正確操作各項醫療儀器					

其他考核方法還有:

1. **重要事件記錄法**(Critical Incident Technique; CIT):用於評值者需了解實際情況,以每單一事件完整記錄護理人員的表現或績效,此法是護理主管記錄部屬個人績效資料最實際的方法,因要常記錄,故較費時,屬於絕對標準。

2. **平衡計分卡**(Balanced Scorecard; BSC):可將抽象的組織策略,轉化為一組明確的**績效評核指標**,用以衡量、管理策略的執行狀況,**可作為與員工間溝通的工具**。可分別從「**財務面**」、「**顧客面**」、「**內部流程**」與「**員工學習成長**」四個構面來衡量。**如衡量病人抱怨的次數是屬於「顧客面」此構面。**

例題

例題:以下例子屬於何種考核方法?
1. 某醫院臨床護理人員能力進階制度所用之考核表是以勾選「是或否」評值須達成的項目,全部達成即給證書。
2. 某資深護理人員的技術與專業能力均佳,但偶有情緒反應,護理長應用何種考核?

解答:1.績效查核法。2.重要事件記錄法。

九、績效考核常見的問題

1. **考核表使用不正確，公平性遭質疑**：應藉由適當的溝通教育或訓練，讓主管熟悉績效考核制度及作業方法。

2. **中央趨勢**：主管因不了解其工作標準而無法判斷工作績效，故給予所有部屬平均或中間分數。

3. **膨脹壓力**：主管因擔心分數打太低會帶來負面影響，而刻意給予高分，導致評核不夠嚴謹，與實際情形的差異較大。

4. **寬厚錯誤或過於苛求**：前者因主管對部屬十分寬厚而給予高分；後者是對部屬要求嚴苛而給予低分。

5. **光圈效應(Halo Effect)**：又稱環暈效應或**月暈效應**。是指部屬具有討人喜歡的特質或良好的社交技巧而使主管對其行為表現評值過高的偏誤情形。

6. **觸角效應(Horns Effect)**：是指部屬平時表現不錯，但在**評核前**，因工作差錯或與主管有所爭執，而使**主管對其行為表現評值過低**的情形。

7. **霍桑效應(Hawthorne Effect)**：部屬對新環境的好奇和興趣，在初期常有積極作為。或者，知道即將被評核而盡力表現符合期望的行為。

8. **向日葵效應(Sun Flower Effect)**：主管給予所有部屬高分，以顯示自己領導得很好。

例題

例題：請問以下案例屬於績效考核中何種現象？

1. 護理長發現某護理師的I.V.技術特別好，但記錄與交班偶有遺漏，年終考績仍給予甲等。
2. 主管評估屬下時，如果滿分是10分，其會避免打1分和10分。
3. 某督導要求其單位內各護理長於年底考核同仁時，如果分數評核太低，擔心會帶來一些負面的影響。所以建議分數要打高一些。

解答：1.光圈效應。2.中央趨勢的錯誤。3.膨脹壓力。

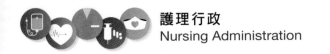
🔍 結語

　　員工進用後，除依其專長、表現作適才適所之運用與安排外，為充實其執行工作所需知能，組織要依員工需要提供持續性的教育訓練，以培養優秀的人才、提升組織的競爭力。

　　員工是需要激勵的，組織可透過績效考核而對員工的工作作系統性的考核與檢討，協助員工把工作做得更好，考核的結果可以成為員工升遷與獎懲之參考或依據，主管亦可藉由績效考核更加了解部屬之工作能力與狀況，協助成長或解決困難，進而發掘人才做為選才或升遷、獎懲之參考。

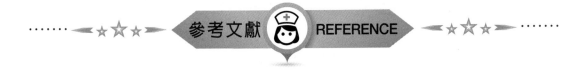

台灣護理學會（2021，7月05日）·基層護理人員臨床專業能力進階制度規劃指引。http://www.twna.org.tw

台灣護理學會(2013)·護理臨床教師教學教案設計指引－DOPS及mini-CEX之護理臨床教學應用。https://www.twna.org.tw/WebUploadFiles/DocFiles/1698_1021211.pdf

台灣護理學會（2019，6月14日）·護理技能教學。https://www.twna.org.tw/DLFuns/DL_List2.aspx?1x8jyHnXeNReVv40jrPx8Q%3D%3D

行政院衛生福利部（2020，11月09日）·二年期護理師（士）訓練課程指引。https://pec.mohw.gov.tw/Security/Login.aspx

李麗傳、楊克平(2005)·護理行政與病室管理（五版）·華杏。

周照芳、黃璉華、王瑋、鄒慧韞、黃金蓮、張瑛、楊麗瑟、陳小蓮、黃月嬌、張慈惠、林綉珠、詹碧端、李樹蘋、游惠珠、侯宜菁、郭明娟(2017)·護理行政之理論與實務·華杏。

林素戎(2023)·全方位護理應考e寶典－護理行政·新文京。

莊逸洲、黃崇哲(2000)·醫療機構人力資源管理·華杏。

莊逸洲、黃崇哲(2000)·醫療機構管理制度·華杏。

曾雯琦、楊勤熒、馬淑清、李歡芳、周守民、周美雲、蘇慧芳、趙慧玲、謝碧晴、王淑卿、江惠英、尹裕君、高靖秋(2023)‧*當代護理行政學*（四版）‧華杏。

廖美南、謝淑芳、陳麗華、李麗紅、楊勤熒、蔡麗珍、吳宛庭、吳孟凌、張翠蘭、劉佩芬、林珠茹、龔美珍、程基玲、徐子玲、羅惠敏、王桂芸、洪世欣、林麗華、傅玲、鄒怡真、白玉珠、明金蓮(2019)‧*護理行政學*（三版）‧永大。

盧美秀(2003)‧*護理管理*（二版）‧華騰。

醫院評鑑暨醫療品質策進會（2017，11月3日）‧*臨床醫事人員培訓計畫*。http://www.tjcha.org.tw/FrontStage/page.aspx

Benner, P. (1984). *from novice to expert*. Addison. Wesley.

Cornelius, N. (1999). *Human resource management: A managerial perspective*. Thomson.

Douglass, L. M., & Bevis, E. D. (1979). *Nursing management and leadership in action*. 南山堂。

First, R. D. (1990). Performance appraisal, In Dinemann, *Nursing administration: Strategic perspectives and application*. Appleton & Large.

Gillies, D. A. (1994). *Nursing management: A systems approach*. W. B. Saunders.

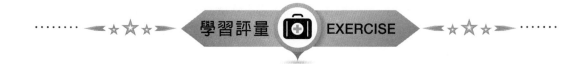

學習評量 EXERCISE

選擇題

(　　)1. 有關基層護理人員臨床專業能力進階制度，下列敘述何者正確？(A) N1是指臨床工作滿三個月以上，訓練重點為一般性照護，通過讀書報告審查 (B) N2是指臨床工作滿二年以上，訓練重點為重症病人照護，通過案例分析審查　(C) N3是指臨床工作滿三年以上，訓練重點為重症病人照護，通過專案報告審查　(D) N4是指臨床工作滿四年以上，訓練重點為護理行政及研究，通過個案報告審查

(　　)2. 員工在年終考核前與病患家屬發生爭執，而得到比實際更差的考績評價，此為下列何種效應？(A)光圈效應(halo effect)　(B)向日葵效應(sun flower effect)　(C)觸角效應(horns effect)　(D)霍桑效應(Hawthorne effect)

(　　)3. 護理長為了表現自己領導有方，在績效考核時均給予部屬高分評量，此為下列何種考核偏誤？(A)向日葵效應　(B)光圈效應　(C)觸角效應　(D)霍桑效應

(　　)4. 在年中考核前一週，某護理師的文章剛好被期刊刊登，護理長即給予考核甲等，是屬下列何種偏差？(A)觸角效應　(B)月暈效應　(C)向日葵作用 (D)情緒化之作用

(　　)5. 以醫療機構經營管理者的角度而言，績效的意義是下列何者？(A)就醫的可近性　(B)醫療服務的一貫性　(C)就醫的公平性　(D)醫療資源應用的有效性

(　　)6. 有關平衡計分卡的敘述，下列何者錯誤？(A)包含品質構面、顧客構面、內部流程、學習與成長等4項構面　(B)績效評核指標之管理工具　(C)以機構願景與策略訂定可衡量指標　(D)可作為與員工間溝通的工具

(　　)7. 年底時，護理師知道護理長正在進行年度考績評核，此時期刻意表現優於平常，這是屬於下列何者？(A)霍桑效應　(B)向日葵效應　(C)中央偏誤 (D)光圈效應

（　）8. 某資深護理人員的技術與專業能力均佳，但有同仁反應其態度不好，護理長應以下列何者考核為宜？(A)查看其護理記錄　(B)觀察其開會表現 (C)與其討論問題時，觀察其表現　(D)觀察其與病患及工作人員談話

（　）9. 護理人員對本身的工作負責，能參與執行重症病人的照護，至少須具備下列何種能力進階層級？(A) N1　(B) N2　(C) N3　(D) N4

（　）10. 護理長依據醫院訂定的標準考核員工的工作表現，屬於下列何種績效考評標準？(A)相對標準　(B)客觀標準　(C)絕對標準　(D)建議標準

（　）11. 有關績效考核的敘述，下列何者錯誤？(A)對懶散怠惰員工的「正式警惕」　(B)對優秀勤勉員工的「績效肯定」　(C)是懲罰員工最合理的手段 (D)是管理程序中「控制」的功能

（　）12. 護理長依據同仁的某項特性進行考核，易產生下列何種偏誤？(A)近因效應　(B)霍桑效應　(C)月暈效應　(D)趨勢效應

（　）13. 護理師將證照租借給不具護理師資格者使用，處罰方式為：(A)廢止其護理師證書　(B)一萬元以上二萬元以下罰鍰　(C)二萬元以上十萬元以下罰鍰　(D)十萬元以上罰鍰

（　）14. 依據績效考評方式，何者是屬於由直屬主管、員工、同儕及外部顧客反應的考評方式？(A)考評委員會考評　(B) 360度考評　(C)年度考評　(D)部屬考評

（　）15. 下列哪一種教學評量方式，最能評量學習者的專業實作能力？(A)客觀結構式臨床測驗(OSCE)　(B)直接觀察操作技術(DOPS)　(C)臨床情境口試 (D)臨床情境筆試

問答題

1. 為何要對員工做教育訓練？員工的教育訓練分為幾種？

2. 描述目前醫院基層護理人員臨床專業能力進階制度之層級規劃及各進階層級之能力區分為何？

3. 績效考核的意義為何？

4. 績效考核的目的及其重要性為何？

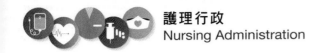

5. 簡述績效考核的概念架構。

6. 績效考核的步驟為何？

7. 績效考核常用的量表有哪些？哪種考核表較具客觀與公平性？

8. 績效考核常見的問題有哪些？

學習評量
解答請掃描
QR Code

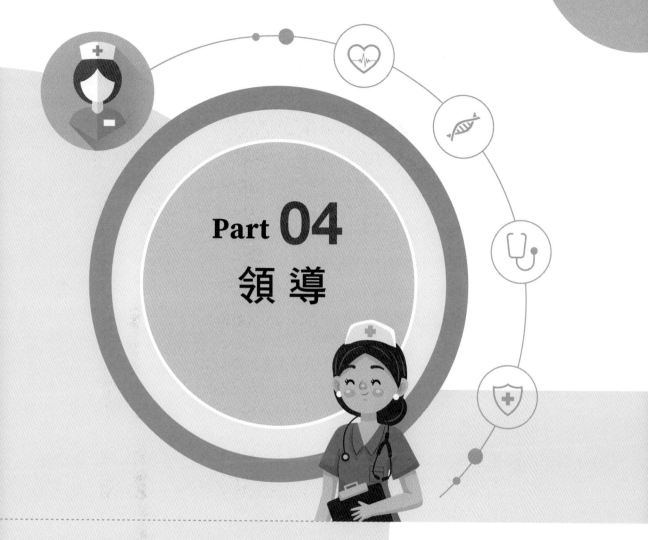

Part 04

領 導

Nursing Administration

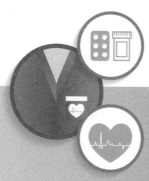
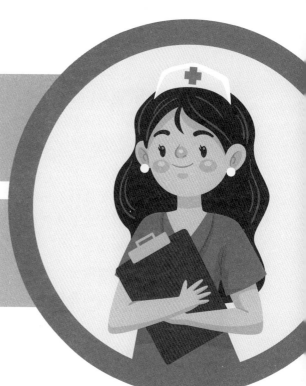

Chapter 08

領導的基本概念與應用

The Concept of Leadership and Its Application

編著者・林月桂

讀完本章，您應能：

1. 了解領導的基本涵義。
2. 了解職權與影響力的不同處。
3. 識別領導者與管理者的異同。
4. 認識領導統御型態。
5. 認識各種領導理論。
6. 了解領導者成功的要訣及如何做一個高效能的領導者。
7. 了解授權的意義、目的及過程。
8. 了解授權的原則與方法。
9. 明白問題解決的步驟。
10. 清楚護理長的角色功能。

前 言

護理管理者應運用及發揮領導才能去影響他人或員工，使其願意為達到團體目標而努力；因此，領導者需有良好的領導作風與方法；因為領導代表管理者與所屬成員之間的一種人際關係，主要目的在使所屬成員之個人需要和組織的效率保持良好的和諧關係。根據研究結果發現，員工能力的總運用程度，至少40%歸功於管理者的領導能力（盧，2003）。

8-1 領導的意義

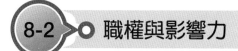

　　領導(Leadership)乃為影響個人或群體願意努力以達到群體目標所採取之**行動或互動**。領導是經由正式或非正式的過程去啟發及影響他人以達目標的能力。Stogdill(1948)認為領導是使一個組織的群體努力朝向目標達成的活動過程(Swansburg, 1993)。歸納學者專家對領導的解釋為領導是組織中某些人對其員工產生影響力的過程；領導包含**領導者**、被領導者和情境等因素；**領導的目的是為了達成組織的目標**。

8-2 職權與影響力

一、職　權

　　由組織賦予正式職位才具有職權。**職權是正式的、合法的**。職權的產生有不同的理論：(1)傳統理論，認為職權與世襲有相關，如古代帝王之王位由父傳給子；(2)接受理論，認為是部屬對主管命令的接受，有人接受才有職權；(3)情勢理論，認為職權在合法合理下才能發揮作用。

　　職權可分為直線職權、幕僚職權、功能職權三種，詳述於表8-1。

表8-1　職權的分類

分類	說明	舉例
直線職權	**為主管直接指揮部屬工作的職權，包括發布命令及執行決策**，屬直接監督	護理部主任→副主任→督導→護理長→副護理長→護理人員
幕僚職權	**為提供建議及協助他人執行及職責之權力**，包括協助、調查、研究及提供及建議，屬顧問性質。主管可由幕僚人員處獲取建議，而**幕僚職權人員則無決定權**	護理工作的幕僚職權重點可置於：在職教育、人事業務、會計等
功能職權	組織已有明文規定，主管可將一些例行事務或專門性工作授權給幕僚人員，在一定範圍內自行決定並通知相關部門	**醫院感染管制中心對各單位下達進行環境消毒以避免細菌傳播之指示**

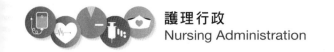

二、影響力

能夠影響他人或群體的行為和決策的能力，稱為「影響力」。領導者運用影響力來影響員工，以達成目標。有關領導之影響力共有七種：

1. **強制影響力(Coercive Power)**：因為員工害怕被**扣薪**、**調（降）職**或**解聘**而產生的。

2. 獎賞影響力(Reward Power)：因為所屬員工表現好時，上級有決定權給予獎勵、酬勞或晉升而產生的。

3. **法統影響力(Legitimate Power)**：亦稱**合法影響力**。在組織結構中，因管理者是正式任命而具合法職位，故員工接受其命令或分派工作是理所當然的。

4. **專家影響力(Expert Power)**：由於**個人擁有特殊的知識、技能或專長**，在工作中自然受他人的尊敬和信從，自然產生對他人的影響力。

5. **榜樣影響力(Referent Power)**：亦稱為參考影響力。由於**個人擁有吸引人的高貴情操或特質**，如：在待人接物上，別人喜歡把他當做標竿來學習。

6. 敬仰影響力(Respect Power)：由於個人德高望重，受到敬仰而產生的影響力，如：鄉長、教授在某些特定事件上所具有的能力、知識而受到敬仰。

7. **資訊影響力(Information Power)**：由於**個人擁有較多對他人有特殊價值**的資訊，而形成的影響力。

強制影響力、獎賞影響力、法統影響力與組織有關；專家影響力、榜樣影響力、敬仰影響力、資訊影響力與個人特質有密切相關。

例題

1. 某新進護理師在護理長輔導下，第二年獲頒「進步小天使」獎，護理長是運用何種影響力？
2. 陳護理師兩個月來常延遲下班，心力交瘁，尋找護理長討論自己在照護知識及技能上有哪些需要改善。此時護理長應運用何種影響力？
3. 單位主管要求每位員工每月須從事4小時之義工服務，員工雖不滿但仍配合，此乃主管具有何種影響力？

解答：1.獎賞影響力。2.專家影響力。3.強制影響力。

8-3 管理者與領導者

　　管理者(Manager)與領導者(Leader)二者在產生的方式、職位、職權及影響力均有不同(Rowland, 1992)，其區別如表8-2所示。

1. **管理者：經由指派而取得正式的職位與特定的職權**，職權是經由正式命令所賦予職位上合法的權力。

2. **領導者：**其地位有些是經由授權，有些則是由群體內部自然形成，其影響力不需以正式職位為基礎，領導者會運用個人之影響力、人際關係、領導才能與藝術，指導與協助群體完成組織既定的目標。卓越的領導者會有效益地運用人力、物力及時間。

　　管理者與領導者之間密切相關，領導者不一定要成為好的管理者，但好的管理者應同時是一位有效率的領導者，在護理行政工作中，護理主管是管理者也必須是領導者。

表8-2　領導者與管理者之區別

領導者(Leader)	管理者(Manager)
其地位可經由授權或在群體內部自然形成	經由指派取得正式的職位及地位
其影響力不需以正式職位為基礎	有其職位特定的權力與影響力
運用影響力、人際關係及領導才能與藝術，指導群體達成目標	有政策、規定及條文協助執行任務
經由溝通的方法將其他人的行為調整成一致的能力	維持一個有規則的、被控制的、合理的、平衡的組織結構
在人群中非常的突出	在組織中扮演著與地位相配合的角色
可能是也可能不是成功的管理者	當職責在身時就是管理者

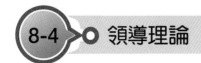

8-4 領導理論

　　如何應用領導能力去影響、滿足別人的需要，使其自願努力達到團體目標，是有許多理論的依據，但學者專家各有不同的領導理論。

一、特質理論(Trait Theory)

　　又稱屬性理論或偉人理論(Great Man Theory)，其基本理念為「領導者是天生的，非後天培養產生的。」因此特別重視天賦能力的領導特質。20世紀初期，特質理論學者探討歷史上的偉大人物，認為成功領導者具有某些異於常人的個人特質。**領導者應具備的特性包括精力充沛、表達能力強、專業知識強、聰明能幹、人際關係良好等條件。**

二、行為理論(Behavioral Theory)

　　部分學者將研究轉到領導者的行為，行為理論以領導統御型態為基石，重視領導者的行為舉止和領導風格。

（一）領導統御型態

　　Douglass(1984)認為一位領袖運用其人與人之間的影響力，以完成工作目標的領導行為稱為領導統御型態(Leadership Style)。領導行為會因學術、工作經驗、日常生活、個人對生命投入的熱忱及所處的環境等客觀因素所影響。

　　領導統御型態分為權威式、民主式、參與式和放任式四種，詳述於表8-3。以上四種不同的領導型態，各有其優缺點，沒有任何一種是絕對好或絕對不好的。護理管理者應熟知各種領導型態的功能，依情況選擇合適的領導型態。領導者可依工作之複雜度、時間之有效性、團體之大小、員工之教育、需達成的目標之不同而選擇領導的型態。

表8-3　領導統御型態

型態	特色	適用情形	優、缺點
權威式領導型態 (Autocratic Leadership Style)	1. **為命令型、控制型的領導風格。領導者決定所有政策及發號施令**，並操控活動與程序，**員工必須服從之** 2. 領導者以工作為導向，只要能達成組織目標就好，採取閉鎖式溝通方法。所扮演的角色是獨裁者、專制者，採權威式的分配工作，少以公眾方式表揚（或斥責）個人的工作表現	1. 被動或缺乏信心的員工 2. 面臨危機狀況時需盡快做決策、新單位尚未上軌道時或高工作壓力員工需較多的指引時	1. 優點：權責分明、決策快速、具工作效益 2. 缺點：有工作壓力感、員工有依賴性、工作滿意度與自尊降低
民主式領導型態 (Democratic Leadership Style)	1. 一種理想的管理領導，領導者扮演客觀者的角色，賞罰據實、尊重成員的意見 2. **領導者採開放式溝通方法**，從旁給予協助和鼓勵，**員工在群體中自由地互動並共同討論決定所有政策。較少利用職位權威來達成群體目標** 3. 領導者以人為中心，以關係為導向，尊重員工的人格與人權。有關活動、步驟及工作分配全由群體討論決定之，員工可自由選擇工作伙伴	員工技術成熟的情況下，或者需長期共事的人群（如醫療體系）	1. 優點：員工有制定決策的空間及**自己決定工作的方式和進度**，可增進工作士氣，**工作動機與責任感較強且工作效率較高** 2. 缺點：可能因過多的討論與協調而錯過好時機

表8-3　領導統御型態（續）

型態	特色	適用情形	優、缺點
參與式領導型態 (Participated Leadership Style)	1. 介於權威式與民主式領導型態之間，**領導者與員工共同參與，共商大計** 2. 領導者與員工間類似亦師亦友的關係，**由領導者提供決策或解決問題的方案，再由員工提出看法、意見，最後由領導者做決策** 3. 領導者與員工共同參與，扮演著督導者及諮商者的角色	員工技術純熟而需增進其動機時，如醫療體系、護理管理	1. 優點：員工對決策制度有參與感，感覺自己被尊重 2. 缺點：會因個人對工作的需求進而影響決策
放任式領導型態 (Laissez Faire Leadership Style)	1. **領導者採放任自由式領導，讓員工自行作決策**，領導者極少參與 2. 領導者不會主動下命令或對員工的任何舉動獎罰，除非是被詢問，僅提供最基本的訊息。對員工扮演一種沒有任何約束力的角色	有強烈工作動機且自動自發的專業人員，可滿足員工自我實現的願望，如研究機構。但**不適用於健康照顧機構**	1. 優點：員工自由度大 2. 缺點：工作績效低

例題

例題：請問下列例子屬於何種領導型態？

1. 護理長帶領同仁查房時發現病人胸腔引流瓶接錯，她訓示與責罵後，規定小組長應負起教導職責。
2. 護理長帶領同仁查房時發現病人胸腔引流瓶接錯，當時她與病人打招呼後並無責罵護理人員，且與護理人員一同矯正胸腔引流瓶，離開病房後再並聯絡醫師。

解答：1.權威式。2.民主式。

（二）任務導向與關係導向

■ 兩構面領導理論(Two Dimensional Leadership Theory)

　　1945年由美國俄亥俄州大學一群研究者發展出來的理論，其由兩個構面（關懷與定規）構成四個領導行為座標，如圖8-1所示。關懷是指領導者給予員工的尊重、信任及相互了解的程度；定規是指領導者對於員工的地位、角色及工作方式是否訂有規章或程序。

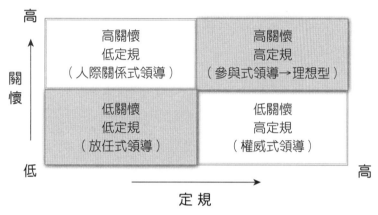

圖8-1　兩構面領導理論

參考資料：李麗傳、楊克平(2005)·*護理行政與病室管理*（五版）·華杏。

■ 管理方格理論(Managerial Grid Theory)

　　1964年由Blake & Mouton提出的理論，**是屬於一種行為理論的觀點**，主要是採兩構面的界說方式，**以X與Y軸分別標出五種不同的領導行為，即X軸是領導者對生產的關心程度、Y軸是領導者對員工的關心程度。**以座標表現兩構面的組合方式，各分九種程度，共可畫出81個方格，**依照方格位置可提供領導者發展出合適的領導行為**（圖8-2），其中最具代表性者的有：

1. **1,1型（無為型）**：對於生產或員工之關心程度均低，得過且過。

2. **1,9型（懷柔型或俱樂部式領導）**：較關心員工需求是否獲得滿足，重視友誼氣氛與關係之培育，但可能疏忽工作績效。

3. **5,5型（平衡型）**：中庸之道的領導方式，除了促進員工士氣之外，並兼顧適當的生產。

4. **9,1型（業績中心型）**：較關心生產，要求達成任務和效率，忽略員工之需求滿足。

5. **9,9型（理想型）**：對於生產和員工都非常重視；藉以溝通和群體合作以達成組織目標。Blake & Mouton認為此型的績效最佳。

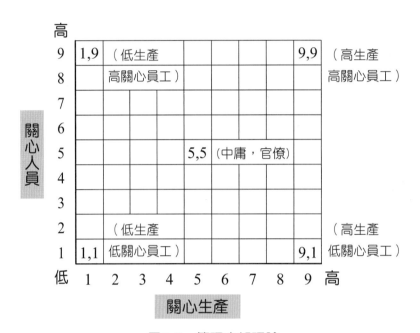

圖8-2　管理方格理論

參考資料：Blake & Mouton (1964). *The managerial grid*. Gulf Publishing.

■ 「工作中心式」與「員工中心式」理論

1967年李克特(Likert)及密西根大學社會學研究所的研究人員發展出兩種基本類型：**工作中心式領導與員工中心式領導**。依照李克研究的結果：生產力較高的單位，多屬採用「員工中心式領導」者，重視員工的行為反應及問題、運用群體達成目標、給予員工較多自主權；而生產力較低的單位，多屬採用「工作中心式領導」者，領導者傾向專制風格、不信任、嚴密監督、採單向命令式溝通。

三、情境理論(Situational Theory)

1960年代後期，管理學者認為「行為理論」對影響因素較複雜之領導行為難以做合理解說，開始以情境因素取代過去的特質理論與行為理論，以工作情境、文化

背景、工作員工的特性及領導者的領導型態和期望為主要因素，強調一位好的領導者是可依情況需要而適時調整其領導方式的。領導方式需考量員工的背景、單位的特性及醫院的政策等。

（一）路徑－目標理論(Path-Goal Theory)

1974年豪斯(House)和密雪爾(Mitchell)提出，領導者的任務是設定達成任務的獎酬、協助員工辨識達成任務與獲得報酬的途徑，並協助解決途徑中的任務障礙（圖8-3）。他們認為領導行為對員工的**工作動機**、**工作滿足**及**對領導者的接受程度**具有影響力。因此，領導者的任務會隨著人員工作而定。

1. **指導式領導行為**：領導者為員工制定出明確的工作標準與規章制度，並對工作加以說明，適於指導新進人員時。

2. **支援式領導行為**：領導者關懷員工，並適時給予支持與協助，適於進行易引發不滿之工作的護理人員。

3. **參與式領導行為**：領導者與部屬共同討論計畫、程序及步驟，如在工作需獲得共識時。

4. **成就導向式領導行為**：領導者為工作訂定計畫，並立下具有挑戰性的目標，適於成就需求高且競爭性強之員工。

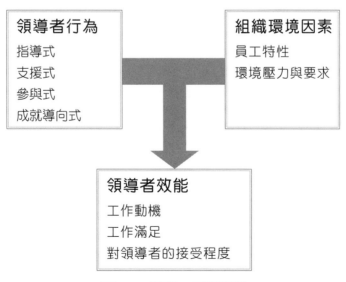

圖8-3　路徑－目標理論

豪斯和密雪爾認為領導者應發揮策略上的功能：(1)認知和激勵員工追求成就的動機；(2)當員工達到工作目標時，應提高其報酬；(3)領導者應用指導和協助的方法，告訴員工們獲得報酬的途徑；(4)協助員工澄清他們期望中的報酬；(5)排除員工在獲得報酬途徑上的各種障礙；(6)依據員工有效的工作績效來增加獲得滿足感的機會。然而，領導者是否能夠有效施加影響還要取決於組織環境因素。

（二）情境領導理論(Situational Leadership)

1976年**赫爾塞(Hersey)**和**布朗查(Blanchard)**將情勢理論推演為領導的生命週期理論，嗣後重新定義為情境領導理論(Situational Leadership)，如圖8-4所示。該理論是根據俄亥俄州立大學之兩構面理論、Blake & Mouton的管理方格理論、Raddin之3D理論及Argyris的成熟與不成熟理論等而成的(Hersey & Blanchard, 1993)。其理論為：**領導者的職責在協助員工成長，依員工的成熟度不同，在領導行為的任務導向和關係導向做不同程度的調整，並給予情緒上的支持。**

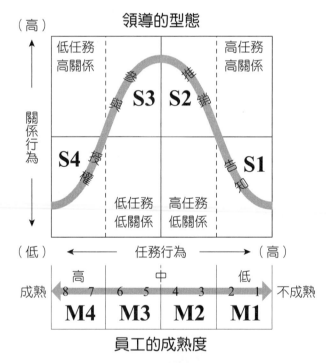

圖8-4　情境領導理論

參考資料：Hersey, P. & Blanchard, K. (1993). *Management of Organizational Behavior: Utilizing Human Resources*. Prentice-Hall.

　　赫爾塞和布朗查(1993)認為領導者的領導行為可分為**任務行為(Task Behavior)**與**關係行為(Relationship Behavior)**兩種：

1. 任務行為：為領導者清楚說明個人或團體的任務或責任；其特徵是領導者**對員工單向溝通，較少關心員工的感覺，但幫助員工達成目標**。領導者告訴員工做什麼、如何去做、在哪裡做與該由誰去做，又稱為**指導性或指示性行為**。

2. 關係行為：為領導者**重視雙向溝通**，如傾訴、促進及支持行為。因此，關係行為又稱為支持性或促進性行為。

　　任務行為及關係行為為兩個構面，分屬X軸與Y軸，構成四個象限，代表四種不同的領導型態：

1. **型態1(S1)－告知**：領導者採用**高任務**行為和**低關係**行為，又稱為**告知式**(Telling)、指引式(Guiding)、指示式(Directing)或制訂式(Establishing)領導型態。領導者採單向方式溝通，當危機情況發生時，要運用此領導型態去反應，因而又稱為危機領導型態(Crisis Leadership)。

2. 型態2(S2)－銷售：領導者採用**高任務**行為和**高關係**行為，提供高度指導和高度關懷，故又稱為安全的領導型態(Safe Style)、**銷售式(Selling)**、解釋式(Explaining)、澄清式(Clarifying)或說服式(Persuading)領導型態。有關決策由領導者形成，惟決策過程中會與員工溝通或澄清。

3. **型態3(S3)－參與**：領導者採用**低任務**行為和**高關係**行為，並採高度雙向溝通、支持性行為及低度的指引行為。又稱為參與式(Participating)、合作式(Collaborating)、承諾式(Committing)或鼓勵式(Encouraging)的領導型態。領導者分享個人理念，有關決策鼓勵員工形成，或員工與領導者共同形成。

4. 型態4(S4)－授權：領導者採用**低任務**行為和**低關係**行為，又稱為授權式(Delegating)、觀察式(Observing)、監測式(Monitoring)或實現式(Fulfilling)的領導型態。由員工做決策和執行。

　　赫爾塞和布朗查(1993)認為的情境因素是情境領導以員工的成熟度(Maturity)作為概念的指標。成熟度包含能力(Ability)和意願(Willingness)。能力是指個人或團體為達成某些任務與活動所具備的知識、經驗與技術；意願指個人或團體有信心(Confidence)、承諾(Commitment)與有動機(Motivation)。

員工執行某些任務時，因其有不同的能力與意願，故可分為四種不同的成熟度 (Maturity)，**成熟度1、2以領導者為導向；成熟度3、4以員工為導向**（圖8-5）。

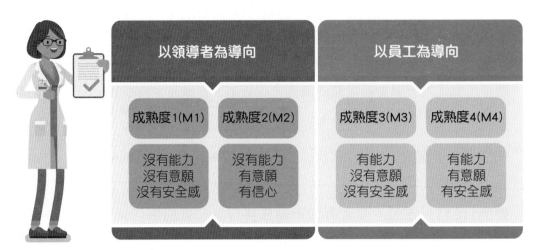

圖8-5　員工成熟度的分類

有效率的領導者要依員工的成熟度採取合宜的領導型態（表8-4），表8-5是員工不同的成熟度配合各領導統御型態之應用效能。

表8-4　領導者的領導統御型態與員工的成熟度配合

	領導統御型態		員工的成熟度
S1	★告知(Telling) 指引式領導：領導者制訂規則、政策、辦事細則等，告訴員工如何、何時、何地去完成任務。給予員工較多的指導與支持。	M1	☆低成熟度 員工不能或不願意負責任。員工的行為表現缺乏安全感或技術→適於高任務低關係行為。
S2	★銷售(Selling) 銷售式領導：領導者給予指導、協助及關懷，雙方面有溝通，領導者給予支持。	M2	☆低到中的成熟度 員工能力不足但願意負起責任，員工也許有自信但缺乏技能→適於高任務高關係行為。
S3	★參與(Participating) 參與式領導：領導者支持員工，鼓勵雙向溝通和主動傾聽；領導者作決策但注重與員工的人際關係。	M3	☆中到高的成熟度 員工能夠但不願意負起責任；原因是缺乏安全感或是領導者不適當的激勵技巧→適於低任務高關係行為。
S4	★授權(Delegating) 放任式領導：領導者給予最少的指導與支持或協助，低度的關懷、員工人際關係、任務的達成。	M4	☆高成熟度 員工有能力、意願、自信。員工不需要與領導者雙向的溝通與協助→適於低任務低關係行為。

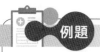

例題

例題：某病房劉護理師從事臨床工作已經四年了，對病人護理計畫書寫完整，對病人的服務態度佳，近期升上副護理長，工作也很積極，此時護理長應對劉護理師採用赫爾塞(Hersey)之生命週期理論(Life Cycle Theory)中的何種領導方式？

解答：劉護理師屬高成熟度(M4)，應採放任式領導。

表8-5　員工不同的成熟度配合各領導統御型態之應用效能

成熟度	最佳領導型態	次佳領導型態	次低效能領導型態	最低效能領導型態
M1	告知	銷售	參與	授權
M2	銷售	告知或參與	－	授權
M3	參與	銷售或授權	－	告知
M4	授權	參與	銷售	告知

參考資料：Hersey, P., & Blanchard, K. (1993). *Management of organizational behavior*. Prentice-Hall.

（三）費得勒權變模式

費得勒**(Fiedler)**主張有三種構成領導的情境因素：

1. **領導者與成員的關係：部屬對主管能力威望之敬重程度。**包括尊重、友誼、信任、合作、接納、**支持以及忠誠程度**，此為最重要的因素。

2. **工作結構：**部屬對工作目標內容之清晰確定程度。

3. **領導者之職位權力：**主管人員職位權力之大小。

四、領導新典範

■ 第五級領導(Level 5 Leadership)

第五級領導理論由柯林斯(J. Collins)提出，其將領導人分為五級，請參考圖8-6。其中第五級領導人是一個執行者，其特質是**具有謙沖為懷的個性**，會妥善安排接班計畫，讓組織成功地世代交替，並將個人名利置之度外，以組織的成功為理念。

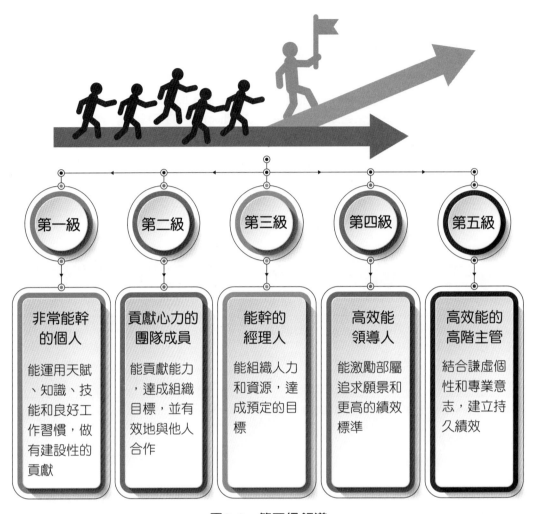

圖8-6 第五級領導

■ 轉換型領導(Transformational Leadership)

又稱變革型領導，**領導者藉由個人魅力、建立願景及激勵部屬，以提升部屬工作態度及激發部屬對工作更加努力**，來提升組織效益，**並能為組織帶來創新的力量**。其構成要素包括：

1. **個別化關懷**：關心個人。

2. **心靈鼓舞**：動機的啟發與精神感召。

3. **才智激發**：建立能夠激發組織上下才智的互動創造過程。

4. **理想化的影響力**：上下之間是相互影響的關係。

■ 交易型領導(Transactional Leadership)

部屬對領導者的順從與忠誠是建立在交換互惠的基礎之上，這種因為交易的公平性所產生的領導權力，並非完全是物質、金錢或利益上的交換，還包括精神情感的交流。**如領導者可藉由角色澄清與工作要求，引導或激勵員工。**

8-5 有效的領導

■ 領導者成功的要訣(Metzger, 1982)

1. 具有足夠的**自我認識與警覺(Self-Awareness)**，具有敏銳的觀察能力並盡力去了解個人及他人的需求。

2. 有效地作評估及規劃。

3. 設定有效、實際可行的工作目標。

4. 尊重並接受群體的意見，且勇於對群體負責。

5. 有效率地將工作分派給相關人員執行。

6. 有效地運用溝通技巧，並與其他工作人員協調合作，維繫良好的人際關係。

7. 有效地推動工作。

8. 人格成熟、情緒穩定，能獲得同仁的信賴。

9. 工作勝任愉快，並具有革新的意願及努力奮發的精神。

10. 維護和諧的工作氣氛。

■ 如何做一個高效能的領導者（盧，2003）

1. 重視員工的遴選與培育。

2. 嘗試新觀念。

3. 善於時間管理。

4. 讓自己成為本行的專家。

5. 領導員工時應適當地運用權力，合理地分派工作，截長補短，適度地授權，並對員工用心管理。

6. 獎優懲劣平冤情：診斷與處理員工的問題，獎優懲劣，善用稱讚的藝術。

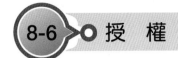

8-6 ○ 授 權

授權(Delegation)是管理的指揮功能之主要因素,是指**分派職權與責任給員工,使完成某種特定的活動**。授權係指主管將其擁有之決策執行職權適當地、逐級地轉移至部屬(莊、黃,2000)。授權的過程為:**分配職責→分配工作→授予權責→要求員工工作**。

權力是來自責任,部門之工作職責與職務的指派與授權需本著權責對等的原則。授權制度設計時,需注意工作權責相稱、權隨責來,執行者才能適當、有效完成工作與發揮有效的管理功能。

決定是否授權的因素包括:

1. **機構規模**:機構愈大,愈趨於分權。

2. **科別多寡**:科別愈多,愈趨於分權。

3. **重要程度**:愈可能招致重大損失之決策由愈高層的管理人員裁示。

4. **部屬能力**:受能力和意願影響。

一、授權與分權

授權是指管理者為實現管理目標,在自己的職權範圍內賦予其部屬相應責任和權力,**擁有決策權,對所授權力負有責任**,即自始至終**對部屬工作的執行負有責任**。授權是一種**內部激勵**過程,適當的授權能增進部屬的工作責任感,使其更投入工作,發揮其主動性與創造性。

分權是**組織中權力的再分配**,依組織發展的整體目標的需要,在組織的上層將決策權分授於若干重要成員的技術性管理手段,分權者對分配後的職責不負有責任,被分權者具有決策權。**分權的目的是在組織中發揮權力相互制衡的功能,避免權力過於集中或濫用,帶來決策風險或重大決策的失誤。**

二、授權的目的與利益

1. 高階主管經由全體員工之力量共同達成組織目標。

2. 藉由授權，可減輕高層主管的工作負擔，主管將自己負責範圍內之部分責任、義務與職權適當的交付員工執行，使其主動發揮、運用並承擔責任，使組織發揮更大的效益。主管不需事必躬親，窮於應付日常瑣事，無暇思考與規劃組織的重要策略與發展。

3. 藉由授權可使組織的專業分工更精細及效率化。員工基於工作職責，依授權程度，節省不必要的溝通，提高決策效率，使作業與決策的流程縮短，組織運作更靈活、更有彈性與活力以因應外在的環境。

4. 主管充分的授權，權責相稱可提升其決策執行的品質與效能，員工不會凡事等待上級交辦與指示才執行，就會主動並作創意思考，**發展自身能力**，並藉此**培育組織未來的管理人才**。

三、授權的障礙

1. 組織方面：法令規章繁瑣、行政程序繁複、權責劃分不清等。

2. 主管方面：缺乏指導及適當控制的方法、優越感或控制慾強烈、畏懼部屬才能、不願承擔部屬失敗風險等。

3. 部屬方面：缺乏自信、不願冒險承擔責任、已承擔過多職責等。

四、授權的原則（盧，2003）

1. **工作範圍的原則：授權的內容、工作範圍應和部屬的職責有關**。因此有關目標的設定、政策的研擬、特定的人事問題、士氣之提振、危機的化解及機密事件等，均不應授權部屬處理。

2. 平時在可能範圍內，應盡量將工作授權部屬去執行。不應將授權範圍只限定於例行性工作，而應將它擴大到需要運用心思的工作。

3. **統一指揮的原則**：一位部屬只能接受一位主管的指揮，亦即單一隸屬關係。

4. **功能性職權的原則：單位內例行事務或專門性工作**，因組織內部已有明文規定，則可援例授權。

5. **金字塔形的階層原則**：因任務授權而由最高主管連至最基層的職員，形成一條連鎖線路。職權的授予層次愈多，工作範圍與職權愈清楚。

6. **絕對性職責的原則**：當主管授權給部屬時，要對部屬進行適切的追蹤，部屬完成任務時，必須向主管報告工作績效；**主管應全力支持部屬所制定的措施，並為其承擔必要的責任。對部屬之可能犯錯應有心理準備，並對錯誤負責。**

7. 職權與職責相當原則：職責是指伴隨著職位而來的責任，其任務稱之為職務。為擔負職責必須具有相對等的職權，所以職責和職權需相當。

8. 授權應公開為之。

9. 應由簡而繁、循序漸進的方式逐級授權，切忌越級授權或重複授權。

10. 授權之後，應強調部屬之工作績效，不應斤斤計較執行過程。當員工發生疑難時，不應只告訴他解決方法，而應協助他尋求解決方式。

11. 除非事先獲得協調，否則不應將兩人或兩人以上部屬共同執行的工作，交託單獨一位部屬去執行。

12. 不應姑息部屬之「反授權行為」：即不應允諾部屬在未做妥工作前將工作擲還。

例題

1. 急診室護理長將護理作業資訊化之任務交給有能力之組長解決，必要時與會提供意見，此符合授權之何項原則？
2. 醫院因一年一度的望年會即將來臨，於是醫院管理部委託福委會全權辦理，此符合授權之何項原則？
3. 當護理長不在時，授權給資深護理師代理其職務，但本病房有副護理長也在上班，此違反哪一個授權原則？
4. 護理長授權三班組長保管麻醉藥品，每班必須清點數目，若有問題除當班組長負責外，護理長亦要受到調查與處分，此為哪一項授權原則？

解答：1.工作範圍的原則。2.功能性職權的原則。3.職權與職責相當原則。4.絕對性職責的原則。

五、成功授權的方法(Swansburg, 1993)

1. 訓練和發展員工之能力：**提供教育訓練**，並依員工的能力給予合適工作，授予職權，使其有機會成長。

2. 事前完善計畫，避免問題發生。

3. 控制和協調員工的工作，以預防工作重複。

4. 定期探視員工，發現潛在的問題。並鼓勵員工解決自身的問題，且思考新觀念。

5. 滿意地接受授權。

6. 特定目標與目的。

7. 有共同同意的作業標準。

8. 有興趣接受。

9. 評值結果並給予適當報酬。

10. 勿取回已授權之工作。

例題：當部屬反應單位的小組長能力太好，只要有小組長就可完成了許多雜事，所以覺得單位不需有他，在未來的工作分配上，護理長應該怎麼做最好？

解答：評估部屬可以做的事，授權給他們。

8-7 問題解決

1. 問題解決的特質與原則：

   (1) **確立對組織利益影響最大的問題**，以抽絲剝繭的方式分出子問題，待子問題解決後，再詳細處理大問題。

   (2) 主管應**將子問題分派給部屬處理，指導部屬依組織規定及政策來進行（分權式管理）**，以增強其自主性及促其了解組織的理念目標。

(3) 大問題出現時，**主管需以科學方法處理**，在充分掌握社會脈動之後**諮詢組織內外部專家意見或利用標竿學習**，且應了解絕無完美的解決之法，視情況作最佳決策並付諸行動，切勿因某些可忽略的細節而猶豫不決，但可擬定腹案。

(4) 管理者應**具有遠見**，重視問題解決的品質提升；能有充足的時間與空間作決策，並充分發揮自主權。

2. 問題解決的思考技巧：

(1) 歸納性思考(Inductive Thinking)：以個人經驗為基礎的推理方式，亦即從多次對同類事件觀察到的部分事實來推論至整體的合理化過程。

(2) 演繹性思考(Deductive Thinking)：根據既定原則來判定。若個別情況符合原則，給予肯定的判斷；若與原則不符，則給予以否定的判斷。

(3) 分析性思考(Analytic Thinking)：是最常用的技巧，主要是分析自身經驗與擁有的資源（包括知識），將之套入現存的問題結構中。

(4) **創造性思考**(Creative Thinking)：遇到**無法援例的新問題**時，需運用個人的抽象概念、想像力、聯想力及**與部屬共同的腦力激盪**等方法，以尋求解決之道。為了保持競爭力，21世紀領導者需懂得解放組織內的腦力，突破個人障礙，激發潛能，以持續創造未來。

(5) 價值焦點思考(Value Focused Thinking)：Keeney認為若遇到問題才尋求問題解決方案，乃是一種被動反應，僅在於解決問題，而未能將決策結果與組織目標產生更一致且相關性更高的連結，因此Keeney提出此法，藉由思考組織目標為何以及如何做才能**符合組織目標，才是最佳的問題解決方案**。

3. 問題解決的方法：

(1) 嘗試錯誤法：藉由每次的嘗試和錯誤中得到問題解決的經驗，是最簡單但卻費時的方法，**無法處理複雜度高的問題**，因此不適合應用於護理實務上。

(2) 科學實驗法：高度控制實驗流程，資料必須確實、時間充足及情況嚴謹、可控制，以尋求解決問題的方法。

(3) 分階段的情況評論法：針對某一事件發生的前、中、後階段，評估出各階段可能解決問題的行動。

(4) 以隱喻為基礎的自由聯想法：短時間內激發聯想，以腦力激盪方式創造出解決問題的方法，具有創造性、分析性及演繹性。

(5) **經驗談**：將個人過去面對問題的經驗分享給其他人，當遇到類似問題時就可順利地解決問題。例如護理長**將單位曾發生的意外疏失列入新進人員訓練**，避免再次發生照護安全問題。

(6) **直覺法**：根據個人過去面對問題的成功經驗，依自己的主觀意識與敏感度決定此問題的解決方法或分辨解決方法的效果。例如**護理長發現樓梯間有火花，馬上就能辨識問題的緊急性**，解除危機。

4. 問題解決的步驟：

(1) **確立問題**：陳述某一事件之事實，利用推理和回溯法逐步去除不相關因素以確立問題。

(2) **收集資料**：以問題為導向，有計畫地收集資料，過程中以實地走訪、調閱記錄、會談及觀察等方法，並用客觀的態度以特性要因圖（魚骨圖）分析問題的導因。

(3) **訂定解決方案**：列出所有可能的解決方案，並評估其可行性，以找出合宜有效的解決之道。是問題解決過程中最具創意和挑戰性的步驟。

(4) **執行方案**：方案訂定後，隨即付諸行動。

(5) **評值**：應評值每一步驟，隨時視需要而調整或修改之。

8-8 護理主管的角色職責

一、明茲伯格的十大角色模式

1975年，明茲伯格(Mintzberg)分析護理長工作的特性有三方面：資訊上、人際關係上及決策上（表8-6）。1979年，瓊斯(Jones)調查發現，護理長每天在決策的角色上花費的時間最多。

表8-6 明茲伯格的管理者十大角色模式

資訊上	人際關係上	決策上
·傳播者：將資訊傳遞給部屬，並傳達上司的指示與新政策的宣布 ·監督者（偵察者）：隨時掌握工作環境的狀況，監測部屬的照護品質，如：審查病房各項護理活動與記錄是否如期完成 ·代言人：代表組織對外發言	·領導者：聘任、排班、激勵及員工等 ·聯絡者：在組織內外建立人際關係網絡 ·精神領袖：在正式場合中對外代表組織	·協商者（調停者）：護理長的說服能力要強，以維護病房整體的利益，代表病房參加各種正式及非正式的協商。如：向護理部要求調派人力、添購病房所需醫療設備 ·企業家：設法改善單位績效，並因應環境變化作改革。包括參與計畫的設計、授權、執行計畫、督導及監測 ·干擾處理者：處理病房的騷動事件，包括部屬之間的衝突、單位之間的衝突、病房內的資源損失 ·資源分配者：合宜分配人力、財力及物力

例題

例題：請問以下例子屬於明茲伯格(Henry Mintzberg)的何種管理者角色？
1. 護理長調配單位人力、物力、時間及經費
2. 護理部主任參與院務會議代表護理部報告
3. 護理長傳達醫院將舉辦「宣傳護理形象」短片甄選
4. 護理長細心觀察護理人員身心健康及工作表現

解答：1.資源分配者。2.聯絡者。3.傳播者。4.領導者。

二、史蒂芬的五大角色模式

　　史蒂芬(Stephen)認為管理者的五大角色有改革者、革命者、淨化者、拓展者及安定者。

1. **改革者**：針對護理業務的缺失，提出新的觀念、方法及措施以配合社會脈動。管理者需掌握改革步調，使改變的生活和工作敏感度降至最低。

2. **革命者**：去除單位弊端，如：針對不適當的常規或工作規範，予以改革。

3. **淨化者**：如：護理長制訂政策、法則與常規以推行品質保證的工作，提升護理品質。

4. **拓展者**：管理者有責任拓展單位的行政業務與績效，如：護理長提出增加病房的占床率、促進護理品質的方案。

5. **安定者**：管理者需維持團隊與顧客的和諧並維持提供平衡的工作環境。

三、護理長的責任

1. 單位管理方面：各科聯繫、環境管理、器材與設備管理、人員分配、公務處理、表格編製等。

2. 病人護理方面：主要是**分析病人的需要、解決病人問題及擬定護理計畫**。如：**計畫與評定完整的護理工作**；檢查與觀察病人情形及對治療的反應；與醫師群共同巡視病房、交換病情報告及接受醫囑；**查核醫囑執行情形**；指導病人和家屬恢復健康之護理方法、向病人及家屬解釋護理計畫，並監督護理人員所做的衛教工作是否確實；**調查過失、疏忽、病人抱怨與意外事件，需完成報告及提出改善方案**；與社會服務及其他部門密切聯繫，解決病人的困難等。此外，護理長管理病房之供應品與裝備，必須使供應品的用途與原定的相符，防止過度或不當之使用，以節省病人的費用。

3. 對部屬方面：主要在協助護理人員達成他們的目標－提供病人最高品質的護理，以及維持團體的團結合作。如：對工作人員（護理人員、書記等）說明工作情形與範圍，以及其他人員關係等；**計畫並指派護理工作給護理人員與護生**，包括特殊指示及醫囑的傳達；**辦理有計畫或不定期的在職訓練及教育**，並做評核；指導及評核工作人員；準備、設計及評定教學教材；**指導護生實習，辦理有計畫之臨床教學**；設計、蒐集及分析資料及其他護理研究之用，擔起研究創造新知之責。

4. 對醫師方面：護理長應領導護理同仁建立病人對醫師的信心，相對的，醫師也應建立病人對護理人員之信心。護理人員和醫師之間需相互合作，共同提供病

人最佳的照護品質。如：**對醫師及實習醫師說明醫務與護理雙方如何達到理想配合程度；協調醫護間的衝突，以及醫病或護病間之衝突；協助醫師執行醫療行為。**

四、各層級護理主管應具備的能力

　　各層級主管應具備的核心能力包括**自我成長能力、團隊合作能力及業務運作能力**。羅伯特‧卡茲(Robert Katz, 1974)主張，有效的管理者應具備的基本能力有技術性技能、人際性技能及概念性技能。各層級的管理者都需具備這三種技能，隨著管理層級的不同而占有不同的比重。

1. **技術性技能**：指管理者對某一特定活動的理解程度和熟練程度，著重於「處事能力」。對於**基層管理者**來說，**如護理長，技術性技能是最重要的。**

2. **人際性技能**：指管理者在團體中高度展現工作效能，並促使大家團結合作的能力，著重於「待人態度」。對於**中階管理者**來說，**如督導，人際性技能的決定管理成效的優劣。**

3. **概念性技能**：指管理者以整體視野與角度看待企業的能力，即把企業視作一個整體的全局把握能力。對於**高階管理者**來說，**如護理部主任，概念性技能是管理成功的首要技能。**

五、高效能護理長的要領

1. 採用改革策略，以提高士氣和工作滿意度：實施革新策略時可運用「目標管理」的技巧。

2. 有效安排時間：**依事情的輕、重、緩、急順序安排日刻表。**

3. 組織病房成員，成立互動小組，發展有效的溝通網路，有效的運用及快速傳遞資訊。

4. 衝突處理方法：解決衝突的責任是屬於衝突的雙方及調停者，因此必須共商解決之法。在找出衝突事件的地點、時間及原因之後，應尊重事發的當事人。**談判進行時，對事不對人。**為**保持當事人雙方冷靜的溝通氣氛，必須先約法三章。護理長扮演調停者時，需多刺激「沉默的一方」發言，**並鼓勵雙方提出解決的可行途徑。

5. 學習安排護理人員的工作及考核其績效。

6. **預防病房危急事件的發生：護理長應有敏銳的觀察力，事先警覺到危急事件的徵兆，並提早做防範。**

7. 有效的成本控制：有效的評估、規劃及運用病房的人力、財力及物力，避免成本過剩或浪費。

8. 護理長**需與直屬督導保持密切聯繫**，包括：危急事件、處理問題的解決方案、病房工作報告、**特殊患者的護理報告與病情醫療狀況、工作人員的活動狀況等**。態度宜誠懇，反應敏捷。

例題：某病房甲組長允諾護理長籌辦今年單位的忘年會，經過2週後，甲組長表示籌辦忘年會工作繁瑣，請護理長另外指派其他較有能力的同仁負責，請問護理長應如何處置？

解答：了解甲組長的困難，從旁協助籌辦工作。

結語

　　領導是組織中某些人對其員工產生影響力的過程，領導者需具個人的影響力、人際關係、領導的才能與藝術、指導與協助員工共同完成組織的目標。各種領導理論或領導統御型態各有其優缺點，沒有任何一種是絕對好或絕對不好，護理管理者應熟知各種領導型態，依人、事、物等情境之不同而選擇合適的領導方式，再運用領導者成功的要訣，適當的授權，做一個高效能的領導者。

李麗傳、楊克平(2005)·*護理行政與病室管理（五版）*·華杏。

周照芳、黃璉華、王瑋、鄒慧韞、黃金蓮、張瑛、楊麗瑟、陳小蓮、黃月嬌、張慈惠、林綉珠、詹碧端、李樹蘋、游惠珠、侯宜菁、郭明娟(2017)·*護理行政之理論與實務*·華杏。

林素戎(2023)·*全方位護理應考e寶典－護理行政*·新文京。

哈佛商業評論全球繁體中文版(2016)·*第五級領導力*。https://www.hbrtaiwan.com/article_content_AR0006595.html

莊逸洲、黃崇哲(2000)·*醫療機構管理制度*·華杏。

曾雯琦、楊勤熒、馬淑清、李歡芳、周守民、周美雲、蘇慧芳、趙慧玲、謝碧晴、王淑卿、江惠英、尹裕君、高靖秋(2023)·*當代護理行政學（四版）*·華杏。

盧美秀(2003)·*護理管理（二版）*·華騰。

Blake, P. R., & Mouton, J. S. (1964). *The managerial grid*. Gulf Publishing.

Douglass (1984). *The effective nurse: Leader and manager*. The C. V. Mosby Company.

Hersey, P., & Blanchard, K. H. (1993). *Management of Organizational Behavior: Utilizing Human Resources*. Prentice-Hall.

House, R., & Mitchell, T. (1974). Path-goal theory of leadership. *Journal of Contemporary Business*, autumn.

Lihert, R. (1967). *The human organization*. Mc Graw-Hill.

Metzger, N. (1982). *The health care supervisor's hand*. Aspen.

Rowland, H. S., & Rowland, B. L. (1992). *Nursing administration handbook* (3rd ed.). Aspen.

Stogdill, R. M. (1948). Personal factors associated with leadership: A survey of the literature, *J. Psychol, 25*, 35-72.

Swans Burg, R. C. (1993). *Introductory management and leadership for clinical Nurses*. Jones & Bartlett.

學習評量 EXERCISE

選擇題

（　　）1. 下列何者屬於護理長層級的管理決策？(A)大量傷患應變　(B)單位間人力調度　(C)醫療糾紛處理　(D)病人問題解決

（　　）2. 關於有效授權的原則，下列敘述何者正確？(A)授權給資深護理師後，要絕對信任不要追蹤　(B)可以私下拜託資深護理師協助行政工作　(C)授權之前需先提供資深護理師教育訓練　(D)同時授權二位資深護理師相同任務以提升效率

（　　）3. 李督導長學有專精，待人接物頗獲好評，王護理師主動找她諮詢個人生涯規畫及未來發展，督導長是運用下列何種影響力？(A)法統影響力(legitimate power)　(B)強制影響力(coercive power)　(C)榜樣影響力(referent power)　(D)專家影響力(expert power)

（　　）4. 有10位急診病患同時到達，由於當天上班的護理師技術熟練且資深，護理長就將任務交待後即離去。護理長是運用Douglass 提出的哪一種領導型態？(A)集權式　(B)民主式　(C)放任式　(D)參與式

（　　）5. 依據Keeney (1994)建議的最佳的問題解決方案，下列敘述何者最適宜？(A)符合組織目標　(B)使用較多資源　(C)選擇高冒險性　(D)預期效果受限

（　　）6. 依據Hersey及Blanchard (1993)提出的情境領導理論，領導者應依下列何種要素來決定領導型態？(A)上下的溝通　(B)員工成熟度　(C)主管的直覺　(D)組織的型態

（　　）7. 醫院急診室凌晨接到因瓦斯管氣爆的傷患，院長立即至急診室現場坐鎮指揮，命令各急救區域的負責人安置及治療傷患，並指派資深人員安頓及照護原有的急診室病人。院長運用 Douglass 提出的領導統御型態是下列哪一種？(A)集權式　(B)民主式　(C)放任式　(D)參與式

（　　）8. Blake及Mouton (1978)提出管理方格理論，下列何者為其領導最關鍵的要素或構面？(A)增加員工的成熟度　(B)激勵部屬　(C)領導者行為　(D)關心部屬及工作

（　）9. 醫院甄選急診室護理長，護理主任以精力充沛、表達能力強、專業知識強、聰明能幹、人際關係良好等條件作為考量之依據，是應用下列何種理論？(A)管理方格理論(Managerial Grid Theory)　(B)特性（屬性）理論(Trait Theory)　(C)情境理論(Situational Theory)　(D)期望模式理論(Expectancy Model Theory)

（　）10. 護理部主任未經督導長同意，直接請護理長負責某專案，不符合下列何項授權原則？(A)單一隸屬關係　(B)授權非授責　(C)相互信賴　(D)量力授權

（　）11. 有關轉換型領導(Transformational Leadership)，下列何者不屬於其構成要素？(A)生產力(Productivity)　(B)影響力(Influence)　(C)啟發力(Stimulation / Inspiration)　(D)激勵(Motivation)

（　）12. 當護理長在審查護理師麻醉藥點班情形時，依Mintzberg角色模式，他／她是在扮演：(A)代表者(representative)　(B)監督者(monitor)　(C)領袖(leader)　(D)聯絡者(liaison)

（　）13. 護理長將過去單位曾發生之意外疏失列入新進人員訓練之範疇，以避免再次發生病人照護安全的問題，此種問題解決法為：(A)直覺法　(B)嘗試錯誤　(C)自我解決　(D)經驗談

（　）14. 要達成群體目標時，民主式領導者較少藉助下列何項？(A)影響力　(B)職位權威　(C)人際關係　(D)溝通協調

（　）15. 值班護理長在巡房時，發現樓梯間有火花且冒濃煙情形，故緊急辨識問題，解除危機。依據決策者思考方式，此位主管採用下列何者以解決問題？(A)邏輯思考　(B)直覺思考　(C)理性思考　(D)創意思考

問答題

1. 何謂職權與影響力？二者有何不同？
2. 說明領導者與管理者之異同。
3. 簡述情境領導理論及其領導統御型態如何配合員工的成熟度？
4. 如何做一個高效能的領導者？
5. 授權原則有哪些？
6. 如何做一個成功的領導者？

學習評量
解答請掃描
QR Code

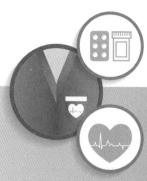
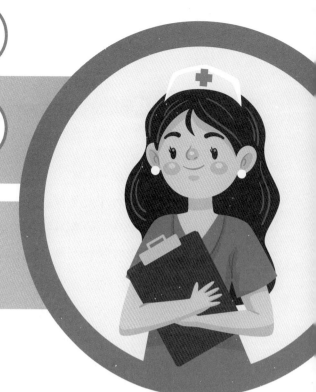

Chapter **09**

時間管理

Time Management

編著者・林秋芬

讀完本章，您應能：

1. 說出時間的特性。
2. 了解時間浪費的可能原因。
3. 說出至少兩種以上的善用時間方法。
4. 說出如何善用時間的方法於個人工作中。

前言

　　時間是生命的要素，晉朝詩人陶淵明說：盛年不再來，一日難再晨，及時宜自勉，歲月不待人。想想轉眼間的確白了少年頭。時間管理不是管理時間，因為人類無法管理時間，不論我們多麼慌張，時間還是會成為過去。時間管理是一種自我管理，改變時間管理的第一步，從自覺需要時間管理開始。時間管理的問題不再於時間本身，而是個人如何善於利用自己的時間，也就是個人習慣的改變及不虛擲光陰。正確的時間觀念，加上合宜的時間管理，能使我們的工作雖然忙碌，卻能處理得井井有條、一絲不苟，甚至還有多餘的時間，去幫助別人，並享受閒暇的樂趣。現代人要走出盲與忙的陷阱，必須做好時間管理，才能活得恬適舒服與氣定神閒，同時又擁有探索生命意義後的成就感。

9-1 　認識時間與時間管理

1. **時間的意義：**

    (1) 時間是公平的：每天每個人都有24小時。

    (2) 時間是免費的：每天時間都會自動送上門。

    (3) 時間是有限的：每天只有24小時，不多也不少。

2. **時間的特性：**

   (1) 時間是沒有彈性、無伸縮餘地。

   (2) 時間是不能替代的，也無法贈與。

   (3) 時間是無法保留的，它一去不復返。

   (4) 時間是不能失而復得的。

3. **時間管理的定義：** 其實我們不能管理時間，只能管理活動事件。任一活動事件都需要時間，時間管理就是把任何事件做好管理。

4. **時間管理的經驗法則－「墨菲定律」：**

   (1) 任何事都不像其表面所看到的那麼簡單。

   (2) 每件事做起來通常都比想像要耗時。

   (3) 某些事情的出錯有時是難免的。

   (4) 工作永遠沒有做完的時候，時間永遠不足夠。

5. **時間管理的迷思：** 我們在時間管理上常犯的偏差，認為：

   (1) 事情要自己做，才能完成的更好（不敢授權）。

   (2) 充分授權可以節省很多時間（所授非適合之人，不但不會節省時間，反而要花更多時間）。

   (3) 決策的層級越高，決策的品質越好（決策者若無法完全了解情形，則其決策的品質，就不一定會越好）。

   (4) 事緩則圓：推遲可提高決策的品質與績效（如果在延遲中未加以創造可選方案，思考如何選擇方案，其品質不但不會好，反而造成過時失去機會）。

   (5) 能者多勞，什麼事都找他準沒錯（其實這是變相的處罰能者和時間管理高手）。

   (6) 效率掛帥，只求盡速把事情做完，沒有考慮效能（是否做對事了）。

   (7) 凡事說做就做，認為只要去做，就會有績效，其實不然，很多時候可能會做白工，很多事情若能有好的規劃，可能可省一半以上的時間，同時效能更好。

   (8) 早到晚走、每天很忙的人是高績效的同義詞（績效與時間不成正比）。

(9) 確認問題比解決問題容易，所需花費的時間較短（確認問題才能針對問題解決，問題未確認，即採亂槍打鳥式的行動，其結果不但未能解決問題，還浪費資源）。

(10) 依照習慣行事較節省時間（但時事多變，可能過去的行事模式已無法處理現今的問題）。

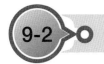

9-2 時間的損失、浪費及拖延

一、時間損失與浪費的原因

　　時間損失和浪費的原因很多，個人方面除了生理、心理及社會因素外，能力和習慣也是重要的影響因素，不過，其中有絕大部分是習慣不良所導致，因此其可改善的空間很大，只要自己願意，一定會有成效。有時個人的時間會損失是因為組織所造成的，尤其組織決策不定，個人無法有效的達成組織的目標（表9-1）。

表9-1　時間浪費的因素

內在因素	外在因素
1. 計畫不周全	1. 電話阻擾
2. 未訂定清楚目標及方針內容不適當	2. 團隊夥伴能力不足
3. 拖延的習慣	3. 政策與程序說明不清
4. 無法拒絕他人	4. 文書工作繁雜
5. 猶豫不決	5. 會議太多
6. 無法做決定	6. 溝通不良
7. 缺乏組織能力	7. 訪客太多
8. 未按事情的輕重緩急去處理	8. 社交應酬太多
9. 缺乏專業知識與技能	9. 資訊不足
10.授權不充分	10.檔案系統不良
11.注意力分散，如看手機、電腦	11.未加評值，缺乏回饋

二、時間拖延的原因

1. **思緒混亂**：當思緒混亂時，會使人不知道接下去該做什麼，導致拖延壞習的形成。思緒混亂、困惑、混淆都會造成分析、判斷能力的下降，進而無法分析工作。工作的分析力降低，使得工作的拖延更嚴重。

2. **無能力決定優先順序與輕重緩急**：對於任何工作，如果無法判斷出優先順序或輕重緩急，則無法感受出何事應該先解決的緊急程度，可能會將所有工作混為一談，並且搞得亂七八糟，最後也許最重要的事反而沒做。

3. **缺乏責任心**：缺乏責任心的人，不願負起該負的責任，會期待周圍環境條件轉成有利，以忘記當理由搪塞，對事情一再拖延，想等待最佳時機之際，才肯踏出最初、最重要的第一步，且會將等待時間的責任，完全推給周圍的人或其他事務。

4. **害怕變化所帶來的危機感**：因害怕改變所以會產生逃避和不安，並有危機感的產生，危機包括社會、心理、生理或經濟等方面。患有拖延毛病的人，不論是否真的遭遇危機，都會感覺事態嚴重，不可等閒視之。因怕做錯，所以採逃避的方式－拖延時間。

5. **要求完美無缺，遲遲無法做決定**：要求完美無缺的人，在事情的結果無法確信可以達到十全十美之前，都會拖延所有事情的完成期限，因為他們害怕錯誤會暴露個人的弱點。這類人多半自我懷疑，對自己不確定，所以花很多時間在猶豫和猜想上。

6. **依賴性強或等待他人幫助**：依賴性強的人，由於無法獨立完成工作，因此在等人幫助完成工作之前，會一直拖延下去。資訊不足也會造成不敢下決定，或事情重大，不敢妄下定論。

7. **對單調的工作感到無聊與厭煩**：當一項工作或問題相當冗長、不新鮮，欠缺多樣性、沒有任何誘因、刺激或報酬、沒有價值、無聊的任務時，就會使人感到單調，而無法了解自己為什麼要做這件事，所以會拖延。

8. **生理的不適、疲倦和障礙**：無論生理上或心理上的疲倦，都會影響工作的完成期限和時間使用的品質，也會造成沒有體力完成任務。一般生理的疲倦是因工作過度、過度勞動、過度努力、神經性疲勞等因素引起；心理上的疲倦是因單調感、無聊、不關心、無力感、喪失興趣等因素引起。

9. **沒有明確的人生目標、精神渙散、動作緩慢**：缺乏人生目標，行動會慢半拍，日復一日，得過且過，不知何去何從，隨波逐流。養成反應、行動遲緩，對任何事都缺乏興趣，什麼事都要別人催才會有動作，工作品質很差。

三、改變拖延的習慣

1. **改變拖延的習慣**：下定改變的決心，坦白承認自己有拖延的問題，並且真心地想要徹底革除此一壞習慣。為弄清拖延的原因，可以拿一張紙寫下自己拖延的原因，盡可能多寫一些，至少列出十項。擬定行動計畫，設定一個明確可衡量的目標。並發展一套解決問題的技巧，徹底革除拖延的惡習。

2. **克服拖延的方法：**（盧，2003）

   (1) 各個擊破法：即所謂「香腸切片法」。將令人不愉快或困難的事，細分為許多件小事，每次只處理其中一件。

   (2) 平衡表法：即所謂「書面分析法」。利用紙張，在紙的左邊列出拖延的理由，右邊列出辦妥之後的潛在好處。

   (3) 思維方式改變法：將「這個工作必須完成，但是它令人感到不愉快，因此我將盡量予以拖延」改成「這個工作令人感到不愉快，但是它必須完成，因此，我將立刻做完，以便盡早忘掉它」。

   (4) 避免過分追求盡善盡美。

3. **治療拖延的方法：**

   (1) 工作時五感並用，能增加工作的專心度，當您熱衷於某件事時，一定不會拖延。

   (2) 使自己更堅持，給自己成為優秀且卓越人的信心。自己分配工作時間、自我勉勵，並隨時反省自己，是否具優秀卓越表現。當自己更有自信後，會更充滿熱情、幹勁，信任自己後，就能成就更多事情。

   (3) 給自己一點鼓勵，尤其當面臨困難時。每天整理一下自己所完成的工作，若完成超過自己平常能力標準的工作，可以給自己最想要的獎勵，例如：多睡一小時、吃一頓高級的晚餐等等。

   (4) 改變固定的行動方式或習慣，可以讓自己有新鮮的感覺，對任何事務產生好奇與興趣。

(5) 多花一些心思分析和研究工作，可很清楚地知道自己該做什麼事，而且會很容易去選擇正確的行動。過程中能學到更多有關工作的知識，可以提高興趣、活用增加的知識，並且使工作更順手、提早完成。一旦常有好的成果，良性循環會使自己更積極。

(6) 訂定計畫，將工作細分且體系化，可以讓我們在工作過程中，有循序漸進的感覺，同時只要分別突破各個小部分，事情就可以圓滿的達成。未來即使遇到更多、更複雜的工作，依然可以輕易的完成。

(7) 依事情的輕重緩急，排定優先順序：

A. 第一優先：指重要、緊迫的事，今天「必須」做的事。

B. 第二優先：指重要、不緊迫的事，今天「應該」做的事。

C. 第三優先：指不重要、但有點急迫的事，今天「可以」做的事。

D. 第四優先：指不重要、也不緊迫的事，是每天例行的事或自己想做的事。

(8) 當自己盡最大的努力時，通常容易感到厭倦和疲勞，尤其仍無法完成工作時，此時最好能放下工作、稍微休息、轉換心情，也許在休息中激發出新的構想，甚至凝聚出完成工作的新能源。

(9) 做一個適合自己、滿足自己需要的實行計畫，描繪出一切重要的目標與目的，從簡單的開始，嚴守計畫，並仔細品味自己的成長與發展的充實感。

(10) 每天至少要完成一件事情，尤其是在工作情緒低潮的時候。

 ## 9-3 有效的時間管理

一、有效的使用一天

1. **提早開始**：一日之計在昨天下班前；一週之計在於週日；一月之計在於前一個月底。每天起床後，如果不必要做的事，就盡量避免去做；早一點上班，避開交通巔峰時間。到辦公室，要辦的事就馬上開始做，不要拖拖拉拉。

2. **不做沒有必要的事**

   (1) 在事情未準備就緒之前，不要著手去做。

   (2) 不會對自己有莫大影響的事，就不要追本溯源，以免引起無謂的麻煩。

   (3) 指示任何事情，都要清楚明確。

   (4) 不要把工作輕易交托給容易惹麻煩的人，以免成為累贅。

3. **保持平穩的工作步調**：養成做備忘錄的習慣，不論做任何事，如果不能合於一定的工作步調，而草率地去執行，其效果一定會是事倍功半。工作步調有其協調性，一旦發生不協調，立刻會產生多餘的工作，所以保持平穩的工作步調，工作效率自然會提高。

4. **已經著手進行的工作，要有始有終**：事情如果沒有一次做完，丟在一邊，等到再想繼續完成時，就必須重新回想一遍，才能接下去，會浪費很多時間。為避免浪費時間可進行：

   (1) 可以早上做完的事，絕不拖到下午完成；可以一天做完的事，絕不分成兩天進行。當天應該完成的事情，還有幾件來不及做，則必須從容易的事情先做。無法一次解決的工作，要留待下次完成時，必須先做到一個段落，以便於下次銜接。未完成的工作，為便於下次銜接，必須把有關的事情記錄清楚，以免忘記。

   (2) 從頭到尾，專心一致：做任何事都要專心，如果能堅持到下班的最後一分鐘，可以讓我們多做許多事。

   (3) 計畫明天：明天的工作，今天應該就先加以計畫。如果能將明天的工作範圍，詳細的記錄下來，明天就不會將某些小事忘記。

二、做時間調查

根據時間管理研究專家的調查：大多數的人耗費了50%的時間與精力去從事非能力性的工作。所以我們實際做的事情和可以做得到而不願去做的事情，彼此有很大差距。每人必須針對自己以往使用時間的情形，再加以安排、計畫，改良出使用時間的新方法，使自己更能充分地利用時間、控制時間。

　　我們為了達到善於利用時間的目標，透過時間調查表的記錄，將所做的事情詳細記載，探討自己使用時間的情形，改善未來的時間計畫和工作方法。做時間調查時應注意：(1)現在立刻開始；(2)養成立即記錄的習慣；(3)隨身攜帶調查表；(4)隨時記下特殊事件；(5)使用適合自己工作的分類法；(6)為了使記錄簡單、明朗化，可以使用記號；(7)在一天的時間當中，即使是休息的時間，也必須記錄；(8)將所做的事情詳細記載；(9)探討自己使用時間的情形，以改善本身的工作方法。

三、決定事情是否值得做或應該做

　　當面對已經發生的或即將發生的，以及可能發生的事情時，我們可以透過決策程序，來決定要不要做和怎麼做等。程序如下：(1)首先想想值得做嗎？若「是」才做，如果「不是」則應該拒絕做；(2)要做的事，必須親自去完成嗎？若「是」才親自去做，如果「不是」則請別人代勞或授權給部屬做；(3)要親自做的事，需要馬上做嗎？若「是」就馬上做，如果「不是」則延遲做。

四、採行80/20原則

　　80/20原則是由義大利經濟學者維弗雷多‧柏拉圖(Vilfredo Pareto)提出，又稱為柏拉圖原則(Pareto Principle)，如圖9-1所示。柏拉圖強調在任何人重要的事情通常只占少數，而不重要的則占多數，因此只要控制重要的少數，即能控制全部。例如：80%的銷售額來自20%的顧客，只要掌握重要的20%顧客口味，即可獲得80%營業額。因此，若能將時間花在20%重要的少數問題上，亦即花20%時間，即可取得80%成效。

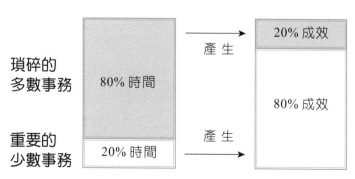

圖9-1　柏拉圖原則

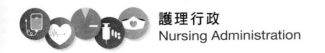

五、正確使用電話和電子郵件

1. 利用電話和電子郵件交涉或討論事情，可減少奔波所造成的時間浪費。電話可先由秘書或同事接聽，確定訊息的重要性再接。不必要、不重要的電子郵件可當成垃圾盡速丟棄。

2. 每天在固定的時間打電話、發電子郵件或接聽電話、接收電子郵件。打電話或發電子郵件前先想好談話重點。

3. 採取事後回話法，並集中在一個時間回話，可採用電話或電子郵件方式。

4. 打電話時專心與對方交談，可節省時間。避免在電話中閒聊，最好以禮貌的方式開門見山地道出原意。事情談妥，即應客氣的掛電話。

六、保持桌面井然有序、整齊清潔

由於授權不足、猶豫不決、半途而廢的工作習慣，造成文件滿桌的毛病，甚至故意縱容文件的堆積，而導致需要花較長的時間找東西。如何讓桌面整齊清潔，應該：

1. 充分發揮字紙簍功能，沒有用的文件立即丟棄。

2. 記住物品放置的場所，最好能有固定的地方，並養成物歸原處的好習慣。

3. 勿將桌上東西全擠進抽屜之中或堆積於另一處。

4. 建立文件管理系統。盡可能在每天的同一時間處理文件。

5. 只允許最優先辦理的文件放在辦公桌的中央，並訓練助手處理例行性文件。

6. 除非資料不足，否則每一種文件原則上只處理一次。

7. 每天下班之前應將辦公桌整理好。

七、避免事必躬親

管理學上的時間錐型是說：每位工作者在工作內容與時間分配之對應關係上應知所取捨。以時間差價來看，高階主管應多花點時間在概念性和決策性的事務上；基層人員應以現場性和專業技能性為主。工作為減少「事必躬親」所造成的時間浪費，最有效的方法就是「做所當做、授所當授」。

八、做時間的管理家

善用隱藏的時間，將零碎時間累積起來。有效運用時間的基本原則如下：

1. 遵循SMART原則（圖9-2）。

2. 列一張開會清單及待辦事情清單，決定處理的優先順序，凡事注意輕重緩急。先做緊急、簡單、重要的事。處理事情時，先找出最佳處理方式，再估計做每件事情所需花的時間，避免不切實際的時間估計，寧多勿少。

3. 擬訂時間表，並預留「黃金時段」（精神體力最佳的時段）來處理一天中最困難的工作。

4. 專心，凡事先在心裡預演一遍。

5. 定期修正計畫中的短、中、長程目標。

6. 將重要計畫分成幾部分，並分解任務，如此難處自然就分解為小部分，亦較容易解決。確實地訂下重要計畫之完成期限。以「甘特圖」來計畫和監督工作時程。

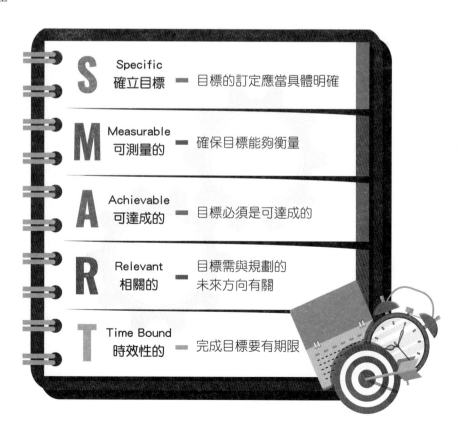

圖9-2　SMART原則

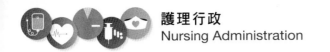

7. 說「不」，學會拒絕別人。拒絕請託是一種「量力而為」的表現，也是保障自己行事優先次序最有效的手段。拒絕請託的藝術包括：

    (1) 耐心的傾聽請託者所提出的要求，讓對方感覺您重視他的問題。

    (2) 若無法當場決定接受或拒絕請託，應明白告訴對方你需再考慮，並明確告知需要考慮的時間。

    (3) 拒絕請託時，應顯示你對所請託之事項已經慎重考慮過。

    (4) 拒絕請託時態度要堅定。在表情上應和顏悅色，最好能直視對方，清楚的說「不」，並感謝請託者想到你，且略表歉意。

    (5) 應讓請託者了解，你拒絕的是他的請託，而不是他本人。

    (6) 提出一個你認為適當的反建議。

    (7) 避免透過第三者拒絕某人的請託。

    (8) 拒絕請託時，可以使用「是的，但是…」之用語。

8. 多儲藏一些必需用品，減少採購的時間。並盡量避開人潮，可避免因擁擠而浪費時間。

9. 同時間處理同類事務。將所接到的電子郵件或電話，在同一時間、同一天回覆。

10. 記住你自己才是生活和時間的主人。

　　或者是運用A、D時間管理法則來做時間管理。本法則由酒井教授提出，A(Analog)為連繫、D(Digital)為分段。即先區別各種工作的時間性質，然後將工作納入「連繫－分段－連繫－分段」的時間組合公式中進行。如此便能充分利用間隔或空檔的時段，創造出更多可供利用的時間。連繫型工作大多由右腦負責，是一些必須弄清楚目標、方向，要花許多時間準備，並用到過去經驗的工作，其有賴於右腦的思考；分段型工作大多由左腦負責，是一些可以分段進行，中途停止也不會影響工作效率的工作。如果能將一天之內必須做完的所有工作先依照A、D分類，然後套上公式進行，便可以使左右腦輪流獲得休息，不但能減輕緊張的感覺，袪除疲勞，也能使工作更專注，提高工作效率。

此外，需培養跨越時間陷阱的技巧（盧，2003），包括：

1. **了解自己的時間陷阱**：每個人若能了解自己在使用時間上的陷阱，如：活動輪迴（忙碌於漫無目的的活動）、拖延惡習、突來的訪客或電話干擾，將能去除浪費時間的因素。以突來的訪客為例，訪客來訪是人之常情，但應將不速之客減到最少。因應之道包括：

   (1) 不要採行無條件的「門戶開放」，應安排獨處策略。

   (2) 事先約定接見部屬或訪客的時間。

   (3) 移樽就教，並趕快替談話內容作結論。

   (4) 在辦公室外接見外界不速之客，並應對盡量精簡。

   (5) 起身招呼訪客和站立會客。

   (6) 限制時間，並直接委婉的告知，您有急事在忙。

   (7) 定期與部屬或同事見面。

2. **客觀地評估自己運用時間的方式**：每個人若能將每天時間的使用狀況記錄下來，大概只要連續記錄3天，即可發現自己的時間陷阱，找出那些事情占用你的時間最多。

3. **每天進行自我分析**：包括：

   (1) 今天有哪些事情是在適當的時間內完成的？

   (2) 今天有哪些事情是在不適當的時間內做的？為什麼？

   (3) 今天哪一段時間著手進行最重要的工作？此項工作是否可提早進行？

   (4) 今天工作效率最高的是哪一時段？為什麼？

   (5) 今天工作效率最低的時段是？為什麼？

   (6) 今天最大的干擾是什麼？為什麼會產生這種干擾？是否可以控制或排除？

   (7) 今天最嚴重的三個時間陷阱是什麼？是否可以跨越這些陷阱？如何進行？

   (8) 今天做了哪些不必要做的事？

   (9) 今天做了哪些不需要親自動手執行的事？這些事可以授權給誰去做？

   (10) 今天花了多少時間做了重要的事？

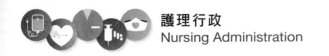

(11) 今天花了多少時間做了不重要的事？

(12) 今天有哪些事，本來應該花更多時間去做？

(13) 今天有哪些事，本來可以花較少的時間去做，而不致於減低效果？

(14) 從明天開始，應如何有效運用時間？

4. **根據結果加以改善**：根據自我評估及分析的結果加以改進，以期得到最有效的時間管理方式。

 ## 9-4 會議成功的要訣

1. 需確認開會成員為關鍵人物或有關人員。

2. 不必等待遲到者，因你並不知道遲到者何時會到。

3. 任何會議不宜超過90分鐘，會前應說明散會時間。

4. 開會前讓每個參與開會的人知道會議的目的、時間、地點、議程、討論議題等。

5. 重要性高的議題宜排在會議前面；需費時討論的議題宜排在會議後面。

結語

　　生活是每一剎那的連續，生活是生命的實現，許多人浪費時間在追悔過去、抱怨現在、煩惱未來，然後失去珍貴的生命。生活是一種習慣，任何壞習慣都可以革除，享受每一剎那，為生命負責是非常重要的。在數位化的時代裡，每個人都只有24小時，但為什麼有的人可以隨心所欲的，將所有想做的事都達成，其實很簡單，就是能善於利用時間，更甚而能有效率的創造時間。給自己幾句座右銘，讓生命更有意義，生活更安適。

　　你愛生命嗎？那麼請勿浪費時間，因為時間是生命的原料。

　　你如果愛惜生命，就應該珍惜時間，因為你的人生，須靠自己的時間來創造。

　　對時間沒有深切體認的人，決不會堅忍勤勉。

零碎時間足以成就偉大事業。

不會善用餘暇的人，永遠無法擁有餘暇。

等待是偷懶的藉口、怠惰的推托。

我們有足夠的時間，如果我們恰當地用它。

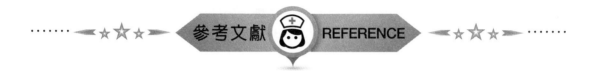

參考文獻　REFERENCE

周照芳、黃璉華、王瑋、鄒慧韞、黃金蓮、張瑛、楊麗瑟、陳小蓮、黃月嬌、張慈惠、林綉珠、詹碧端、李樹蘋、游惠珠、侯宜菁、郭明娟(2017)·護理行政之理論與實務·華杏。

林素戎(2023)·全方位護理應考e寶典－護理行政·新文京。

柯萬理(2000)·新世紀的時間管理·國家。

徐南麗(2004)·護理行政與管理（二版）·華杏。

曾雯琦、楊勤熒、馬淑清、李歡芳、周守民、周美雲、蘇慧芳、趙慧玲、謝碧晴、王淑卿、江惠英、尹裕君、高靖秋(2023)·當代護理行政學（四版）·華杏。

盧美秀(2003)·護理管理（二版）·華騰。

Gillies, D. A. (1989). *Nursing management: A systems approach* (3rd ed.). W.B. Saunders.

Hendrickson, G., Doddato, T M., & Kovner, C. T. (1990). How do nurses use their time? *JONA, 20*(3), 31-37.

Huber, D. (1996). *Leadership and nursing care management*. W.B. Saunders Co.

Marquis, B. L., & Huston, C. J. (1996). *Leadership roles and management functions in nursing* (2nd ed.). Lippincott Co.

Marrier-Jomey, A. (1996). *Guide to nursing management and leadership* (5th ed.). Mosby-Year Book, Inc.

McAlvanah, M. F. (1988). Time management: A key to fulfilling job expectations. *Pediatric Nursing, 14*(6), 536.

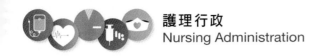
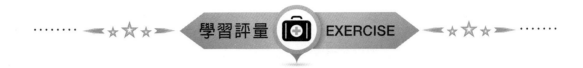

選擇題

( ) 1. 護理師自認為不善於時間管理，常會拖延、難以拒絕他人之要求、計畫不周全、缺乏組織能力，且文書工作繁雜。依據自述的缺點中，下列何者屬於外在因素？(A)難以拒絕他人 (B)計畫不周全 (C)缺乏組織能力 (D)文書工作繁雜

( ) 2. 做好「時間管理」，下列敘述何者錯誤？(A)重要且不急迫的事情應優先處理 (B)適當拒絕他人請託 (C)正確使用電話或電子郵件 (D)有效地利用零碎時間

( ) 3. 下列何者為會議成功的要訣？(A)為保持機密性，會議議程與討論議題等到開會時才宣布 (B)必須等與會人員全部到齊後，才開始開會 (C)為充分的討論所有議題，每位與會者均發言後才移至下一議題討論 (D)重要性高的議題宜排在會議的前面

( ) 4. 在安排每天的工作順序時，應先考慮工作的輕重緩急與時間的配置，請問下列的時間配置，何者為佳？(A)緊急且重要的工作，占最少的時間，為第一優先的工作 (B)重要但不緊急的工作，占較少的時間，為第二優先的工作 (C)緊急但不重要的工作，占最多的時間，為第三優先的工作 (D)不緊急也不重要的工作，占最多的時間，為第四優先的工作

( ) 5. 有關時間管理之敘述，下列何者錯誤？(A)是有效管理的基礎 (B)減少非生產性工作所占用的時間 (C)提升工作效率和工作成就 (D)用百分之八十的工作時間，完成百分之二十的工作項目

( ) 6. 下列何者不是時間管理常犯的迷思或偏差？(A)事必躬親 (B)充分授權 (C)能者多勞 (D)效率掛帥

( ) 7. 某護理師上班時常常看手機上的訊息，也常常因來電須回到護理站接電話而中斷發藥。且常因需要完成護理紀錄而延遲下班，並常因照護的病人需要衛教而感到不知所措。情境中哪一部分是屬於干擾時間管理的外在因

素？(A)常常看手機上的訊息　(B)須回到護理站接電話而中斷發藥　(C)需要完成護理紀錄而延遲下班　(D)照護的病人需要衛教而感到不知所措

（　）8. 某護理師發藥的過程中常因在電腦系統上尋找藥物的作用，也常因病人家屬要乾淨的床單而中斷發藥，亦也常因須回護理站回電而中斷病人衛教。情境中哪一部分是屬於干擾時間管理的內在因素？(A)常在電腦系統上尋找藥物的作用　(B)病人家屬要乾淨的床單　(C)回到護理站回電　(D)中斷病人衛教

（　）9. 下列何種時間管理的敘述與巴瑞多(Vilfredo Pareto)的80：20原理有關？(A)安排工作時考慮自己的能量週期　(B)將工作設定優先順序　(C)將工作設定時間底限，可如期完成工作　(D)時間管理的精髓是要找出關鍵所在

（　）10. 有關「80/20」的原理，下列何者錯誤？(A)運用關鍵的多數，就能掌握重要的少數　(B)義大利經濟學者提出　(C) 20%的投入付出，可得80%的產出收穫　(D)巴瑞多（柏拉圖）原理(Pareto Principle)

問答題

1. 墨菲定律所指為何？
2. 常見的時間損失原因為何？
3. 為何發生時間拖延，其原因為何？
4. 如何有效的使用每一天？
5. 如何應用柏拉圖原理做時間管理？
6. 為避免事必躬親所造成的時間浪費，應如何有效授權？
7. 如何應付不速之客？
8. 您可以用什麼方法來治療您的拖延習慣？

學習評量解答請掃描 QR Code

memo

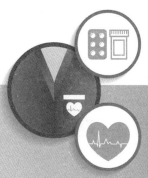

Chapter 10

激　勵

Motivation

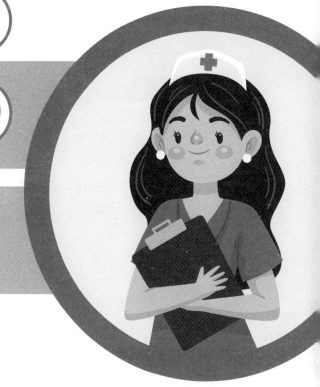

編著者·徐美玲

讀完本章,您應能:

1. 說出激勵的意義。
2. 舉出兩種以上之激勵理論並討論其差異。
3. 討論有效的激勵策略。

前言

「人性事故」常是組織成功的絆腳石,甚至讓管理者困擾而萌生退意。尤其在現今生活中,大多數人都有若干「人性偏離」的傾向,組織中集合了許多不同個性、知識及生活習慣的成員,難免不發生「人性事故」。管理者必須從根本了解人性的動機及演變,採取適當的行為措施,使員工人性獲得疏解,由消極行為轉換成積極行為。行為學家認為人類的行為是先有刺激或需要,然後經過人予以承受或解釋的機制,最後才是行動。並強調「激勵」的學習非常重要,行為因受到激勵的事實鼓舞,而產生了積極行為。足見,激勵對要領導組織內員工積極行動的管理者而言,是極為重要的。本章即就激勵的意義、理論及運用上詳細討論。

10-1 激勵的意義

激勵(Motivation)是透過誘因刺激人們產生行動的一種心理過程,因此其成功與否,取決於被刺激者「內心」是否受到激勵。人們只有在感受到對自己有利時,才會受到鞭策或激勵。事實上,一個人的工作表現,不但與其能力有關,與激勵更有密切的關係。任何一個屬於人的組織系統,莫不希望組織內的員工能為實現組織目標而努力。而激勵是組織能使組織內員工發揮自發性及創造性貢獻的一種方法。也就是說,激勵是引發組織內員工努力工作的意願,從引發努力工作的意願來提高組織的生產力及績效。

　　如果沒有激勵，世界不會改變；沒有激勵，不會產生學習，不會有行動，更不會產生任何績效。組織必需依賴員工，如果不能激勵員工，員工無法勝任其角色，且工作不用心、不專心，甚至厭煩工作，到處製造浪費，當然也會造成組織內工作士氣低落，員工彼此冷漠不關心、抵制革新且流動率高，更不會產生任何績效。因此，激勵是激發員工努力工作的一種有效的驅策力；亦即激勵是指使個體發揮能力以完成某事的意願。當組織內員工受到激勵時，也就是員工願意發揮能力以完成組織的目標。

　　夏特(Shartle, 1956)認為激勵是使人們朝向一個定向，或為成就一個目標，所產生的推動力。史替及普特(Steers & Porter, 1987)認為激勵包括行為三要素：激發(Energizing)、導引(Directing)與維持(Maintaining)，並認為維持因素在組織內特別重要，因為員工必須經常表現出會創造良好工作績效的行為，對組織而言才算是激勵員工。

　　羅濱(Robbins, 1989)認為激勵是在努力滿足個人需求的情況下，朝著組織目標付出高度努力的意願，亦即激勵是一種滿足個人需求的驅動力。管理者根據組織目標並針對員工心理或生理上的各種需求，採取有效的措施刺激員工，引發其內在緊張，進而產生動機，表現出達成組織預期目標的行為。簡言之，激勵包含努力、組織目標及需求這三項關鍵要素(Robbins, 1992)。而需求的滿足有內在(Intrinisic)及外在(Extrinisic)兩種來源，內在報酬(Intrinisic Reward)是指個體在執行的過程中獲得滿足，也就是行為本身所帶來的滿足；外在報酬(Extrinisic Reward)是指由他人所給予的報酬(Griffin, 2001)。

　　歸納國內外學者對激勵的觀點，激勵的意義包括：(1)是一種過程；(2)主要的目的是達成目標；(3)是為了滿足個人需求；(4)是為了激發個人產生行為；(5)包含內在誘因及外在誘因。因此，激勵可以定義為一種以內在及外在誘因來滿足個人需求，激發個體產生達成特定目標的行為過程。然而，人的需求複雜多變，例如同樣的獎勵，也許對某人而言是一種重要的報償，但對另一個人而言卻認為毫無用途，一點也起不了激勵作用。有效的激勵機制必須是穩定的、可預期的、深得組織內員工了解和信賴的。因此，如何發展激勵策略是每位管理者重要的挑戰。

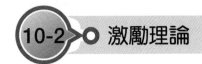
10-2 激勵理論

不同的研究導向，發展出不同的激勵理論，可分為三大類：內容理論、過程理論及增強理論（表10-1）。

表10-1 激勵理論之類型

類型	特性	理論	說明
內容理論	強調引起、激發及產生激勵行為的因素	・需要層級理論 ・雙因子理論 ・生存、關係及成長理論 ・學習需求理論	以滿足個人的金錢、地位及成就來激勵員工
過程理論	不僅重視引發行為的因素，同時也強調重視引發行為的方法、過程及選擇	・公平理論 ・期望理論 ・目標理論	根據員工對工作的投入、績效、標準及報酬知覺來發展激勵措施
增強理論	強調鼓勵期望行為的重複發生，削減不期望行為的重複發生	增強理論	依達成期望行為的結果來激勵

一、內容理論(Content Theory)

與個人的需求有關，理論的重點在於尋找影響個人行為動機的特殊需求，亦即動機是源自於滿足需求的行為。內容理論者主要是去找尋這些需求，並進一步去了解它們之間的關係。內容理論包括：(1)需要層級理論(Hierarchy Needs Theory)；(2)雙因子理論(Two-Factors Theory)；(3)生存、關係及成長理論(ERG Theory)；(4)學習需求理論(Learned Needs Theory)。

二、過程理論(Process Theory)

試圖去解釋與描述行為是如何被激發、引導、維持及終止的過程。過程理論者先定義激發動機行為的主要變數，包括報酬、需求及誘因，然後再描述這些變數如何相互作用與影響，而產生特定的行為結果。

內容理論分析需求，而過程理論則強調個人思考的歷程，包括：公平理論(Equity Theory)、期望理論(Expectancy Theory)及目標理論(Goal-Setting Theory)。

三、增強理論(Reinforcement Theory)

增強理論認為行為會根據隨之而來的結果做修正,即當某一行為的結果是個體所喜歡的(如獎勵),則此結果為控制行為的強化物,且個體會重複此行為或增加該行為重複出現的機率,稱之為行為的增強作用。引發快樂結果的行為會一再出現,而造成不愉快結果的行為會中斷。

管理者若能熟悉這些激勵理論,將有助於營造提升員工工作動機的情境,員工才能發揮能力,努力完成組織的目標。茲將激勵理論的發展過程彙整於表10-2。

表10-2　激勵理論之發展過程

研究主張	研究重點	發展出之理論
認知取向(Cognition Approach):行為的動力源自於個體內在的心理狀態,人類因匱乏而產生需求,為了滿足需求而產生行為(目標取向)	· 激發員工行為的因素 · 員工如何選擇特定的行為模式來完成工作目標	· 內容理論 (Content Theory) · 過程理論 (Process Theory)
行為修正取向(Behavior Modification Approach):由行為主義中的操作制約理論所衍生出來的一種改變行為、塑造行為及控制行為的技術	· 行為是由結果來決定	· 增強(強化)理論 (Reinforcement Theory)

四、其他理論

(一)X理論與Y理論

在運用**麥可葛雷格(McGregor)**的X理論與Y理論的管理前提下,**若持X理論的管理者,傾向於權威獨裁式領導**,係以懲罰作為主要激勵的方法,認為員工不會發揮他們的潛力,需要運用指揮、威脅、強迫、控制等方式來激發動機及努力,因為大多數的人會盡可能地逃避責任。若持Y理論的管理者,則認為人是有理想及抱負,能自我控制及自我引導朝向目標而努力,強調大多數人不一定會規避責任,相反的,甚至會追求責任。因此,**傾向於參與式領導,多用鼓勵、稱讚和獎賞來激勵員工的自我成長**,以及賦予權力與責任,激發員工產生較高的生產力。

無論X理論或Y理論都沒有優劣的絕對差別,端視管理的情境而定。

（二）李克理論

李克(Likert)的理論中提到**一個有效率的單位行政主管，應具有高度的溝通技巧，設法使單位團體的每個成員結合在一起，為共同的目標而努力**。他認為護理人員在工作上要獲得滿足之相關因素包括：

1. 醫護小組成員、上司及組織結構。
2. 個人人格成熟度。
3. 工作環境和工作士氣。

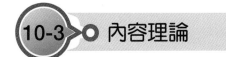 **10-3** 內容理論

一、需要層級理論(Hierarchy Need Theory)

馬斯洛(**Maslow**, 1953)於1950年代提出需要層級理論，主張以滿足人類內在需要的慾望來激勵之。馬斯洛認為人類的需要可按層次排列，其中以生理需要為最低且最基本的需求，接著是安全、愛與歸屬感、自尊及自我實現的需要（圖10-1）。在此層級中，較高層次的需要是構成激發動機的條件，因為較低層次需要滿足後，若要**激勵員工**，就需將重點轉向**高一個層次的需要**。

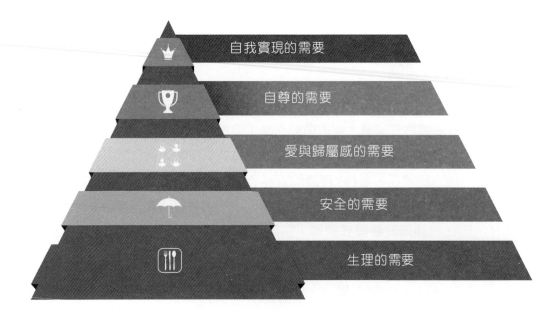

圖10-1　馬斯洛的需要層級理論

事實上，並非低層次的需要百分之百滿足後才會顯現高一個層次的需要，馬斯洛指出大部分的人，其各項需要均只有部分被滿足，因此越往高層次的需要，滿足的程度越低，例如當一個人只有80%的生理需要及70%的安全需要獲得滿足，其愛與歸屬感的需要可能只獲得50%的滿足，自尊的需要可能只獲得30%的滿足，自我實現的需要可能只獲得10%的滿足。基本上，未獲滿足的需要才具有激勵的作用。馬斯洛的需要層級包括：

1. **生理的需要**(Physiological Needs)：是人類最基本的需要，包括食物、水、睡眠、性及住所等。一般而言，組織會透過**薪資的給付及福利來滿足員工**，此外，組織也會安排休息時間及用餐時間。

2. **安全的需要**(Safety and Security Needs)：是指身體與心理免於危險、威脅、被剝奪及傷害，例如安全的工作環境、工作的保障、生活的保障及健康的保障等等。

3. **愛與歸屬感的需要**(Belongingness and Love)：是指愛他人的情感與被他人擁有的需要；這是一種親情、給予、接受關懷與友誼的需要。組織可利用工作團隊及提供社交活動來滿足員工。

4. **自尊的需要**(Esteem)：此層次包括內在自尊與外在自尊。內在自尊是指自信、自立、成就、信心及知識的需要。外在自尊是指地位、賞識及被尊敬的需要。管理者應讓員工了解其對組織之貢獻與重要性，並提供更廣泛的知識及更多的被賞識。

5. **自我實現的需要**(Self-Actualization)：此層次強調個人成長的需要，包括自我成長、自我實踐、自我發展、潛能發揮及創造等。組織可利用提供新的發展計畫、教育訓練、新的工作責任及高品質的工作要求來滿足。

二、雙因子理論(Two-Factor Theory)

又稱為激勵－保健理論(Motivation-Hygiene Theory)，是心理學家**賀茲伯格**(**Herzberg**, 1959)提出的。1950年代的後期，賀茲伯格等人針對員工工作滿意狀況，訪問匹茲堡11個事業機構的203名工程師和會計人員，並調查他們想從工作中得到什麼。同時要求這些人詳細指出在什麼情況下，才會感到自己的工作特別好；在什麼情況下，會感到自己的工作特別差。賀茲伯格做了以下的假設：(1)引起人們工作滿足的因素及工作不滿的因素，是截然不同的；(2)工作滿足的反面是沒有工作滿足，

而非工作不滿;(3)工作不滿的反面是沒有工作不滿,而非工作滿足。他將收集到的資料進行分類及分析,得到一個結論:影響工作滿足的因素與工作不滿的因素並不相同。其分別為:

1. **激勵因素(Motivation Factor)**:能對員工產生激勵作用,提高工作效率。屬於影響**工作滿足感**的內在因素,大多與工作本身有關,包括**成就感**、**被認同**、**讚譽**、**晉升**、**工作責任**及個人的學習、**成長**、**進步**等,缺乏這類因素時,滿足的水平會降低到零點。

2. **保健因素(Hygiene Factor)**:屬於影響**工作不滿足感**的外在因素,大多與工作環境有關,包括**工作安全**、**工作環境**、**薪資所得**、**政策**與行政、督導、**人際關係**、福利、**個人生活**等。這些因素的作用只是保持於「無不滿意」(Zero Dissatisfaction),防止反激勵的發生,故又稱為維持因素(Maintenance Factors)。

    賀茲伯格認為:消除工作不滿足的因素,只能防堵員工的牢騷,帶來和平,但不一定有激勵作用。要激勵員工努力工作,應把重點放在成就感、他人的認同感、進步、工作本身、職責以及成長等讓員工內在能獲得充實的因素上。將賀茲伯格的理論與馬斯洛的需要理論做比較(圖10-2),不難發現兩者有異曲同工之妙,而賀茲伯格的理論已有「工作豐富化」(Job Enrichment)之發展,於工作中增加可以獲得成就感的激勵措施,促使工作更有趣及更具挑戰性。

三、生存、關係及成長理論(ERG理論)

愛德弗**(Alderfer)**針對馬斯洛的需要理論提出修正,於1960年提出人類有三個核心需要(Core Needs),即生存需要(**E**xistence Needs)、關係需要(**R**elatedness Needs)及成長需要(**G**rowth Needs),因此稱為ERG理論(圖10-2)(Robbins, 1989)。

1. **生存需要**:人類生存必須依賴的物質,包括馬斯洛需要層級中的生理需要與安全需要。

2. **關係需要**:人類維持重要人際關係的期待,包含馬斯洛需要層級中愛的需要與外在自尊需要。

3. **成長需要**:指個人追求自我發展的渴望,包含馬斯洛需要層級中內在自尊需求與自我實現需要。

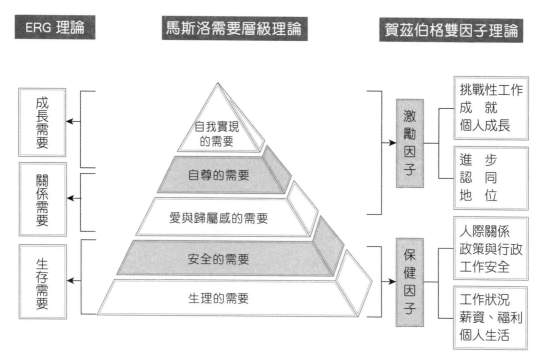

圖10-2　ERG理論、賀茲伯格的理論與馬斯洛的需要層級理論之比較

　　ERG理論除了以三種需要取代馬斯洛的五種需要外，另主張：(1)各種需要均可以同時具有激勵作用；(2)各層次的需要愈未滿足，則各層次需要的慾望就愈大；(3)較高層次的需要未被滿足，則對較低層次需要的慾望就愈大；(4)較低層次的需要愈滿足，則對較高層次需要的慾望就愈大。

　　ERG理論與馬斯洛需要層級理論最大的差別在於：馬斯洛認為只有未被滿足的需要才具激勵作用，較低層次的需要被滿足後，才能往上滿足高層次需要。ERG理論則認為當較高層次的需要未被滿足時，可以滿足較低層次的需要來代替。ERG理論更提出「挫折－退化」(Frustration-Regression)主張，強調高層次的需要若在滿足的過程中受挫，則會退化，並以強化低層次需要的滿足來取代。舉例來說，一個對成長需要（高層次需求）感到挫折的員工，可能會以工作複雜度及困難度高為由，而要求工作需要較多的報酬（低層次需求）。

四、學習需求理論(Learned Needs Theory)

　　麥克里蘭(McClelland)等人於1961年提出三需要理論(Three Needs Theory)，認為在組織工作中有三項主要的動機或需要，即成就、權力及親和，這三項需要是人們經由環境的互動而學習或獲得的(Robbins, 1989)。

1. **成就需要**(Need for Achievement)：追求優越感，尋求成功的慾望。成就需要高的人重視績效回饋，喜歡挑戰，偏好自我管理的情境。這類人大多是組織中的菁英分子。

2. **權力需要**(Need for Power)：促使別人順從自己意志的慾望，及藉由控制他人得到內心的滿足。權力需要高的人通常具有競爭性格，且追求支配力，較有可能成為組織中有效能的經理人。

3. **親和需要**(Need for Affiliation)：尋求與別人建立友善、合作融洽及親近人際關係的慾望。親和需要高的人喜歡社交活動、參與組織活動及歸屬感，希望自己被人喜歡，這類的人在組織中往往表現良好，且喜歡幫助他人。

麥克里蘭認為激勵是需要經過學習的過程，需要的等級與傾向是源自於早期經驗。如果一個人在早期的生涯即獲得成功，享受成功快樂經驗，可能是產生較高的成就動機。相反的，如果一個人在早期的生涯曾為成就努力卻屢遭挫折，而有不愉快的經驗，其他的需求便成為他主要的激勵力量。

10-4 過程理論

一、公平理論(Equity Theory)

由亞當斯(Adams)於1963年提出，主張員工會以他投入(Input)和所得報酬(Output)的比率與其他人做比較(Comparison)，如公式所示。若認為不公平將會影響其努力的程度，員工會試圖去加以糾正（陳、余，1988）。

$$\frac{\text{個人的報酬}}{\text{個人的投入（努力）}} = \frac{\text{他人的報酬}}{\text{他人的投入（努力）}}$$

當員工將自己的貢獻及報酬之比例與其他組織員工之比例做比較，就產生了認知公平與不公平的結果。當員工回收與投入不成比例時，他們會覺得負面的不公平(Negative Inequity)；如果他們覺得回收比別人多時，就是正面的不公平。這兩種情況是動態的，任何一種不公平的情況存在時，公平理論預期員工會有以下的其中一種行為來維持他們公平的感覺：(1)在心理上扭曲自己與別人的比較，將不公平合理

化，視不公平是短暫的，未來不久即可解決；(2)改變工作投入量，員工會降低工作績效及努力；(3)改變所收到的報酬，員工的要求提高；(4)改變比較的基礎點，員工選擇其他的人做比較；(5)辭職或另謀他就。

一般來說，員工比較的對象包括組織層級與工作責任相當者，或與從事相同工作性質的其他組織員工，無論員工覺得工作報酬太多或太少，公平理論預測他們都會採取行動以維持其公平的感覺。因此，員工覺得公平與否，對管理者而言非常重要，欲激勵組織工作績效與生產力，管理者必須在員工間保持一個相當平衡的誘因及獎賞。獎賞若提升員工公平的感覺，則可培養員工的工作滿足與績效。相反的，如果獎賞引起員工不公平的感覺，則會破壞組織的工作氣氛及士氣。管理者在分配獎賞時，必須將員工間比較的負面結果降到最低。

二、期望理論(Expectancy Theory)

弗魯姆(Vroom, 1964)所提出的期望理論，認為人們之所以採取某種行為（如努力工作）傾向的強度，是基於他對該行為結果所期望的強度，以及此一結果對於個體的吸引力。簡單的說，一個人受到激勵努力工作，是基於對成功的期望。期望理論為激勵理論提供了統合模式，以個人的目標結果與完成目標的期望來解釋激勵，其模式如下：

$$激勵＝期望×偏好值×工具性$$

1. **期望(Expectancy)**：是指個人對工作努力結果是否能達到工作績效的機率知覺，機率之範圍可由0~100%。舉例來說，當一個人認為他越努力工作，則報酬就越多，那麼表示此人具有高期望。有時候，一些團體工作中，如果有員工認為其他成員不努力工作而影響到團體工作績效，那麼自己努力與否已經不重要了，那麼表示此人具有低期望。當期望越低，動機就越低。

2. **偏好值(Valence)**：是指個人對於自己努力所獲得之結果的喜好強度，亦代表著達成目標之慾望的強弱。例如一位員工非常渴望有較高的薪水收入以改善家庭經濟，那麼"加薪"對其而言，可說是一種強烈的偏好值。偏好值是由個人的經驗及價值觀衍生來的，因此每一個人在本質上是不同的。由於每一個人的喜好有正、負差別，所以偏好值也有正向與負向的區分。例如一位員工目前並不想調動職務適應新的工作環境，對其而言，高薪升遷便成了一個負向的偏好值。

3. **工具性(Instrumentality)**：指個人努力的結果與報酬之間關係的知覺。例如許多組織會以發放獎勵金、紅利以激發工作績效，若不論年資以工作績效作為發放多寡的標準，那麼員工表現出高工具性。若以年資之深淺作為發放之標準，那麼新進員工則表現出低工具性，因為努力的結果並無法反映在報酬上。

只要期望、偏好值及工具性大於0，則某種程度的激勵就存在。期望理論強調激勵取決於增加個人績效、結果及報酬間的聯結關係，因此普遍被運用於現今的組織中。

三、目標理論(Goal-Setting Theory)

又稱為目標設定理論，洛克(Locke)及拉森(Latham)認為，個體所追求的目標就是激勵的主要因素，個體設定的目標會影響其實際績效，因此組織必須訂定目標以激勵員工並引導其行為。而所設定的目標困難度(Goal Difficulty)及目標明確性(Goal Specificity)是兩大關鍵因素(Locke & Latham, 1990)。

1. **目標困難度**：若目標困難度越高，個體為了要達成目標會付出較高的努力程度；若目標困難度過低而較易達成，員工可能會延遲達成目標的時間或漫不經心。但若目標太難達成，員工可能會拒絕，甚或缺乏努力嘗試的意願。

2. **目標明確性**：目標的明確性是指所設定的目標本身是否清楚及具體。一般而言，能夠量化的目標具有較高的明確度。有明確的目標才能提高員工的績效，因為員工明確知道努力的方向，方能投注心力去達成目標。

從相關研究中發現，特定且具挑戰性的工作目標是激勵員工的主要力量。但目標設定理論是適用於接受並承諾該目標的員工，同時也發現他們接受愈困難的目標，其績效愈佳。因此，若採用此模式來激勵員工，應考慮以下四項要素：

1. **目標的可接受性**：目標必須是能被員工所接受的，不應過於困難或超出員工能力範圍太多。

2. **富挑戰性**：目標需具挑戰性，如此一來，員工會比較賣力地工作。

3. **明確性**：目標必須盡可能的清楚、具體及可量化，使員工清楚知道什麼是目標已達到的情況。

4. **回饋**：隨時讓員工明瞭工作方向是否正確、進度是否落後，並適時地採取必要的矯正行動。

10-5 ○ 增強理論

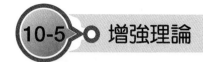

增強理論(Reinforcement Theory)的理論基礎是建立於心理學家**史基納 (Skinner)**的研究上，史基納認為行為表現受過去行為結果的影響。當某項行為結果是個體想要的，則此項行為會重複出現。某項行為結果沒有得到預期的報酬，此項行為有可能會消失或減少出現（消弱）。這種方法與員工的態度、認知、信念及價值均無關，僅與行為的結果有關，即所謂的「效果論(Law of Effect)」，一個人當伴隨所想要的結果時，就會重複某行為；相反的，一個人不會重複某行為是因為伴隨著嫌惡的結果。欲了解如何運用此方法，必須對正面、負面增強，以及懲罰與消除有更清楚的了解(Robbins, 1989)。

1. **正面增強(Positive Reinforcement)：行為主要是透過正面增強提供一個有力的結果，以鼓勵此行為的重複發生。**例如一個員工在預定的時間內完成工作，得到主管的稱讚與鼓勵，則由於員工喜歡主管給予的肯定，這樣的行為會被加強，此員工也會傾向於在預定的時間內完成工作。因此，如果主管運用此方法激勵員工，必須在員工正確行為後立即給予激勵較有效。

2. **負面增強(Negative Reinforcement)：**去除引發個體焦慮、痛苦或厭惡的行為。例如員工遲到必須扣薪，扣薪是員工極不願意與不愉快的事，為了避免發生，必須上班不遲到。若停止執行扣薪行為即是一種負增強行為。

3. **懲罰(Punishment)：**發生於某項行為發生之後，以遏止此行為再度發生。雖然懲罰對阻止不好行為的發生是必要的，這卻不是個好方法。透過懲罰的確可以阻止某些令人不滿意的行為，但對員工而言，可能只是消極地避免被懲罰，不出現此項行為，卻無法積極地強化此項行為。

4. **消除(Extinction)：**在行為還沒產生任何有意義的結果時發生。行為藉由增強作用不斷地重複發生，一直到熟練。若沒有了增強，行為就會消失了。例如一位服務態度極佳的護理人員，無論多忙總是面帶微笑、溫和有理，如果沒有得到護理長的認同與鼓勵，久而久之，這個行為就很有可能中止。

例題

例題：請問以下案例應用何種激勵理論？

1. 護理長在晨會交班時誇讚新進人員林護理師之態度、技能均受到病人之肯定，滿足林護理師的「自尊的需要」。

2. 「護理師回應病人拉紅燈，並立即前往處理，因而獲得護理長讚許」，由於每次均能獲得護理長肯定，護理師因而養成回應病人拉紅燈的習慣。

解答：1.馬斯洛(Maslow)的需要層級理論。2.史基納(Skinner)的增強理論。

10-6 激勵管理的方法

一、善用激勵技巧

史蒂芬(Steven)提出主管激勵部屬的方式包括：**支持部屬的想法與做法、激起部屬的願望、讓部屬對前途充滿希望**等。漢彌爾頓(Hamilton)則提出激勵的技巧如下：

1. 具備有效的溝通技巧。

2. **設定工作目標和目的。**

3. **鼓勵部屬說出個人的需要與期望。**

4. 鼓勵部屬參與決策過程。

5. 著重於**改善部屬的工作環境及工作情境。**

6. 發展團隊精神。

7. **盡可能成為一位高效率的決策者。**

8. 待人接物及處事上保持客觀的態度。

9. 學習他人的建議、理念及問題解決中的精髓。

10. 切記**「工作人員的成長與自我發展」**為激勵部屬的一環。

11. 注意「激勵」部屬之關鍵在於「其是否願意被激勵」。

12. 主管在平日工作時應與同事請教、商議及切磋，如同團體的一分子。

在實際應用面，主管應從以下六大方向努力：(1)**釐定目標**；(2)**有效的溝通**；(3)**重視需要**；(4)**充分授權**；(5)**適時適量回饋**；(6)**培養學習風氣加強在職訓練**。

二、改善管理方式

（一）權變的領導方式與充分的溝通

依照員工的能力與所處的情境，給予適切的領導。徹底溝通彼此的觀念，觀念一致，步調才能統一，力量才能集中，無論是政策的宣導、工作指導、賦予責任或人際合作等，均需有效地溝通，以達成共識。讓員工感受到開明、公開、合作及和諧的工作氣氛。

（二）政策明確、行政合理且公平

訂定明確的工作規則與方法，明示各人的權責、執掌及發展方向。規則訂出應確實執行，監督員工按照規定行事，工作規則是用來改善行動，而非作為懲罰的工具。員工如果違規時，管理者的態度應嚴肅，要有一致性；並要理性而明確地做適當的處置。

（三）營造良好的組織氣候

維繫個人與主管、同事間良好的人際關係，利用各種機會充分了解彼此、意見融合。多接近工作現場，了解員工工作狀況與困難，分享工作經驗並協助解決問題。舉辦有益身心、增進團隊感情的團體活動，讓員工感受到和諧、溫馨、合作、互重的團隊關係與工作氣氛。

（四）有效的指導、監督及充分的授權

主管必需不斷地吸收新知與強化自己專業智能；不斷地充實自己以增進管理能力，如此才有足夠的管理與專業實力，確實地指導員工，為團體解決問題。此外，指導、監督的方式與態度，直接影響到員工「自尊需求」的滿足程度，例如採取「緊迫盯人」的方式，對員工表現出不信任的態度，最後員工只是一個工作的機器，無法發揮個人潛能，達成組織的目標及為組織開創更多的附加價值。因此，基於信任員工應循序漸進適當地授權，並給予訓練與支持，協助其克服工作過程中的障礙。

（五）重視員工要求並適時適量給予回饋

重視員工的需求，並適時選擇適當的激勵方法給予回饋。適時適切的獎賞，無論是物質上的獎勵、精神上的表揚或口頭上的讚許，都是對員工的表現表示肯定，而且能充分滿足員工的榮譽感，激發工作士氣。

■ 賞識員工的方法

1. 考績制度：制定公平公正的評分項目、評分標準、考核方法及結果的獎懲。

2. 績效獎金：對於工作表現認真、能完成組織目標及工作績效良好的員工，依其工作績效程度發給績效獎金。

3. 選拔優良員工：定期舉辦，並於公開盛大的場合中表揚之，同時給予適當的物質獎勵。

4. 設置特殊性獎項：例如資深員工、特殊表現或貢獻者，給予特別的表揚，並發給紀念性獎品。

5. 設置提案制度：研擬完整的提案程序及方法，頒布書面辦法，鼓勵員工參與品質改善，提供創意。定期或視需要公開舉辦評審大會，依評定的結果給予獎勵。為鼓勵提案，最好參選者均能給予參加獎。

6. 口頭嘉許與認同：適時適切的稱讚與肯定，既方便、快速、經濟又有效；且可以給予員工極大的精神鼓舞。

7. 託付責任：多付予員工責任是對其能力的肯定與信任，對個人而言極具激勵效果。

8. 鼓勵晉升：直接表達對員工工作能力與績效的肯定，能滿足其榮譽感，且激發其對組織、主管的信心。

三、改善工作條件

（一）改善人事管理

強調參與式管理，重視人性、個人參與、授權及團隊合作的管理方式。經由參與團體決策、自我控制及自我評價的方法，來增進員工自我管理的效能，絕非利用一些制式的法令規章來約束個人。

（二）改善工作環境與設備

員工的工作情緒及績效，深受工作環境與設備的影響。盡量提供給員工一個安全、健康、方便的工作環境，塑造一個明亮、空調良好的工作現場，雖然工作環境受許多因素的影響，包括預算、空間限制、工作性質、人員因素及大組織的環境等等。但管理者仍需運用有限的資源盡其所能地提供一個愉悅、舒適的工作環境。

（三）改善工作設計

實施目標管理、工作擴大化、工作豐富化及彈性工作時間。工作均必須有計畫，設定達成的目標，透過在職訓練的方式，擴大員工專業工作領域、工作範疇，以提高員工對工作的興趣及滿足感。大部分的員工都不喜歡單調、繁瑣、缺乏自主性與控制過度嚴厲的工作，工作豐富化的設計可以提供個人成長及發展的機會，例如增加更廣泛的工作內容、更多更高層次的知識與技術、給予更多的工作自主權及責任等等，藉以達到激勵的目的。此外，允許員工彈性的安排工作時程，能使員工感受到相當的尊重，會對組織會更具向心力。

（四）鼓勵員工進修與參加訓練

員工必須有勝任工作之能力，進修及訓練可以提升員工的專業知識、技能及擴大工作領域，進而鼓舞其工作士氣及激發個人潛能。尤其是年輕人，進修可能是他展現抱負、理想，滿足自我實現的方法之一。

🔍 結語

為了減少「人性事故」成為組織及管理者成功的絆腳石；以及使員工人性獲得疏解，由消極行為轉換成積極行為。本章就激勵的意義、理論及運用上詳細討論。其中包括激勵的行為三要素：激發、導引、維持。我們談到激勵內容理論中的需要層級理論、雙因子理論、生存、關係及成長理論及學習需要理論，在過程理論中舉出了公平理論、期望理論及目標理論，同時也分析了增強理論。最後本章利用改善管理方法及工作條件，提出了多項激勵管理方法以供參考。「激勵」是管理者極為重要的領導技能，「今日不執行；明日必後悔」。但操作不當，也將產生極大的反效果，身為管理者是不容漠視的。

參考文獻 REFERENCE

周照芳、黃璉華、王瑋、鄒慧韞、黃金蓮、張瑛、楊麗瑟、陳小蓮、黃月嬌、張慈惠、林綉珠、詹碧端、李樹蘋、游惠珠、侯宜菁、郭明娟(2017)．*護理行政之理論與實務*．華杏。

林素戎(2023)．*全方位護理應考e寶典－護理行政*．新文京。

曾雯琦、楊勤熒、馬淑清、李歡芳、周守民、周美雲、蘇慧芳、趙慧玲、謝碧晴、王淑卿、江惠英、尹裕君、高靖秋(2023)．*當代護理行政學（四版）*．華杏。

Gillies, D. A. (1994). *Nursing, management - A system approach* (3rd ed.). Saunders Company.

Griffin, R. W. (2001). *Management* (7th ed.). Houghton Mifflin Company.

Herzberg, F. (1959). *Job attitude: Review of research and opinion*. Psychological Service of Pittsburgh.

Locke, E. A., & Latham, G. P. (1990). *A theory of goal setting and task, performance*. Prentice-Hall.

MacGregor, D. (1960). *The human side of enterprise*. McGraw-Hill Book Co.

Marquis, B. L., & Huston, C. J. (1996). *Leadership roles and management functions in nursing: Theory & application* (2nd ed.). Lippincott.

Maslow, A. H. (1953). A prefer to motivational theory. *Psychosomatic Medicine, 5*, 85-89.

Maslow, A. H., & Lowery, R. (1998). *Towary a psychology of being* (3rd ed.). Wiley & Sons.

Robbins, O. S. (1989). *Organizational behavior* (4th ed.). Cole Publishing Co.

Robbins, S. P. (1992). *Essentials of organizational behavior*. Prentice-Hall.

Shartle, C. L. (1956). *Executive performance and leadership*. PrenticeHall Co.

Steers, R. M., & Porter, L. W. (1987). *Motivation and work behavior*. McGraw-Hill Book Co.

Stomer, J. A., & Freeman, R. E., & Gilbert, D. R. (1995). *Management*. A Simon & Schuster Co.

Vroom, V. H. (1964). *Work and motivation*. John Willey Co.

★☆★ 學習評量 📷 EXERCISE ★☆★

選擇題

( ) 1. 下列何激勵理論是說明工作滿意度包含激勵因子及保健因子？(A)雙因子理論　(B) X和Y理論　(C)滿足需求理論　(D) ERG (existence-relatedness-growth)理論

( ) 2. 依賀茲伯格(Herzberg)提出的雙因子理論，下列哪一項是屬於激勵因素(motivation factor)？(A)護理長說：「恭喜你已通過個案報告送審，順利晉升N3。」　(B)護理長監督各項護理工作的安全　(C)護理長告訴與新進人員有關的薪資與福利　(D)我喜歡我們單位的工作環境，大家相處也十分融洽

( ) 3. 根據Herzberg的雙因子理論，下列何者屬於激勵因子？(A)表揚優秀員工(B)員工旅遊　(C)員工加薪　(D)分配宿舍

( ) 4. 依照馬斯洛(Maslow)的需求層級理論，護理主管應優先注意護理人員下列何種需要？(A)薪資福利　(B)升遷　(C)專業成長　(D)成就感

( ) 5. 「激勵產生於員工感受到自己的報酬（如薪資、獎賞）與同儕一樣」，屬於下列何種激勵理論的主張？(A) ERG理論　(B)期望理論　(C)公平理論(D)增強理論

( ) 6. 「護理師回應病人拉紅燈，並立即前往處理，因而獲得護理長讚許」，由於每次均能獲得護理長肯定，護士因而養成回應病人拉紅燈的習慣。請問護理長是應用何種理論？(A)馬斯洛(Maslow)的需求理論　(B)賀茲伯格(Herzberg)的二元因素論　(C)史金納(Skinner)的操作制約理論　(D)艾德弗(Alderfer)的生存關係成長需求理論

( ) 7. 依賀茲伯格(Herzberg, 1959)雙因子理論，晉升為護理行政主管，屬下列哪一種滿足？　(A)薪資　(B)安全　(C)成就　(D)人際

問答題

1. 何謂激勵的行為三要素？

2. 比較馬斯洛需要層級理論與ERG理論的差異。

3. 何謂「維持因素」？與「激勵因素」的差別為何？

4. 比較馬斯洛需要理論與雙因子理論的異同。

5. 說明目標理論強調的激勵觀點。

6. 討論「個人的努力」是否應等同於「個人的報酬」。

7. 試述激勵與期望的關係。

8. 如何改善管理方式以激勵員工？

9. 如何改善工作條件以激勵員工？

10. 當員工抱怨組織內缺乏激勵措施，使得工作提不起勁，身為主管的你（妳）將如何處理？

學習評量
解答請掃描
QR Code

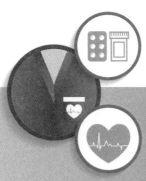

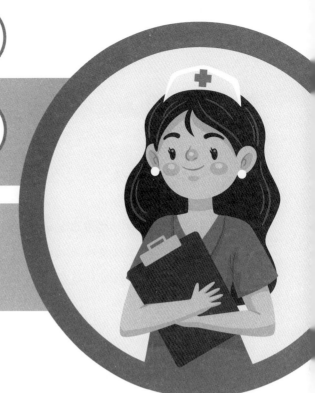

Chapter 11

有效的改變

Effecting Change

編著者・林月桂

讀完本章，您應能：

1. 了解改變的意義。
2. 認識改變的類型。
3. 熟悉改變理論，應用改變過程於工作中。
4. 了解如何建立改變的支持性氣氛。
5. 了解如何控制改變的抗拒力。
6. 認識改變的策略。
7. 了解改變的過程與改變的原則。

➕ 前 言

　　任何組織由於外在與內在因素，隨時都處在一種改變狀況之中。不過，有些改變不是組織所能控制；有些則是組織有意識努力的結果。規劃性的組織改變是為了使組織發揮更大的效能，創造更高的績效。改變是為未來理想的實現所採取的行動，是將行為重新模式化，是一種繼續性的過程。

　　今日的護理專業需跟著環境的變遷而不斷的調整；護理組織要存活，能處理計畫性改變是所有護理管理者必須具備的能力。改變是基於改變理論(Change Theory)，是變革與未來(The Future)之關鍵(Swansburg, 1993)。因此，護理主管在面對及處理專業組織結構性改變時，應具備改變理論的基本概念與策略，以便適當地應用於行政管理業務上（馮，1992）。

11-1 改變的相關概念

一、改變的定義與種類

改變(Change)是一種變化、一個過程，也是一種手段，是指突如其來或計畫性的去做一些變化，使事情的運作過程或結果有所不同。而改變可以是意外發生的或有計畫的。

1. 意外的變化(Accidental Change)：或稱反應型的變化(Reactive Change)，只在反應外在的刺激以重新建立組織與環境間之平衡。

2. 有計畫的改變(Planned Change)：或稱有目的的改變(Change with Purpose)，是經審慎的、合作地努力下改善系統的運作，並促使機構中參與者所接受(Gillies, 1994)。

改變的影響可以是對於組織或個人的，**例如當病房護理的型態由成組護理改變為全責護理時，會使護理人員產生「角色改變」的問題。**

二、改變的過程

改變過程如同護理過程一樣，包含評估、計畫、執行及評價(Gillies, 1989)。

1. **評估(Assessment)**：主導改變者必須激發改變標的，使其意識當前所呈現的問題，也應找出造成系統功能不全的潛在原因，並與改變標的討論之。

2. **計畫(Plan)**：在計畫改變時，主導改變者需指出改變的必要性及描述改變後的未來狀況，協助工作者發展判斷的標準，以衡量改變所產生的效果。要協助改變標的設計每項改變活動的順序，擬成流程表去執行，以促使系統從現況改變成所期望的狀況。

3. **執行(Implementation)**：主導改變者應將每一執行活動分配給特定的人，並提供訓練與支持，以確使每一活動能在限期內有效的完成，同時也必須擔任協調者角色，有效地連繫每一位參與改變的工作者，且確定每項工作完成的時效性。

4. **評價(Evaluation)**：對改變的過程及改變後的現況都要評價，如：新形勢是否有效地支持目標的達成，改變計畫與過程是否能有效地達到預期的現況，行政主管、管理者、主導改變者及改變標的對改變的過程及對改變的結果之滿意度。

三、改變過程的要素

1. **主導改變者(Change Agent)**：或稱促使改變者，是具有改變知識和技術並能夠計畫與促使改變的人，如護理主管、護理專家等。

2. **改變標的(Change Target)**：是**改變的標的或對象**，如病人、護理主管、護理人員、護生、社區民眾等。

3. **改變區域(Change Area)**：是改變發生的地點，如醫院、病房、學校、病人家中、社區等。

4. **改變速度(Change Rate)**：改變進行的速度。

四、改變的功能與效應

（一）改變的功能

1. 消極的功能：只為適應環境而做改變，例如：發現護理記錄不完整，而組成稽核小組固定地抽查記錄。

2. 積極的功能：利用問題解決法(Problem Solving)、參與決策(Participative Decision Making)及決策將來(Future Invention)的原則，規劃、執行及控制環境中的改變，例如：因護理記錄不完整，而成立專案小組，收集資料，找出問題為：45%的記錄內容不完整、35%未在時限內完成、10%沒簽職稱與全名、10%塗改過，因此所有護理人員參與專案小組，解決目前的問題，使護理記錄正確又完整。

（二）改變的效應

在機構中有計畫的改變會產生遠大的變化；除了產生預期結果外，也會產生一些非預期和潛在而不希望發生的副作用。快速的變化可能會使護理主管面對頻繁的和非預期的改變而產生複雜性休克(Complexity Shock)、無助感及焦慮，應設法接受改變以降低工作上的挫折感並做好調適，視改變為生活中必然的現象。因此護理主管要能控制改變的過程，使改變發生在對的時間、對的速度及對的方向，且平穩達到期望的結果，對部屬的工作及生活之干擾降至最低。

有計畫的改變也可能對主導改變者和改變標的造成不同的危機，如造成錯誤、丟臉、增加人事費用、身體耗竭、道德低落與增加員工的流動率等。組織改變對每位員工的影響則依其個人的價值觀、工作職位、同僚間心理依賴之情況而定。

11-2 ○ 改變理論

改變理論(Change Theory)是研究組織面對及處理周遭環境改變的科學，為一種有計畫、有目的的過程，使組織面對變動的情境時，經審慎的、合作努力改善組織的運作。故改變理論可稱為有計畫的改變，有計畫的改變涵蓋了問題解決及決策的過程。

路因(Lewin, 1953)是最早提出改變理論的學者，後有哈弗洛克(Havelock)、李比特(Lippitt)及季麗絲(Gillies)依其理論作廣泛應用，他們均認同改變過程需經**解凍期、改變期**及**再凍期**三個階段，如圖11-1所示。影響改變成功的**驅使力愈大，愈易成功**；反之，局限力愈大，愈不易形成改變。

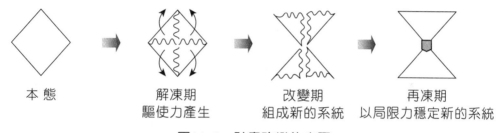

本　態　　　　解凍期　　　　　改變期　　　　　再凍期
　　　　　　　驅使力產生　　　組成新的系統　　以局限力穩定新的系統

圖11-1　計畫改變的步驟

參考資料：Gillies, D. A. (1994). *Nursing management : A systems approach*. W. B. Saunders.

一、路因的改變理論

（一）解凍期(Stage of Unfreezing)

是**激發護理管理者或主導改變者改變動機的階段**，已確認改變標的並**意識到問題存在，有需要進行改變**，且認為有更好的解決方法。有三種可能原因會促使開始改變：

1. **目前的狀況與自己的期望不合**，而產生不確定感(Lack of Confirmation)。

2. **對目前一些行為感到不妥**或缺乏某些行為，**而有罪惡感或焦慮感**(Guilty or Anxiety)。

3. **認為改變可消除目前狀況的障礙或不當之處**，以得到心靈上的安全感(Psychological Safety)。

此階段的目的，在造成系統的不平衡、不穩定而引發改變的動機，並為改變做準備工作、採取的具體行動。因此，在解凍期中，主導改變者先評估改變的動機及改變的空間與能力狀況、建立良好的支持氣氛、診斷問題及確認相關的資源，並操縱改變的阻力，以增強驅使力或降低局限力（圖11-2）。

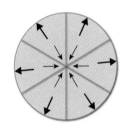 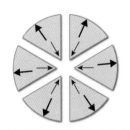 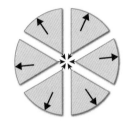

本態(Status Quo)：即驅使力　　增加驅使力而產生改變　　降低局限力而產生改變
與局限力之動態平衡狀況

圖11-2　驅使力與局限力之平衡動態

參考資料：Gillies, D. A. (1994). *Nursing management : A systems approach*. W. B. Saunders.

（二）改變期(Stage of Change)

是基於資料的收集、對問題的診斷，並**實際操作及改變**，而產生新的行為模式；在此階段中，護理主管或主導改變者需收集資料以了解改變的狀況或反應。改變過程中需有一個具專業知識、受人敬重或有影響力的人參與，以協助問題的解決或確認(Identification)。在審查過程中需多收集資料，以在多種不同解決方法中選出最適當的方法、詳細做好計畫進度，**使改變對象能夠接受**並實際做改變。

此期，主導改變者提供改變對象新的行為模式，並學習此行為模式。主導改變者可行之策略有：

1. 給予改變過程中所需之資訊與資料。

2. 鼓勵新的行為，使其納入常規行為模式。

3. 繼續供給支持的氣氛，以避免增加防衛與抵抗行為。

4. 供給機會去抒解內疚及焦慮的感覺。

5. 對目標的澄清及執行的進度要說明，並給予回饋。

6. 顯示你自己是值得信任的人，並隨時保持開放性溝通。

7. 展現行動力，以保持繼續改變的過程。

8. 用解凍期之方略，克服繼續產生的抵抗。

（三）再凍期(Stage of Refreezing)

此時，**應使改變後新的行為模式穩固及安定**，統合到整個組織，甚至融入個人的價值觀中，使組織趨於平衡、穩定並繼續成長。主導改變者應繼續保持精力飽滿、適當授權，並繼續指引，監督新行為，使成為常規督導的一部分。

改變失敗的原因，經常是沒有充分的時間和適當的環境來穩定本身的情況，例如一件改變尚未完成，新的改變又接著來，而有力不從心感。

路因的改變理論中，特別提到改變成功與否的兩大力量為驅使力與局限力，在各階段都有，**驅使力（或稱驅力、正驅力）愈大，愈易成功；局限力（或稱阻力、反驅力）愈大，愈不易形成改變**，以減重為例，見表11-1。

表11-1　欲減輕體重之實例

驅使力	局限力
期望有標準的身材、美的形象	對美食的抗拒力弱
體重過重，易造成疾病	愛吃零食
家族糖尿病	不喜歡運動
衣服不能穿	緊張時，以吃東西減輕情緒反應
丈夫或兒女的鼓勵	吃完東西後，才想到節食
行動不方便	寒冷時，想吃東西

二、羅傑的改變理論

根據路因的改變理論，羅傑(Roger)認為改變過程包括意識需要(Awareness)、激起興趣(Interest)、評價(Evaluation)、試行(Trail)及採用(Adoption)五個階段（圖11-3）。在採用之後可能產生兩種結果：(1)被接受、繼續被採用或被擱置；(2)被否定、依舊被否定或可能以後被接受。羅傑認為個人的需求是改變理論的重心，因個人有需求則對改變有興趣且專心，而興趣是改變計畫成功的原動力。

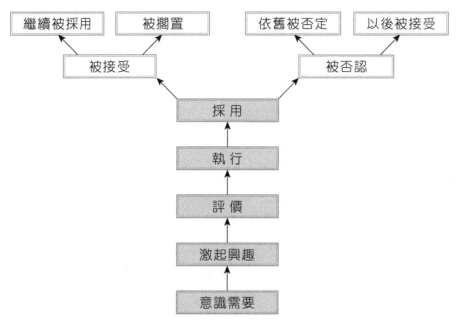

圖11-3　羅傑的改變過程

　　羅傑認為改變計畫是否被採用與下列特質有關：

1. 相關利益性(Relative Advantage)：改變標的能感受到改變後對其有利，則易被採用。

2. 相容性(Compatibility)：改變的方向與改變標的的價值觀一致時，則易被採用。

3. 複雜性(Complexity)：若新的行為模式複雜性較低，亦即較易了解及執行，則易被採用。

4. 溝通性(Communicability)：溝通性愈高，則愈易被採用。

5. 採決性(Divisibility)：若使用簡單的工具即可審查改變效應，則較易被採用。

6. 可試用性(Available)：改變若能先於小範圍試行，則較易推行。

7. 可觀察性(Observable)：改變若能看得見結果，則有鼓勵之效果。

三、李比特的改變理論(Swangburg, 1993)

　　李比特(Lippitt)的改變理論分為七個階段：

1. **診斷問題**：此階段護理管理者要注意可能的分歧或受影響者，使其均納入或參與改變的過程。

2. **評估改變的動機和能力**：決定可能的解決方案、預測正反兩方意見；考慮執行方法、助力、阻力、組織的財力、結構、規章、組織文化、人員、影響力、職權等；主導改變者要協調一些小團體。

3. **評估主導改變者的動機和資源**：主導改變者可以是組織或單位內或外的人，但主導改變者需是誠懇、願奉獻促進情況改善、具專業知識、有經驗、個性合適、客觀、有彈性且能被接受者。

4. **選擇漸進的改變目標**：確定改變的過程、詳細計畫、定時間表、設定期限並指定責任，依序執行並評值。

5. **選擇主導改變者的適合角色**：主導改變者要積極、操縱人員、促進改變，並解決衝突與對抗。

6. **持續改變**：強調溝通與回饋。

7. **終止協助關係**。

路因、羅傑及李比特之改變過程的比較如表11-2所示。

表11-2 路因、羅傑及李比特之改變過程的比較

路因(Lewin)的改變過程	羅傑(Roger)的改變過程	李比特(Lippitt)的改變過程
解凍期	意識需要 激起興趣	診斷問題 評估改變的動機和能力 評估主導改變者的動機和資源
改變期	評價 試行	選擇漸進的改變目標 選擇主導改變者的適合角色
再凍期	採用	持續改變 終止協助關係

四、季麗絲的改變理論

改變的程度可依困難度或改變的時間長短做分類，改變時間最短的是知識或認知上的改變，最耗時的是團體行為之改變(Gillies, 1994)。

1. **第一級改變**(First Level Change)：是改變標的在**知識或認知上**的改變；如護理主管以問卷調查其基層護理人員的滿意度，並驚訝的發現基層工作人員的工作士

氣偏低，其原因在組織內各層次專制的領導型態，該主管對部屬不滿意程度和原因的發現，稱為第一級改變。

2. **第二級改變**(Second Level Change)：是改變標的在**態度上**的改變；如前例，這位護理主管承認問卷結果的原因是自己專制的領導型態影響中、低階護理管理者的專制行為。該主管認為基層人員工作士氣低落，自己應負責任，稱為第二級改變。

3. **第三級改變**(Third Level Change)：指改變標的在**行為上**的改變；如前例，護理主管承認因其專制領導所造成的結果後，便改採較民主的領導型態，此種行為的改變稱為第三級改變。

4. **第四級改變**(Fourth Level Change)：指團體或組織在**行為上**的改變，影響整個系統的複雜驅力之變化；如前例，當護理主管由專制改變為民主的領導型態，使中、低階管理者變得較能接受建議及尊重護理人員，而增加基層人員的滿意度與生產力，這種系統廣泛的改變稱為第四級改變。

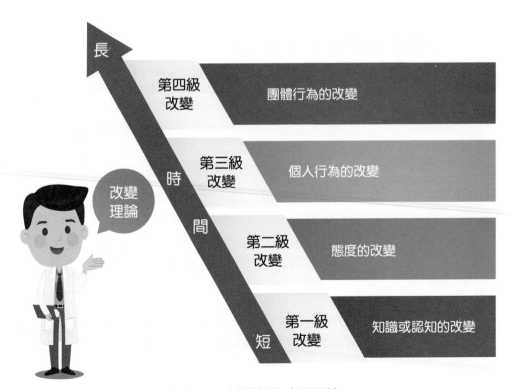

圖11-4　季麗絲的改變理論

■ 建立改變的支持性氣氛

很多的驅使力可以合併組成機構改變的組織氣氛，主導改變的護理主管在其從事有關改變的方法、產品及個人行為時都需負有道德上的責任。因此主導改變者需要藉由以下方法建立改變的支持性氣氛(Gillies, 1994)：

1. 分配及教導部屬發展出自我管理(Self-Direction)的能力。

2. 運用領導技巧，促進主管與部屬間彼此的信任感。

3. 建立員工間的溝通技巧，透過機構組織上、下及橫向的訊息流通。

4. 鼓勵每一層級人員均具有決策的能力(Beyers, 1984)。

5. 獎勵部屬對革新改變的努力，即使革新並未達預期結果。

6. 鼓勵部屬在獨立性活動及交互訓練問題解決時，能運用創造性的思考能力(Schermerhorn, 1984)。

7. 設立一套完整的監督工作系統、次系統以支持整個系統的目標，來監測系統是否達到組織目標。

主導改變者需做工作分配，讓專業人員有時間分析實務問題和創造革新的解決方法(Drucker, 1985)。當組織氣氛阻礙護理管理者致力於促進護理標準與實務結果時，可提出組織性自我更新方案，使員工熱心於改變且相信改變是不可避免的事實、是期望中的。在準備實施組織性自我更新方案時，主導改變者要分析整個護理部門的功能，以確認系統輸入、轉換及回饋技巧，提升工作人員之意願和創造力(Tichy & Beckhard, 1978)。當需做主要的計畫、政策決定時，則有必要對護理方案和服務的未來方向，積極的向護理人員做觀念勸說、建立小組工作和網路系統，以使工作人員間能溝通與合作。若基層護理人員不知道自己的工作對整個部門的工作目標的重要性，則必須給予自我監測護理品質、評價同僚彼此的工作績效、從事護理研究和發表實務創新報告等重任。

■ 控制改變的抗拒力

此外，主導改變者需懂得控制改變的抗拒力。反對改變的力量稱為抗拒力，是自然產生的。因為任何改變，即使是有利的也可能威脅到改變標的的工作角色、工作安全、經濟福利、自尊或社會支持，需要改變標的的心理調適。因此敏感的管理者要能預測改變效益之後可能產生的抗拒力。改變的抗拒力可以來自個人或團體，可能是公開的或隱密的(Ward & Moran, 1984)。

　　員工對改變的抗拒力與其原本的情緒及經濟狀況有關，如果組織架構或氣氛較符合員工個人的自由度、控制力及社交能力、目前狀況較有吸引力及具特殊意義，則會阻止改變的發生。改變違反現行趨勢也會產生抗拒力；如現行全責護理的工作模式較受歡迎，而護理主管卻想改成功能性護理模式，則會產生抗拒力。

　　當部門組織已長期處於穩定狀況，且工作人員滿意此狀況，若要改變必然引起強大的抗拒力。一些改變的抗拒力可能由於對改變過程的誤解而產生；為預防此種抗拒力，應提供改變標的較詳細的資訊，如改變的原因、目的、方法、設計及時間表等。

　　就心理因素來說，改變會威脅到個人的安全與自尊需求。工作人員的自我滿足(Ego Gratification)來自主管的認定，但改變代表過去組織中有不當的作法，可能懷疑或批評過去所認可的，而自然造成工作人員自尊的喪失。

　　主導改變者的人格特質或行為亦可能引發改變的抗拒力，一位無法讓人尊敬和信任的主導改變者會比具有內涵且具吸引力者面對更大的抗拒力。此外，當管理者或主導改變者在設計改變過程時忽略工作人員的工作習性或興趣時，則會產生抗拒力。

　　有些改變的抗拒力來自機構的權力架構。機構中每一個職位的功能在維持及控制現況與資源，若權力架構改變會引起原有架構的改變，甚至有人因而喪失權力而反對改變。也有很多的抗拒力來自派系，派系成員的團結力量可促使個別成員放棄個人的意願，而接受大眾的信念與價值觀，並團結一致來敵對改變事件。造成組織改變的抗拒力的大小與改變的範圍和程度有關。

　　大多數的理論均相信所有人均會抗拒改變；李比特認為工作人員不會抵抗改變，而是對主導改變者的改變計畫和過程產生抗拒力。因此當改變是不可避免時，主導改變的管理者在開始改變時，需：

1. 強調改變的新奇和動人之處。

2. 提供促進改變的相關訊息。

3. 擬訂改變計畫及執行時盡量保有工作人員原有的習慣與習俗，並讓員工參與、協助其適應新的系統。

4. 建立適當的回饋，當有問題發生時管理者能隨時停止改變的過程。

5. 維護工作人員的自主性。

11-3 改變的原則

護理主管在計畫及執行改變時，需考量一些原則(Gillies, 1994)：

1. 任何一種型態的改變均會造成參與者的失落，如工作者的社會支持、經濟、地位或額外津貼等的失落。即使工作者的情況因一個計畫改變後得到改善，亦可能會失去過去的穩定情況、熟悉的情境或同伴。因擔心失落，會使得改變標的抗拒改變。

2. 若改變目標與員工個人的價值觀更一致，則此變革較快使改變標的接受，因而事先了解員工的態度，能使護理主管預測員工對所提出的改變目標及方式的反應。

3. 改變標的在改變過程中協助計畫、執行活動與評值改變的過程，則會覺得對改變結果負有責任。因此，主管讓員工參與擬訂改變計畫，則必然會協助改變的執行與評價。

4. 當員工被要求重複地從事某特殊行為，則他對該行為的態度即可能會由負向轉為正向，以減少認知上的不一致(Cognitive Dissonance)。

5. 個人的價值觀越少融入系統中，則隨著時間的累積，此系統對他產生更大的吸引力。換句話說，在改變執行過程中讓改變標的遭受若干的艱難，將不會使其由改變過程中退怯出來。

6. 在經過一連串的改變過程後，會使個人對於改變情境的心理調適反應更緩慢；故快速連續的組織結構性改變反而會造成工作人員的表現不當或士氣低落。

7. 主導改變者的診斷方向可成為自我實現的現象，如一位具有社會心理學背景的主導改變者，可以診斷出因團體動力障礙而引起的組織問題；一位具有系統分析背景的主導改變者，可診斷因不當的輸入、錯誤的過程或不合適的回饋而引起。

8. 一個改變計畫由籌劃者至決策者的距離遠，則會產生抗拒力。因此，主導改變者在擬訂改變計畫後，必須與高層行政者、中層管理者、基層工作人員直接地溝通改變的活動及策略計畫，而不宜以間接的溝通方式。

9. 在改變過程中，主導改變者及改變標的角色功能可不需要明顯的劃分，以促進整個改變過程中的互助、決策的運作。對於改變，不管主導改變者或改變標的兩者均可為催化者、問題解決者、過程的專家、資源連接者、激勵者或代言者等角色。

10. 任何一項革新計畫的設計不只是為了改善組織，同時也提供員工新的知識、技術和能力，使其日後有能力用於改變。麥克盧海(McLuhan)認為組織的改變過程就是產品。

11-4 改變的策略

　　為了達到有效的改變，主管需選擇一種適當的改變策略。因改變過程是相當凌亂的，很容易遭到敵對者的破壞或阻礙，而任何一種改變策略的目標是將抗拒力減至最小和產生最大的改變，以提升改變諾言的實現(Gillies, 1994)。

　　改變策略的選擇，則依主導改變者要保留多少的權力及賦予改變標的多少權力而定。如：(1)單向性權力(Unilateral Authority)，改變的策劃與設計均由高階行政主管掌控，此主管應了解什麼是對組織最好的；(2)授予性權力(Delegated Authority)，主管不負責改變過程的責任，將權力交由部屬來決定什麼需改變；(3)分享性權力(Shared Authority)，由**主導改變者**來指引、激勵並協調其部屬，以確認問題及選擇滿意的解決方法。此權力**最具有效益**，發生於**改變發動的初期，即激勵員工參與改變過程的動機**。

　　改變策略的類型，請參考表11-3。

表11-3　改變策略的類型

改變策略	說明
權威式	主導改變者採取命令方式促成改變，並以監督、威脅及懲戒來加強改變過程的執行，但員工會因缺乏自主性和參與感，而使改變無法持續達成預期目標。適用於短時間內必須做改變的應急策略
結構式	經由線型人員結構(Line Personnel)來改變組織的結構。結構改變主要著重於**改變組織圖和變更工作人員間的工作權威關係**。例如：**修改工作說明書**、部門之基本架構、與工作人員之線型關係等

表11-3　改變策略的類型（續）

改變策略	說明
循環式或環式	組織必須有效地修正其組織架構、功能、目標與宗旨，以順應快速多變的環境
系統式	以**輸入**（提供知識、技能與態度給全體工作人員）、**轉換**（制訂改變流程）、**回饋環**（提出工作成員之團體性報告與討論）和**輸出**（將改變目標與成果作比對）**的觀點來看改變過程**。例如：改變任何一個護理單位的甄選或組織架構等，即可能影響整個單位內護理人員的行為
說服式	主導改變者以強調改變後的情境所具有的優點與利益，並要求在短時間內試行新法，且提出試用之優缺點及改進意見
逐步式	**適用於較複雜且需較長時間的改變計畫**。需制訂完整的流程計畫及明確的時間表，依照計畫時間逐一說明並執行完成
路因式 (Lewin)	以提升及酬謝工作人員的行為表現，來刺激未來預期改變情境的產生，最後運用權力及約束力(Sanction)方式維持新的行為模式並加以穩固
權力再分配式	此策略需要有高階職權或對其有影響力者主導，主導改變者企圖縮減老式或傳統式的領導權力，以增加強化革新的新領導階層，此須修正組織架構，以使正式或非正式領導者的權力能合法化

例題

例題：請問以下案例應用何種改變策略？

1. 組織有效地修正其組織架構、目標與宗旨，以順應快速多變的環境。
2. 適用於短時間內必須做改變的應急策略。主管命令員工改變，並以監督及懲戒來加強改變過程的執行。
3. 適用於長時間做改變的策略。制訂流程計畫及時間表，依照計畫時間逐一說明並執行完成。

解答：1.循環式改變策略。2.權威式改變策略。3.逐步式改變策略。

11-5 改變的戰術

　　每一種策略性的改變計畫包含數個戰術，戰術是指策動改變過程達到預定目標的一種較小和較短的活動，每一種戰術可適用於一種以上的策略性計畫中。

1. 在改變過程中，最常用戰術是主導改變者藉著問題的發掘，製造員工間在觀點上的不同與爭論，以鬆懈維持本態的力量。

2. 另一戰術為主導改變者發掘真實情況與認知情況的差距，而其不一致的問題、偏見的理念、否認與期望式想法，且缺乏系統間回饋，均是改變過程中要導正的。

3. 若要推行一複雜的組織結構性改變，所運用的戰術是事先運用各種機會，慢慢介紹改變的主要理念，如組織目標，利用午餐或休息時間採非正式、一對一、個別的接觸員工方式介紹。

4. 一位精明的主導改變者會將改變計畫的目標和重要員工的個人目標結合，假設護理人員想增加身體評估技巧，護理主管想由成組護理改變為全責護理，則需提升護理人員的技能、納入全部的護理過程中：身心評估、護理診斷、護理目標、執行個別性護理及評價護理結果。

5. 激起改變動機的戰術是開始改變過程能讓員工接受，尤其是組織中的上級主管。理論上，主導改變者在執行任何改變前，必須獲得最高行政主管的支持。但是，假如最高行政主管開始反對改變，則主導改變者需尋求重要員工的支持。若此改變仍無法說服機構的行政主管，則主導改變者需說服社區之領導者或專業組織，以驅策機構的行政主管執行必須的改變。

6. 外部的主導改變者需在改變初期即進入個案之系統中，並提供及採取一些改變標的認為相當有幫助的服務或行動。而後主導改變者協助改變標的採取一些行動，以讓其在工作情況中可以很快地產生效益，讓其在改變過程中即得到成功的經驗，因為正向的鼓勵可刺激改變導向的行為發生，並增加精力應付後段的過程。

7. 在改變的目標或過程遭到來自員工之強大阻力時，主導改變者應分析現況、提出計畫、並以員工之觀點來評斷改變過程的每一個步驟。

8. 主導改變者向改變的標的說明改變計畫時，要用專斷(Assertive)的方法，明確地以清晰、簡明之用語向員工宣導預期的改變。

9. 當主導改變者無法說服員工完全接受改變計畫時，則採用折衷的方式，需要將改變速度放慢。

10. 縮短主導改變者與改變標的間之距離，並建立彼此之支持系統。

結語

改變理論是研究系統對周遭環境改變的科學，應用知識及技能為指引，有計畫、有目的地改變。護理管理者應熟悉改變理論、運用改變的過程、面對內外環境的變遷，做好計畫、應用改變的步驟，在大家的合作努力下，才能做有效的改變。

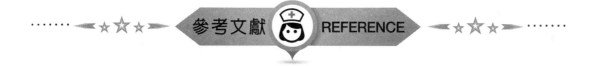

參考文獻 REFERENCE

周照芳、黃璉華、王瑋、鄒慧韞、黃金蓮、張瑛、楊麗瑟、陳小蓮、黃月嬌、張慈惠、林綉珠、詹碧端、李樹蘋、游惠珠、侯宜菁、郭明娟(2017)．*護理行政之理論與實務*．華杏。

林素戎(2023)．*全方位護理應考e寶典－護理行政*．新文京。

曾雯琦、楊勤熒、馬淑清、李歡芳、周守民、周美雲、蘇慧芳、趙慧玲、謝碧晴、王淑卿、江惠英、尹裕君、高靖秋(2023)．*當代護理行政學*（四版）．華杏。

廖美南、謝淑芳、陳麗華、李麗紅、楊勤熒、蔡麗珍、吳宛庭、吳孟凌、張翠蘭、劉佩芬、林珠茹、龔美珍、程基玲、徐子玲、羅惠敏、王桂芸、洪世欣、林麗華、傅玲、鄒怡真、白玉珠、明金蓮(2019)．*護理行政學*（三版）．永大。

Beyers, M. (1984). Getting on top of organizational change: Part I: Process and development. *Journal of Nursing Administration, 14*(10).

Drucker, P. (1985). The discipline of innovation. *Harvard Business Review*, May-June.

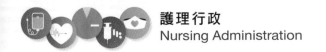
Gillies, D. A. (1994). *Nursing management: A systems approach*. (3rd ed.). W. B. Saunders.

Haffer, A. (1986). Facilitating change: Choosing the appropriate strategy. *Journal of nursing Administration,16*(4),18-22.

Lewin, K. (1953). Studies in group decisions. In D. Cartwright and A. Zander, eds., *Group dynamics: Research and theory*. Row Peterson.

Schermerhorn, J. (1984). *Management for productivity*. Wiley.

Swansburg, R. C. (1993). *Introductory management and leadership for clinical nurses*. Jones and Bartlett.

Tichy, N., & beckhard, R. (1978). *Managing behavior factors in human service organizations. In J. Sutherland, ed., Management handbook for public administrators*. Van Nostrad Reinhold.

Ward, M., & Moran, S. (1984). Resistance to change: Recognize, respond, overcome. *Nursing Management, 15*(1).

學習評量 EXERCISE

選擇題

( ) 1. 護理部計畫門診半年後門診護理師將參與醫院社區醫療服務，此作業的改變過程，門診護理師屬於：(A)主導改變單位(Change Agent) (B)改變標的(Change Target) (C)改變區域(Change Area) (D)改變速度(Change Rate)

( ) 2. 有關改變理論(Change Theory)之概念，下列何者之敘述不正確？(A)主導改變者應具有改變知識，並能夠計畫及促進改變 (B)改變是解決問題及決策的過程 (C)改變是個人或團體中之人際能力或權限的表現 (D)改變應符合主管的期望

( ) 3. 藉由組織圖變更來達到改變的目的，此為何種改變策略的應用？(A)循環式改變策略 (B)權威式改變策略 (C)逐步式改變策略 (D)結構式改變策略

( ) 4. Lewin提出的改變理論分為三期，已確定問題存在並感到改變是必須的，是屬於何期？(A)解凍期 (B)改變期 (C)再凍期 (D)於改變期與再凍期中間

( ) 5. 護理長正在執導一項改變，當她運用策略促使護理人員意識到改變的需要時，下列哪一項步驟需首要執行？(A)評估內在及外在的驅使力(Driving Force)及局限力(Restraining Force) (B)採取改變的策略 (C)列出可能的處理方法 (D)選擇可行方法的優先順序

( ) 6. 如護理部主任宣布你的病房於半年後，將採用臨床路徑(Clinical Path)制度，如果你是護理長，第一個步驟是：(A)收集相關資料，並引發護理人員有改變的動機 (B)確認問題，設定可行的方案 (C)作一系列的規劃工作，如人員的安排 (D)成立執行小組，擬訂進度

( ) 7. 護理行政管理專家Gillies認為改變過程可分四級。團體在行為上的改變是屬於第幾級的改變？(A)第一級 (B)第二級 (C)第三級 (D)第四級

（　）8. 依據Lewin所提改變理論，任何一個組織要作改變時應會經過下列哪一個順序？(A)解凍期→改變期→啟動期　(B)改變期→啟動期→凍結期　(C)啟動期→改變期→凍結期　(D)解凍期→改變期→再凍結期

（　）9. 改變的抗拒力是一種自然的現象，主導改變者在控制改變的抗拒力時應注意下列哪些事？(1)應事先提供有關改變的各方面訊息　(2)應強調改變的新奇及動人之處　(3)讓改變的對象參與改變計畫的擬訂與執行　(4)當改變的對象屬於無權勢的一群時，仍可發動改變計畫。(A) (1)(2)(3)　(B) (1)(2)(4)　(C) (1)(3)(4)　(D) (2)(3)(4)

（　）10. 某位工作年資很長的護理人員，最近警覺到自己非常需要找機會多充實臨床相關的知識和技能，他是處在路因(Lewin)行為領域理論改變過程的哪一期？(A)前解凍期　(B)解凍期　(C)改變期　(D)再解凍期

問答題

1. 應用路因的改變理論來說明你所處的環境在改變過程中的行為與反應。

2. 舉例說明改變的類型。

3. 比較路因、李比特及羅傑之改變理論。

4. 在改變的過程中，如何建立改變的支持性氣氛？

5. 護理主管在計畫及執行改變時，需考量哪些原則？

學習評量
解答請掃描
QR Code

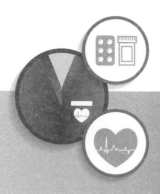

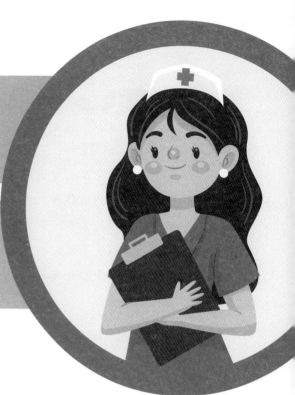

Chapter **12**

組織溝通與衝突管理

Organizational Communication and
Conflict Management

編著者・王憲華、楊勤熒

讀完本章,您應能:

1. 了解衝突的種類及引發衝突的原因。
2. 了解衝突發展的過程和結果。
3. 了解衝突處理的策略、方式及衝突處理時的協商技巧。
4. 了解及應用衝突管理技巧維持組織內適當的衝突程度。
5. 了解護理業務中引發護病衝突之危機狀況及危機管理措施。

➕ 前 言

　　自古以來,只要有人的地方,就會有衝突;衝突可能是發自個人內在的,也可能是由於人際間、單位間或機構間的競爭而產生。較早期,對衝突的看法是負向的、具有破壞性、使用暴力的、意見不合的,所以傳統的學者認為要使一個組織或機構保持和諧愉快,業務能夠蒸蒸日上,衝突是不容許存在的;因此,注意衝突的肇因,預防其發生或惡化,即可避免導致危害機構績效的衝突。隨著對人際互動研究的發展,學者們的看法轉而認為衝突不僅是自然的產物,而且是組織活動中不可缺少的一部分(Hein & Nicholson, 1982),所以機構中的工作人員必須學習接受、面對衝突情境。

　　1990年代以後,許多的觀察分析顯示,衝突可能造成機構的重大危機,但是某些衝突情況可能反而是有益的;研究中發現有適當的衝突才有競爭、激勵和創新,工作效率才能提高(圖12-1),衝突並不是不好,管理者應該容許不同的聲音存在。既然,衝突無可避免,管理者就該學習認識衝突的肇因、發展,學習控制衝突情境於最適程度的技巧,如此才能運用理想程度的衝突情況提升單位或機構的工作績效。

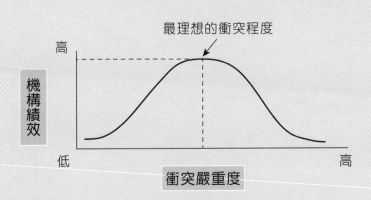

圖12-1　衝突嚴重度和機構績效的關係(Griffin, 1999)

12-1 ○ 組織溝通的概念

溝通(Communication)過程中涵蓋訊息傳送者、訊息、訊息接收者及反應，是將**訊息(Message)**由**傳送者(Sender)**傳送給**接收者(Receiver)**的**過程(Process)**，為雙向互動的**訊息傳遞**過程，包括**語言**（如口頭語言、書面文字）與**非語言**（如：表情、眼神接觸、身體姿勢或動作、手勢等）的訊息傳遞。需注意傳遞過程會受到**噪音**的干擾。

組織溝通(Organizational Communication)是指組織成員因工作所需，與其他成員間經由組織的聯絡管道互通訊息、交換意見，藉以建立共識、協調行動或滿足需求，進而達成組織目標的動態過程。**組織的溝通是持續性的，會延續之前的感受和關係**，而良好的溝通管道要件包括：(1)要傳遞的訊息是必需的(Necessary)；(2)組織成員容易得到訊息(Access)；(3)訊息是直接的而且是正式的傳達，一般而言，組織內的溝通管道愈多，成員愈易取得訊息，愈快達到溝通效果。

一、溝通模式

1. 環型溝通模式：由尚南與偉弗(Shannon & Weaver)於1949年提出的模式，包含**來源(Sender)、訊息(Message)、管道(Channel)、接收者(Receiver)**、信號、噪音及回饋。信號是象徵訊息所代表的有意義符號，噪音是一種會造成訊息曲解或正確解析度受阻斷的因子，而回饋主要是在在修正訊息、消除噪音的阻擾，並讓對方分享經驗。

2. **線型溝通模式**：1960年由大衛‧本羅(David Berlo) 提出的模式，他強調**來源(Sender)、訊息(Message)、管道(Channel)及接收者(Receiver)**是溝通品質的關鍵要素。由發送者發出訊息，以線型的溝通方式經管道將訊息傳遞給接收者。

3. 螺旋型溝通模式：1967年由丹斯(Dance)提出的模式，強調在溝通過程中需不斷的解析與反應，使傳送者的訊息信號能正確的傳遞給接收者，此方法可以促進雙方的溝通能力和技巧。

二、溝通的特質

1. 溝通是一種過程。

2. 溝通會受噪音干擾。

3. 溝通是訊息的傳遞。

4. 溝通可以運用語言（Verbal Communication，如書寫、語言）與非語言的訊息傳遞（Nonverbal Communication，如表情、手勢、身體姿勢、沉默不語等）。

三、組織溝通途徑

組織溝通依組織結構可分為正式溝通與非正式溝通兩大類，詳見表12-1。

表12-1　組織溝通途徑

正式溝通	非正式溝通
1. **上行溝通**：為下對上的溝通，**部屬向主管提出報告或建議以反映其意見**，此方式提供部屬參與的機會，符合民主精神 2. **下行溝通**：為上對下的溝通，上級主管將員工所需知道的命令、政策、計畫及指導等，下達給基層員工。不過易造成訊息的遺漏、歪曲、誤會及被冷淡處理 3. **平行溝通**：發生於不同命令系統而職位相當的人員之間或者是不同部門間平行單位的溝通方式，主要在協調工作、解決問題、分享資訊、化解衝突，可彌補上行溝通與下行溝通的不足，**例如利用病房會議討論或溝通病房業務及問題** 4. **斜行溝通**：不同組織層級的單位或人員之間的**溝通**，應用得宜者可減少因層級節制所耗費的時間，也可簡化作業流程，**例如護理長與醫師溝通**	又稱為葡萄藤式(Grapevine)溝通。經由組織內的社會關係，跨越部門、單位及階層，不需顧慮組織結構及權力路線，**以平行溝通或斜行溝通的方式進行訊息傳遞。此種溝通管道又稱為「群集性連鎖」或「傳言」**。例如許多人知道消息，但不傳出去，只有當他們對此議題有興趣時才會去做

例題

例題：請問下列例題屬於何種溝通途徑？

1. 醫院年終獎金發放辦法尚在主管會議討論中，而護理師間流傳由2個月年終獎金變成年資2年以上護理師才有年終獎金。

2. 在行政會議中宣讀護理部之年度中心工作目標「完成外科系臨床路徑(Clinical Pathway)之書寫」，要求各護理長在年底交出。

3. 病房會議中討論臨床業務問題。

4. 當護理長因病房內有多位護理師同時離職，很難排班，主動找護理督導長請求支援。

解答：1.非正式溝通。2.下行溝通。3.平行溝通。4.上行溝通。

四、溝通障礙

1. 溝通者的心理障礙：例如溝通者雙方感情欠佳、有先入為主的概念、溝通者本身拒絕改變、未完全了解內容等。

2. 溝通方法障礙：例如溝通方法的選用不當或出現與溝通內容不符的身體語言，易使人產生困惑。

3. 溝通時的語意障礙：例如溝通時言詞不當、重點不清，或者是說話速度過快或過慢、敘述過於冗長等。

4. 時間壓力：例如準備時間過於倉促。

5. 獨裁式領導型態：易阻斷主管和部屬間的溝通橋樑。

6. **資訊超載**：例如護理長**一次交代太多任務給護理人員**。

7. 環境因素：例如環境吵雜或有外來事務干擾，導致注意力無法集中。

五、有效溝通技巧

1. 掌握溝通過程技巧：**應在合宜的地點進行**，主管應具備有條不紊的說話技巧，集中思考於溝通主題，在溝通過程中，小心使用專門術語及重點式總結，善用沉默、多聽、多觀察的技巧，並接受對方，減少抗拒心理，方能發揮有效地溝通技巧。

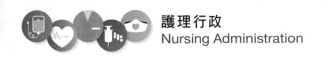

2. 組織系統溝通技巧：要了解組織訊息溝通系統。由於接觸的人多，訊息的接收
   方式就很重要，要確定每位成員皆已取得正確訊息。

3. 傾聽技巧：面對面正視談話的對方，表示樂意傾聽，並**輔以點頭、微笑、嗯聲**
   表示贊同、支持、激勵。嘗試了解上級、下屬的談話內容，必須聽完談話內
   容，切勿草率先下論斷，並深入了解談話背景及隱藏之實，成為一位良好的傾
   聽者。切忌質問對方，教訓下屬。

4. 回應技巧：**先經思考再主動適度回饋**，適時回應對方的談話內容、反應、及感
   覺。除了以口頭回應，可運用同理心(Empathy)或舉止行動表現對對方的關心與
   尊重。

5. 釐清技巧：**與對方討論問題，而非爭辯**，勿用言語作人身攻擊。溝通者雙方要
   組織整理所想表達的，並提供相關和必要的資訊。最後綜合談話內容，澄清疑
   難，印證彼此的看法。

例題

1. 病房小組長常中斷工作夥伴的說話，且不斷的表達自己的想法。這是違反哪一項溝
   通技巧？
2. 單位的護理人員向護理長抱怨排班不公平，此時護理長應做何處理較適合？

解答：1.傾聽。2.傾聽抱怨後共同討論解決。

12-2 衝突的概念

　　廣義而言，任何兩個或兩個以上的個人、團體或機構間有意見不合
(Disagreement)、不協調(Clash)等現象時即表示有衝突存在，**衝突是一種敵對、對立**
或想法的牴觸。衝突的特徵包括意見不合、志趣不相投、明爭暗鬥等；衝突的另一
項特性是必須被知覺(Perceived)，若當事雙方並未感受彼此不合現象時即不可能發
生衝突(Robbins, 1998)。衝突的預防方法包括：(1)建立組織良好的溝通管道；(2)提
供申訴管道；(3)資源與職掌合理的分配；(4)分配穩定、分工明確；(5)勾勒共同的目
標與遠景。

一、衝突的要素

衝突的發生過程中，必定存在四大要素(Component)，即敵對者、不同的目標或利益、互動及競爭或鬥爭行為，缺乏任何一項即不構成衝突。

1. 敵對者(Opponents)：人際間或團體間的衝突必須同時存在敵對雙方，若只有一方採取行動，另一方沒有發生衝突的感受或行為反應，則不會形成衝突。

2. 不同的目標或利益(Goal or Interest)：發生衝突的敵對者之間必定存在對立的目標或利益，導致敵我雙方各自為獲取自己的利益而設法阻撓對方；若彼此的利益或目標一致時，則將產生合作關係，而無衝突發生。

3. 互動(Interaction)：衝突的發生是因敵對雙方的互動過程中有磨擦或不滿所致；若互有對立目標的雙方根本沒有接觸機會，當然無從發生衝突行為。

4. 競爭或鬥爭行為(Competition or Struggle)：衝突雙方在爭取對立目標或利益的互動過程中若未達成共識，最後將產生各種型態的、不愉快的行為表現，即衝突行為。衝突行為可能是明爭、也可能是暗鬥，激烈程度各有不同。

二、衝突的類型及其導因

（一）以人作區分

可分為個人內在衝突、人際間衝突、團體間衝突及機構間衝突。

■ 個人內在衝突(Intrapersonal Conflict)

由於個人生活經驗之故，內在常常有不同或不相容的觀點，而產生內心的掙扎與矛盾。個人內在的衝突多導因於其所扮演的角色無法符合預期要求或行為標準時之「角色衝突」，或個人追求目標無法達成時的「目標衝突」。

1. **角色衝突**(Role Conflict)：

   (1) 接受來自同一發訊者之指揮、命令，但**發訊者前後的要求相互矛盾**時，產生發訊者內在衝突(Intrasender Conflict)。例如，主任要求護理長計畫縮減人力編制，同時又要求該單位必須規劃多項提升護理服務品質的活動，護理長頓時有「又要馬兒好，又要馬兒不吃草」的兩難感。

   (2) 在矩陣式組織中，基層主管可能有二位以上的上司，當**不同的上司提出的要求相互矛盾**時，即產生發訊者間的衝突(Intersender Conflict)。

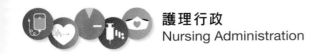
(3) 個人具備不同團體間的多重身分時，極易產生角色間衝突(Interrole Conflict)，如職業婦女在家庭和工作間的角色。

(4) **個人內在的價值觀和其所扮演角色的要求間互相矛盾**時，即產生個人－角色衝突(Person-Role Conflict)。例如，護理人員學習過程中養成「提供病人個別化照護」的理念，但工作單位因人力限制，以功能性護理模式安排照護工作，又要求依規章處理病人的需求，造成個人理念與工作方式間極大衝擊。

(5) **工作職責劃分不清楚、要求不明確，致使個人不知工作期望**，而產生角色混淆(Role Ambiguity)。

2. **目標衝突**(Goal Conflict)：個人成長過程中，追求滿足生理、安全、歸屬、尊重或自我實現等不同目標的需求，在達成目標過程中遭遇障礙、阻撓，即產生目標衝突。

　個人內在衝突的種類有三：

1. **雙趨衝突**(Approach-Approach Conflict)：指個體在有目的的活動中，有兩個同時並存、又只能選擇其一的目標，二者皆有同樣的重要性和吸引力，對個體產生「魚與熊掌難以兼得」的無法取捨的衝突心態。例如，**某護理長面對需同時完成碩士班進修及評鑑任務**，兩項同樣重要之活動時，如何抉擇？

2. **雙避衝突**(Avoidance-Avoidance Conflict)：在有目的活動中有兩個並存的目標，且均對個體產生威脅性、皆想迴避其發生，但必須接受其中任一項時，個體會產生「權衡輕重」、強迫自己不得不選擇其中之一的衝突心境。例如，明天是某必修科目的期末考日，因為期中考成績不理想，期末考必須全力以赴以免延畢，但當日又須完成一項占分頗重的專題口頭報告與繳交書面報告，在準備時間不足的壓力下，如何抉擇？

3. **趨避衝突**(Approach-Avoidance Conflict)：對於特定目標同時具有吸引力與排斥力的兩種心態存在，產生進退兩難的衝突心境。例如，目前有晉升為護理長的機會，一方面很高興自己的能力獲得肯定，且上班時間較基層人員正常，另方面又擔心護理長須承擔單位所有同仁工作表現好壞的責任，且須隨時處理危機、面對同仁各種時間、情況提出協助的要求，個人能否承受這些壓力，如何抉擇？

Wohlking (1970)又將個人內在衝突分為三類：

1. **動機性衝突**：即如前述，想謀求某項職位，又害怕承受該職位所帶來的責任時所產生的衝突。

2. **選擇性衝突**：面對多重的選擇時，當各項選擇之相關資訊不足，導致無法適當抉擇，產生無所適從的衝突。

3. **效忠性衝突**：指個人具有兩個或兩個以上性質完全不同機構的身分，當各機構同時提出完成工作之要求時，致使個體不知該先效忠哪一機構所產生之矛盾。如職業婦女在工作和家庭間的困境，若同時又正在職進修中，則衝突情境更多。

例題

1. 颱風天，醫院希望你能去上班，女兒希望你能在家陪她，此時你所面臨的是何種衝突類型？

2. 陳護理師從事護理工作5年了，目前面臨婚姻及工作的抉擇而難以取捨，請問陳護理師目前正面臨何種內在衝突？

解答：1.個人內在衝突。2.雙趨衝突。

■ 人際間衝突(Interpersonal Conflict)

是指個人和他人之間互動時所產生的，衝突來自於對同一件事有不一致的看法或作法。人和人之間常發生衝突的導因有：

1. **價值觀、倫理觀不同**：對於事情的是非、好壞或重要性判斷的依據不同而產生，如甲認為重要並應該全力以赴的事情，乙可能認為應避免發生而大力阻止。

2. **角色的期望不同**：對於工作中自主性需求高的人，和期望工作步驟界定清楚的人，二者極易產生磨擦。

3. **領悟、理解能力不同**：對於事物呈現的表象有不一樣的看法和解釋，也容易產生意見相左的結果。

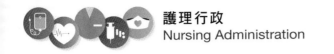
4. **溝通不良**：使用不同的語言或該講而未講、不該講的講得過多，都容易導致衝突。

5. **個人特質、個性不同**：人際間由於特質、態度、行為的互不相容而導致衝突。例如個性急躁者與步調緩慢者共事，或物品用後無順手歸位習慣的人和有潔癖者同居一室時，都常有爭執發生。

6. **責任範圍界定不清楚**：當必須同時從事某項工作，但分工不明確時，可能互相爭取或推諉責任，若二者工作又相重疊，或一方須承接另一方的工作成果時極易產生衝突。例如基層護理人員三班工作職責界定不清，接班者與交班者可能因為認定對方班別應完成但未執行的工作事項而爭執。

7. **資源或利益的分配受限**：例如晉升的職位、獎金、須使用的儀器、設備或空間有限時，為了爭取於己有利者而產生競爭性過度的衝突行為，若再加上工作負荷不均，更會加重衝突的嚴重性。

8. **文化的差異**。

■ 團體間衝突(Intergroup Conflict)

發生在同一機構的兩個單位間，或同一單位的兩個小團體間的競爭或鬥爭。據研究，團體間衝突通常是為了機構因素而較少因個人因素而產生的。團體間發生衝突的導因包括：

1. **立場不同**：彼此職位不同、單位性質互異時，需求即不同。如主管和部屬間，主管期望部屬不求報償、埋頭工作，而部屬期望主管分派的工作量輕鬆，但是收入豐厚，二者間期望分歧可能導致衝突；又如，急診處和病房單位間也常有衝突情境，急診處工作人員將病人情況處理至穩定程度，即期待盡速轉送病房，以便空出床位待接新病人，但病房單位護理人員期望完成常規治療、照護活動再接住院病人，以免延誤近十位已住院病人的照護計畫，兩單位間由於立場不同產生衝突。

2. **資源分配不公**：機構資源有限情況下，也有導致不同單位或部門間為爭取自己的最大利益而產生衝突。例如不同的醫療科別爭取有利的門診時間或空間，或者公立機構內的醫療科別和其他護理、檢驗、行政科別為爭取獎勵金的分配比例而互不相讓。

3. **工作互相依賴性**：不同單位或科別間的作業重疊性、依賴性高時，則彼此作業順暢與否受對方影響很大，若彼此溝通不良、互不配合時則易產生衝突。如護理單位工作的正確性將影響後續檢驗科、藥劑科是否能正確檢驗和調劑；反之，檢驗和藥劑作業的迅速和正確性，也影響醫療、照護作業是否能正確提供病人。醫療機構內不同單位通常須分工合作，才能順利完成病人住院的完整流程，彼此的相互依賴性極高，發生摩擦的機會也高。

4. **價值觀和目標的差異**：醫療專業分工精細，不同的專業部門各司其職的情況下，若對彼此作業方式或內容不夠了解，又無法尊重對方立場下，只以自己的標準、想法要求對方達成，也很容易因為各自的團體意識或優越感而產生衝突。

5. **非正式組織的影響**。

■ **組織間的衝突(Interorganizational Conflict)**

　　產品同質性高的兩個機構為了爭取市場占有率，彼此互相攻擊對方弱點，或強調自己產品優點的情況下產生。

（二）以衝突的內涵作區分

1. **目標衝突(Goal Conflict)**：當個人或團體希望追求的目標過程與別人不同時所發生的衝突。

2. **認知性衝突(Cognitive Conflict)**：衝突的發生係由於當事雙方判斷事情的立場和決策重點不同而產生，但雙方能以就事論事的態度，協商獲得雙方均同意、又不偏袒任何一方、頗具創意的解決方案，故通常可產生較佳決策、凝聚團體共識，被視為是有益的衝突。

3. **行為衝突(Behavioral Conflict)**：個人或團體的行為不被他人接受時所發生的衝突。

4. **情感性衝突(Affective Conflict)**：一般被視為是負面的衝突；因為當事雙方面對問題時容易介入個人情緒，無法針對問題協商討論，反而變成人身攻擊，破壞了組織的合作氣氛及發展目標。

（三）以衝突的結果作區分

學者建議，分辨衝突事件的影響端視當時團體的績效(Group Performance)而定。可分為功能性衝突和非功能性衝突（表12-2）。

1. 功能性衝突(Functional Conflict)：衝突雙方能整合彼此意見、以團體最終利益的遠見目標為方向、抓住問題重點，經過協商的過程、獲得全體認同的決議，故最終能產生對組織有益的正面結果，包括可激發員工潛在的能力及革新的創意、讓工作更新鮮有趣，並能獲得工作成就感、滿足心理需求，最後更能提高團體向心力。故又稱為「有益性衝突」。

2. 非功能性衝突(Dysfunctional Conflict)：與上述完全相反，衝突雙方意見分歧、只以目前獲利的短視態度與對方互動，甚至隔離不進行協商、而強迫弱勢的一方接受決議，終將產生負面結果；由於衝突雙方只關心自己獲勝，往往耗費相當時間和精力但無法獲得決議，長期處於無法解決的衝突情境將危害個人身心健康，終至職業疲潰。故又稱為「傷害性衝突」。

表12-2　功能性衝突與非功能性衝突之比較

分　類	功能性衝突	非功能性衝突
表　現	・整合　・遠見　・抓住重點 ・協調　・同意　・正面結果	・分歧　・短見　・離題 ・隔離　・強迫　・負面結果
影　響	・使個人表現潛在能力 ・可滿足心理需求 ・導致有價值的革新與改變 ・使工作更新鮮、有趣 ・有助於重建團體意識	・長期的衝突有害個人身心健康 ・因極端關心個人好處而犧牲組織利益 ・損耗大量時間、精力和財力，未達真正重要目標 ・職業疲潰

三、衝突的發展過程

學者們將衝突的發展過程分為4或5個階段(Strader & Decker, 1995; Robbins, 1998)，即潛在對立階段、認知與個人化階段、因應意圖階段、行為表現階段及結果階段；亦有學者將衝突發分為意見不合時期與整合時期(Gillies, 1989)，綜合整理如圖12-2所示。

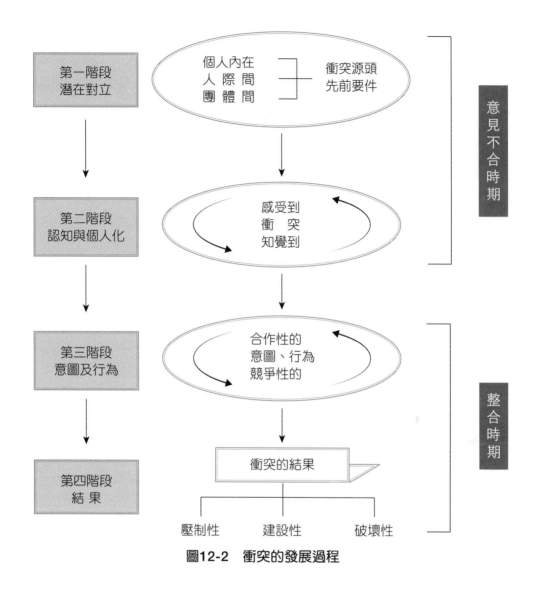

圖12-2　衝突的發展過程

（一）第一階段：潛在對立(Potential Opposition or Incompatibility)

此階段是**衝突發生前的潛在時期**，無論是個人內在、人際間或團體間互動過程中，由於工作、價值觀、目標和利益、個人特質、角色、權力運作、資源分配等需求不同，產生溝通不良、組織結構障礙等可能引發衝突的潛在因素。先前要件並不一定會導致衝突，但衝突一旦發生時，一定有先前要件的存在。

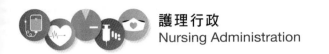

（二）第二階段：認知與個人化(Cognition and Personalization)

一旦潛在階段的先前要件是當事者的任何一方關切的事項，其**感受到不平衡狀態存在**時，即進入衝突的第二階段；本階段又分為**知覺衝突**及**感受衝突**兩種層次，感受衝突時已有個人情緒介入，當事者發生焦慮、緊張、挫折、或敵意等情緒反應，表示衝突已正式形成，衝突事件已產生個人化的結果。

本階段對衝突發展的重要關鍵有二點，其一為**正式定義衝突的議題**，由於知覺或感受衝突的存在才會正式引發衝突；其二為**情緒(Emotion)**在衝突感受中扮演重要角色，情緒可以影響衝突發展的最終結果，負向情緒可能造成將問題過分單純化、降低互信感、並且負向的解釋對方的行為表現，而正向情緒則有助於釐清問題點及其關聯性，廣泛的審視衝突情況，故更能發展出具創意的解決方案。

（三）第三階段：意圖及行為(Intentions and Behavior)

感受衝突的存在且有情緒介入後，在正式外顯衝突行為前，尚有一個針對衝突議題決定採取何種反應行為的意圖時期，而意圖採取何種行為與實際行為間可能不盡相同。

實際的衝突行為是衝突發展過程中的重點，因為其具體可見；**衝突行為包括雙方的行動及反應，是一種動態的過程**，衝突雙方對對方的行為表現做出回應的行為，例如甲方盤問乙方，乙方爭辯回應，甲方進而恐嚇乙方，乙方回之以進一步的威脅。衝突行為的表現具連續性，圖12-3最左方呈現的是輕微的、間接的、且高度控制下的緊張狀態，當衝突的強度逐漸升高，衝突行為的表現逐漸向右側挪動直至極度破壞性的行為，亦即連續線右方的行為表現通常導致非功能性結果，而功能性衝突則多局限於連續線的左側。

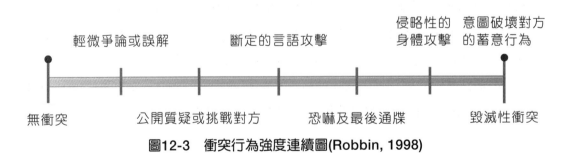

圖12-3　衝突行為強度連續圖(Robbin, 1998)

　　此階段是運用衝突管理技巧的時期，對非功能性衝突避免其繼續擴大，反之，過度輕微的衝突則考量是否須刺激以增加其強度，管理者須學習衝突解決和衝突刺激的技巧來控制衝突、維持其於理想程度，這些衝突管理技巧將於後文介紹。

（四）第四階段：結果(Outcome)

　　衝突雙方互動反應後將產生不同的結果，結果可能是功能性的、良性的，衝突經由建設性的解決，進而可以促進團體績效；結果也可能是非功能性的、破壞性的，未被順利處理的衝突情況將阻礙或抑制團體績效。長期下來，壓抑性或破壞性的衝突結果可能造成衝突源頭或衝突程度的改變，例如原來肇因於個人特質的衝突可能演變為利益、工作的衝突，而原來只局限於人際間的衝突可能發展為團體間的衝突。

　　具體而言，功能性的衝突屬於中等程度衝突，可產生的結果有：

1. 使爭論的議題浮出檯面，並公開討論：通常有衝突表示組織結構、工作方式、溝通途徑等有問題，急待討論解決。

2. 促進決策品質：經由接收衝突各方的意見表達，可以綜合歸納出考慮較周詳、具創意、較具體可行的決策。即經由衝突者參與討論，共同規劃出的工作常規、工作分配模式，不只可行性高，成功機率也高。

3. 滿足個人心理需求：精神科學者認為某些人無法只滿足於尋常人際間的讚賞、感激，而須藉由人際間衝突等較大刺激獲得滿足。

4. 促使團體更具凝聚力和績效：由於共同協商產生創意性衝突解決方案，提升整體工作效益之餘，工作成就、滿足的感覺更能提高團體的向心力。

5. 產生新的領導者：經過衝突事件的發展、處理過程中，可能突顯個人能力，能有效運用資源和策略產生建設性解決方案，進而獲得眾人和主管的賞識及尊重。

　　反之，非功能性的衝突將造成當事者長期耗費過度精力和時間謀求自己的利益、避免受傷害，注意力集中於己身，導致團體績效不彰、整體利益被破壞。長期處於破壞性或抑制性的衝突情境下，將造成當事者身心調適不良症狀，最後可能選擇辭職以躲避衝突情境。

例題

例題：請問下列例題屬於衝突發展過程的哪一個階段？
1. 會正式定義衝突的議題。
2. 個體感受知覺衝突，且產生情緒反應。
3. 最適合運用衝突處理技巧來避免非功能性衝突繼續擴大。

解答：1.認知與個人化階段。2.認知與個人化階段。3.意圖及行為階段。

12-3 衝突管理的概念

　　衝突常被認為是一種自然的現象，藉著意見分歧或派系之爭的協調，有時反而能強化組織力量，良好的衝突管理(Conflict Management)可促進團體組織成員的共融與目標一致。

　　衝突情境一旦進入外顯的衝突行為階段時，即須設法處理避免惡化；衝突處理首應分析事件發生的始末，包括：

1. **澄清情境中的相關人員及其角色**：釐清非必要的第三者，減少有心人士煽動的機會。

2. **了解衝突發生的源頭**：即了解產生衝突的先前要件是個人屬性差異、溝通不良或組織結構不全導致。

3. **辨別衝突的類型**：是屬於人際間或團體間衝突。

4. **分析衝突的嚴重程度及至目前所產生的影響。**

　　有了充分的了解，才能運用有效方法因應情境、處理衝突。

一、衝突解決策略(Marriner-Tomey, 1988)

1. **贏－輸策略(Win-Lose Strategy)**：即一贏、一輸的方法。衝突的談判建立於**權力**上，衝突之一方很權威，以**強迫**方式讓另一方同意依其方式解決衝突，強勢的一方只考慮自己的利益，不考慮對方的需要及是否能接受，故立於勝方，而弱勢的一方則喪失自己的利益。

2. **輸－輸策略**(Lose-Lose Strategy)：即雙輸方法。雙方認為協商過程是一種懲罰的經驗故不多加討論，表示自願放棄部分目標、也說服對方放棄部分目標，**以不得不接受的心態商討及尋求雙方可接受的決議**。雖然最後獲得共識，但均認為自己的權益被犧牲了。

3. **贏－贏策略**(Win-Win Strategy)：即雙贏技巧。衝突協商過程中，雙方努力相當，以達成共同的目標為協商方向，分享彼此的興趣，滿足自己需要的同時考量滿足對方需要，雙方均能以自信、體諒的立場進行談判，最終產生的決議彼此都滿意，故屬雙贏的結果。

4. **最小、最大極限策略**：要能獲得雙贏的協商結果，衝突雙方在協商過程中必須常常以問「為什麼？」的態度了解彼此看法，並且站在「讓對方如願以償」的立場上思考各種可行的、替代的解決方案，讓雙方都能由解決方案中獲得滿意的結果。此外，學習以「最小、最大極限策略」的手法解決衝突。

　　職業交涉者的「最小、最大極限策略」包括4項考量重點：(1)什麼是自己能夠接受的最小極限？(2)什麼是自己能提出要求、又不致被人視為荒唐的最大極限？(3)什麼是自己能夠讓步的最大極限？(4)什麼是自己能提供、又不致被人視為荒唐的最小極限？

　　以圖12-4解釋「最小、最大極限策略」，左側線表示自己的底線和最高要求，右側線表示設想對方的底線和可能最高的目標，衝突雙方在協商前能先做情勢評估，找出彼此的交集處（即中間陰影），協商結果越接近交集處的頂端，則越能獲得雙贏的結果。

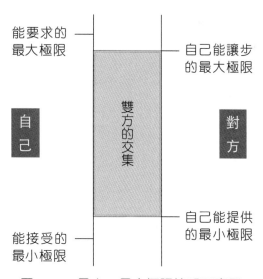

圖12-4　最小、最大極限策略示意圖

例題

1. 一位主管面對衝突事件時，總是認為事緩則圓，採取拖延戰術，此為何種解決衝突的策略？
2. 病房護理人員為了過年期間誰能休假爭執不下，護理長將所有人召集起來，共同協商幾個重要節慶的輪休方式，此為何種解決衝突的策略？

解答：1.輸－輸策略。2.贏－贏策略。

二、衝突處理方式

多位學者由不同的向度分析人們面對衝突時的因應態度，例如季麗絲(Gillies, 1994)指出，**目前最常運用於協商衝突的方法是面對面(confrontation)策略**，衝突雙方可以直接表達自己的感覺、想法和經驗，故可釐清衝突的情境，但宜避免負向情緒反應。

Blake & Mouton(1964)舉出，由對醫院服務和對部屬關心程度的角度來看，護理管理者的衝突處理模式可分為逃避型(Avoider)、安撫型(Friendly Helper)、權威命令型(Tough Battler)、妥協型(Compromiser)及問題解決型(Problem-Solver)（圖12-5）。而Thomas(1976)則由自我肯定、自我需求滿足和與他人合作性兩個向度分析，列舉出五種衝突處理行為，即逃避(Avoidance)、順應(Accommodation)、競爭(Competition)、妥協(Compromise)及統合(Collaboration)（圖12-6）。

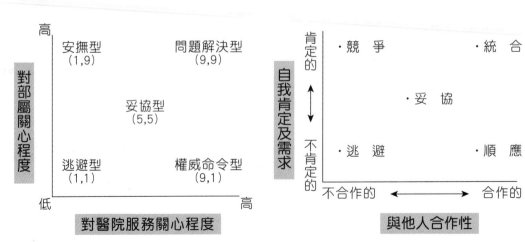

圖12-5　護理管理者衝突處理方格　　圖12-6　衝突處理行為

上述不同學者的衝突處理模式分類是相似的，將其與衝突解決策略配合敘述如表12-3。

表12-3　衝突解決策略

策略	說明	衝突解決型態
競爭（支配型或權威命令型）	1. 像鯊魚一樣，**將衝突以權勢壓下來，強迫對方接受** 2. 面對衝突情境時，當事者只顧滿足自己的權益，對對方的需要置之不理 3. 強勢要求對方一切依規章處理，不在意和他人互動關係是否良好	由於犧牲他人、滿足自己，故屬於一輸一贏的衝突解決型態
逃避	1. 像烏龜一樣，為了避免衝突而退縮到殼裏 2. 雙方意識且承認衝突的存在，但對衝突抱持著漠不關心、劃清界線、保持距離的退縮或壓抑的態度 3. **待情況緩和後再採取其他方式**	由於無法滿足工作、他人、和自己的需求，故為雙輸的衝突解決型態
妥協	1. 像狐狸一樣，將個人目標及人際關係都視為中等重要 2. 利用協商(Bargain)與折衷處理的方法，**使衝突雙方互讓一步，放棄部分利益，同時也達成部分目標** 3. 彼此協商、調適獲得的結論是可接受的，但並非最好的解決辦法	由於衝突雙方皆有所得、亦有所失，故有學者認為沒有明顯的輸家和贏家，也有學者將之歸為雙贏的衝突解決型態
順應（安撫型）	1. 像玩具熊一樣，希望他人接受及喜愛 2. 以滿足對方的需求為第一優先，重視與他人維持合作關係者，在面對衝突情境時，可能犧牲自己的權益或忽視工作規定，以使對方滿意而平息糾紛	由於犧牲自己、滿足他人，故為一輸一贏的衝突解決型態
統合（問題解決型）	1. 像貓頭鷹一樣，認為個人目標及人際關係都非常重要 2. 衝突雙方利用問題解決的方法，由收集資料、確立問題→尋求各種可行解決方案→選擇最佳方案→執行方案→評值結果 3. 雙方均以著眼於問題、澄清彼此看法及**考量彼此需要的立場**，尋求雙方均能滿意及獲益的解決方案，故衝突較能以創意方式解決，亦能獲得圓滿結果	由於衝突雙方均由協商決議中獲利，故為雙贏的衝突解決型態

例題

1. 針對過年班別,經由全體工作人員列出可行方案,投票表決並於期限內換班後排定。此一處理方式所採用的衝突處理措施為何種?
2. 病人因水腫氣喘至急診就醫,家屬抱怨等了很久醫師才來看病人,醫師看到家屬正在氣頭上,於是以「冷處理」應對,並表示希望收集更多資料後再做進一步反應。醫師的應對是屬於何種行為?

解答:1.統合(問題解決型)。2.逃避。

　　Douglass (1988)提出的衝突解決模式(Model for Conflict Resolution)(圖12-7),呈現衝突發生後解決衝突的步驟。衝突雙方有衝突的行為表現後,建議繼續維持團體互動關係,雙方一起找出肇因並確立問題,而衝突協調者應設法安排一個具有互信氣氛的環境,鼓勵衝突雙方應在互信的氣氛下,注意傾聽對方的語言與非語言表達,自由的分享彼此的想法與感覺,如此才能進一步尋求解決問題的可行方案,必要時應向外在資源尋求協助,同時對於解決方案應設定評值方法;衝突相關的成員繼續維持互動,直至所有成員都同意某一方案並願意遵循後,再由領導者帶領大家執行方案至衝突解決為止。

■ 協商的技巧

　　衝突解決過程中常須使用協商(Negotiation)的技巧,協商可能是衝突雙方自行進行,或由第三者介入扮演調停者的角色。協商是一種過程,在此過程中利用溝通技巧和協議來處理衝突,以獲得雙方均滿意的結果。影響協商是否成功的因素包括:(1)任何一方的利益是否依另一方而定(無論其利益是否真如所述);(2)雙方互信或懷疑的程度;(3)雙方是否具備清楚溝通的能力,以及任一方說服或威脅另一方同意其見解的程度;(4)相關人員的個人特質、個性;(5)協商雙方的目標和興趣。各項因素間之相關關係如圖12-8所示。

　　協商的進行可分為5個步驟:準備及計畫時期→確定遊戲規則→澄清及證明正當(Justification)→協議及問題解決→結果及執行計畫。

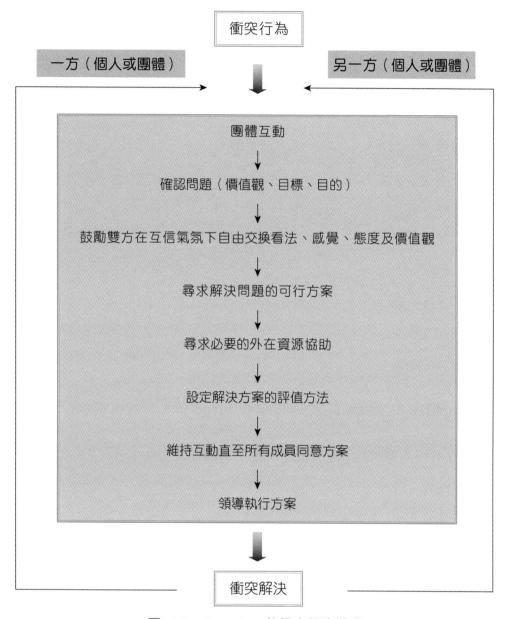

圖12-7　Douglass的衝突解決模式

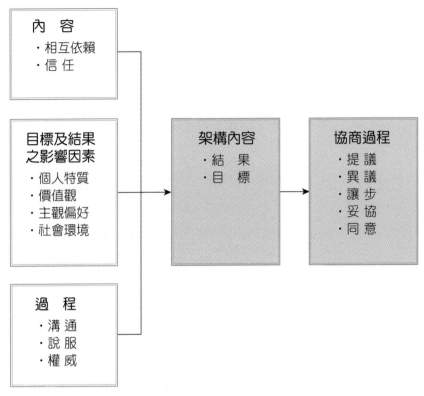

圖12-8　協商的重要因素(Stoner, Freeman & Gilbert, 1995)

　　面對衝突事件，協議的解決過程可分整合性協商與分配性協商。

1. 整合性協商：協商過程中，雙方秉持開放、同理的溝通方式分享訊息，並且設法調整各自的期望，努力使雙方達到均有收獲的雙贏結果。

2. 分配性協商：協商過程中，任何一方努力使自己獲得最大利益，並且哄騙另一方放棄最多利益，是一輸一贏的協商結果。

　　整合性的協商結果通常可維持穩定情況，而分配性的協商結果，由於損失的一方心有不甘，常常再提出其他建議期望能改變決議，故協商的結果較不穩定，二者比較如表12-4所示。

表12-4 整合性與分配性協商之比較(Robbins, 1998)

比較項目	整合性協商	分配性協商
原始動機	雙贏	我贏你輸
可用資源	待瓜分之資源數可變	待瓜分之資源數固定
原始利益	彙整為一	相互對立
訊息溝通	開放、分享	選擇性提供
結果	穩定	不穩定、易變

　　為能獲得成功、穩定的協商結果，學者們建議運用各種技巧和策略，統整如下：

1. 增加對彼此立場、利益、籌碼、動機與價值觀等方面的認知。

2. 深入研討情勢，收集客觀和穩定的資料，擬定妥善與客觀的談判計畫。

3. 設定自己的最高期望點(Demand Point)、目標點(Target Point)與最低容忍點(Resistance Point)；同時預估對方的最高期望點、目標點與最低容忍點。

4. 增強情緒控制，保持耐心，切忌急躁。

5. 團隊合作，角色分工；一旦對情況存疑，立即召開內部會議討論。

6. 態度坦誠，但具有彈性。

7. 重視雙方利益、協商結果與彼此關係，為彼此保留顏面及退路。

8. 做個良好的傾聽者，運用良好的語言及非語言溝通技巧。

9. 談判僵持不下時，可適時要求「休會」或先轉向討論其他議題。

10. 隨時牢記協商的本質是"妥協的過程"，故切忌團隊意見分歧。

11. 切忌私下和解，協商結果應做成書面報告存檔備查。

12. 確認可運用之資源，並掌握談判過程及所有個體間之互動關係。

13. 審慎考慮目前協商結果對未來可能產生的衝擊和影響。

14. 平時即建立自我公正、堅定的形象，有利達成協商決議。

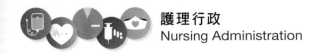
三、衝突管理技巧

以上介紹當衝突發生時,解決衝突的策略、方法和過程,實際上,現代完整的衝突管理技巧並不僅止於此,近代學者認為面對全球經濟競爭時代,適時刺激發生衝突才能產生良性的、功能性衝突結果,唯唯諾諾者(Yes Man)在目前競爭時代是不容許存在的,唯在上位者對此種新觀念多持避免發生的態度,而70%的部屬在反對主管命令時(即使主管命令明顯是錯誤的),也多持保守、不發言的態度。

完整的衝突管理技巧應包括:(1)運用各種技巧適時刺激發生衝突以產生建設性結果;(2)在衝突發展失控前控制衝突嚴重程度;(3)衝突發生後設法解決衝突。

(一)刺激衝突(Stimulating Conflict)

為了促進團體績效,組織內必須維持適當的衝突程度;而刺激組織產生功能性衝突之建議如下:

1. 將員工或團體置於競爭情境中:管理者可設計銷售競賽、業務績效獎勵金、創意競賽等方式點燃競爭氣氛;一旦遊戲規則建立,員工認為競賽是公平的,而願意努力工作贏得競賽,故可提升組織的績效。

2. 聘用一位或多位的外人:如此將使組織產生新觀念,動搖原來穩定的作業方式。外人可能是從其他機構挖角來的人員,或機構內其他單位的員工,也可能是短期聘用的專家;外來者可帶來新的工作方式,並且刺激競爭的熱情,唯可能造成部分資深員工抗拒改變選擇辭職。

3. 改變既定的工作程序:此舉可使員工重新評估執行職務的方法,以及判斷工作方式是否正確,尤其是過去順利運作的工作程序;經過此種改變,可能發現不當使用的設備或材料,也可能發現機構中的冗員。

此外,主管應設法鼓勵員工挑戰原有制度、提出新創意,而能刺激此種作法產生功能性衝突的建議方式為「獎賞異議(Dissent)、懲罰衝突迴避者」。唯在此過程中,主管可能面臨「聽見不願意聽的聲音」的挑戰,而此情況可能使其原定期望幻滅、血液沸騰,但這些情緒性反應不能表現,也不能只表示「感謝員工提出建議」,而應提出「請進一步說明您的看法」或「請告訴我有哪些事是我們該做的」,以維持未來仍能「廣納眾議」的氣氛。

其他尚能刺激適當衝突的方法如利用溝通網路散佈曖昧不明或具威脅性的訊息、改變個人的領導方式、改變組織架構等。

（二）控制衝突(Controlling Conflict)

在衝突可能發生或發生之初，必須採取控制措施，以免衝突情況失控。控制衝突的方法有：

1. 擴展可用資源(Resource Base)：有限的資源將導致競爭性的衝突，若發現衝突雙方的方案都有價值時，則應設法增加資源，例如重新編列預算、募款等。

2. 增強相關單位間的協調(Enhance Coordination)：利用管理層級、設置工作規則、聯絡員、工作協商小組等方式促進單位間互動的協調，可降低發生衝突的可能性。

3. 設定較高層次的目標(Set Supraordinate Goals)：競爭性的目標常是人際間或團體間衝突的來源，管理者可協助設定較高層次、具遠見性的目標，以避免因眼前、低層次目標產生衝突。例如設定「為機構生存而努力」的目標，可能避免員工間目前為爭取獎金分配比例之衝突。

4. 依據員工特質及工作習慣安排工作：此舉可避免員工間衝突，例如吸菸者和激烈反對吸菸者不在同一單位工作或安排在不同工作時段工作。

（三）解決及排除衝突(Resolving and Eliminating Conflict)

即使運用各種方式，衝突仍然可能發生，當衝突干擾工作環境、造成過多敵意和壓力、危及機構運作和發展時，即須採取衝突解決措施，避免造成非功能性的結果。前文已介紹衝突解決策略及技巧，在此不再重述。

管理者必須了解衝突必須被適當的刺激誘發、控制、及解決排除，並且學習各種衝突管理的技巧，了解各技巧的優缺點，以有效促進機構最佳績效。

12-4 危機管理的概念

當醫療人員與病人、家屬間發生衝突情況，若未妥善處理，很容易造成病患與家屬對醫療機構和醫療人員不滿，進而演變為醫療糾紛，是醫療機構及醫療人員可能面臨的危機狀態。由於醫療過程的不確定性高，危機狀態的發生率亦高，美國在1970年代中期開始建立危機管理(Risk Management)的措施，以面對日益增加的不當醫療訴訟案件和保險賠償，經由設置危機管理人(Risk Manager)，綜理所有可能發生

危機、導致損失的情況，期望經由資料收集、分析、提供適當的預防方法、給予教育及資訊、持續監督等的一連串過程，能減少危機的發生。

一、危機的特性

當個人或組織在達成目標的過程遭遇困境，一時無法以慣用的問題解決處理時，使得組織變得緊張混亂，即是處於危機中。危機的特性包括：

1. **持續性**：危機瞬間發生時大多會持續一段時間。

2. **威脅性**：危機可能會對國家、社會大眾、組織、個人目標或利益產生影響。

3. **複雜性**：危機事件並非單一因素即可說明，也無法在短時間內釐清。

4. **時間急迫性**：危機事件突然發生時，只能依現有的資訊與資源迅速做出決定與回應。

5. **不確定性**：面對危機時，在未了解整體局勢前，原因、狀態都不確定時，對於後續影響及眾人反應，依然具有高度的不確定性。

6. **雙面效果性**：危機是危險與威脅，若不能適時化解，便會對個人或組織造成損失；危機隱含轉機或契機，若因應得宜則可習得經驗。

二、醫院危機的類型

1. 災難損害危機：因非人為的自然災害（如：地震、水災、颱風、火災等）所引發的危機。主要是對機構本身的建築結構、醫療設備及專業人力造成傷害。

2. 大量傷病危機：因非人為、外力因素（如：傳染病）所引發的大量傷患救護作業之危機。

3. 經營管理危機：院內人為且內發的因素所致，主要是人事、財務、策略等管理上的失當而引發的危機。

4. 政經社會危機：因政策頒布、媒體負面報導、市場競爭或醫療糾紛而引發的危機。

三、危機管理的意義

1. 狹義方面：危機管理係指臨床或行政活動的設計，用以確認、評值及減少病人發生與治療有關的損傷。

2. 廣義方面：危機管理涵蓋醫療機構內所有保護財物資源免遭損失之行為，包括減少病人、員工及訪客的損傷，減少醫院財產受損，降低機構可能遭控訴之機會等。

危機管理和品質保證(Quality Assurance)息息相關，有些機構將危機管理視為品質保證中的一點，有些機構則視品質保證是危機管理中的一部分；事實上，**危機管理和品質保證**是平等、重疊的，都是以病人為焦點、共同基本資料、**危機確認**及**危機預防**等。

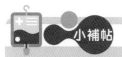

醫療常用的危機（風險）管理工具

1. 事前分析

   失效模式與效應分析(Failure Modes and Effects Analysis; FMEA)：是一種預防失效的分析工具，透過團隊運作針對「系統」分析，思考風險在哪裡，並且加以防範。

2. 事後分析

   (1) 根本原因分析(Root Cause Analysis; RCA)：是一種回溯性失誤的分析工具，對已經發生的重大事件進行深入的回溯性分析，逐步找出問題的根本原因並加以解決。

   (2) PDCA（Plan-Do-Check-Act的簡稱）循環式品質管理：針對品質工作按規劃、執行、查核與行動來進行活動，以確保可靠度目標之達成，並進而促使品質持續改善（詳細介紹請參考第14章「護理品質管理的理論架構」）。

四、危機管理的過程

依據危機狀況的特性，若無事前的準備，臨時應變，不免慌亂失措，而難以在時間壓力之下作出正確的決策，妥善處理。為能系統化地進行危機管理過程，建議可依各階段不同特性而衍生出不同的應變措施，詳述於表12-5。

表12-5　危機管理的階段與應變措施

階段	特性	應變措施
緩和期	管理者應先探究其組織中可能遭遇的「潛在危機」，根據可能造成危機的潛在因素，採取演習和預防措施	1. 平時應加強第一線**各層人員的訓練工作**，在面對危機時才不至於陷入慌亂之境 2. 平時應加強天災人禍的**危機預測工作**，對可能發生的情況有所預防，以減少危機的發生
準備期	**成立「危機處理小組」或「緊急應變小組」，並應定期或不定期的演練**，才能運作順暢	3. **定期舉辦模擬演練**，促進相關人員的臨場感與熟悉度，在真正有狀況時才能從容不迫的處理
反應期	當危機狀況已出現時，**藉由面臨危機的第一線遵循統一的通報系統完成通報，來啟動危機處理單位的運作**，決定採行各項應變措施	1. 最重要的是迅速掌握危機狀況，解決當前最重要的問題，**在資訊不足的情況下，不應立即做決定**，以使傷害減至最低 2. 第一線承辦人員必須逐級向上呈報，使上級人員在最短的時間內理解危機的概況，並作出適切決定 3. **指定發言人適時對外發言說明，掌控媒體報導**，以利危機的問題處理 4. 機構內應全員總動員，並啟動危機處理小組，進行評估工作；**對支援的人力進行分工、組織、行動**
恢復期	在危機狀況控制與處理之後，尚有後續的回復工作，並經適切處置後仍有可能成為轉機	應確認危機發生的原因、加速復原工作進行之外，**更要加強危機應變計畫**，以做好各種因應措施

參考資料：林素戎(2023)．*全方位護理應考e寶典－護理行政*．新文京。

五、護理業務中的危機管理

　　危機管理是整個醫療機構的責任，危機事件也遍佈醫院中的每個角落，面對此種錯綜複雜、處處危機的情境，和病人接觸最頻繁的第一線護理人員須深入了解危機管理的概念和措施，而護理主管則須提供完整訊息。

1. 護理管理者的職責：隨時了解當代護理人員責任之議題及隨時獲知醫院危機管理之相關議題，此外，需熟悉所有可能衝擊護理業務之立法內容，並經由定期的報告持續監測護理品質。

　　護理管理者經收集、分析資料，了解業務中最易發生之危機情境後，應進一步培養參與式的危機管理，召集最接近作業層次、最清楚照護系統中的危機的基層護理人員共同商討危機管理之措施，如此才能有效地預防危機。

2. 常見的衝突、危機情境：

(1) 護理人員和病人、家屬間之期望不同、認知不同、溝通不良，極易讓病家認定為服務態度不佳。

(2) 醫療環境或設備操作不當，如使用電刀、熱水袋後導致的灼、燙傷。

(3) 護理專業行為疏失，如給藥錯誤、病人症狀的誤判、未確認病人身分、協助移位時未注意必要防護措施致使病人摔傷、未確實執行無菌措施致使病人發生院內感染等。

3. 基本危機管理措施：包括提供適當的事件記錄方法、設立合理的護理作業標準、建立適當的訊息傳送途徑。適當的事件記錄可避免產生對不當治療之訴訟及索賠，並可有力、成功地視為辯護證據；此外，以合理的專業標準程序執行護理業務也是預防訴訟的有力工具，危機管理無法免除所有對不當治療行為的告訴(Claim)，但依合理標準做事可有力防衛之，因為一旦發生不當醫療的訴訟時，專家將依據護理標準比較護理活動之執行情形；基層護理人員是護理主管的耳目，通常最早發現工作中異常狀態之蛛絲馬跡，應循適當的報告程序將訊息提供危機管理人員，訊息一旦傳達至主管人員則成為主管單位的議題和責任。

4. 危機事件報告(Incident Report)：危機確認系統是醫院危機管理的基石，而危機事件報告是最常用來提供訊息的方法。所謂危機事件通常指任何「與病人照護常規不一致」的所有情況，一旦發生此種現象時即應提出報告。危機事件報告之內容及結構無一定標準，一般均包括：(1)危機事件中所有相關人員（病人、訪客、或員工）的姓名、住址、電話；(2)病人的身分資料，如病歷號、住院日期、病床號及入院診斷；(3)病人的社經狀態，如年齡、性別、婚姻狀態、職業、保險等；(4)危機事件的敘述，例如事件發生地點、事件種類（如用藥錯誤、摔落、失竊）、損失程度、當時的發現，以及病人的身體狀況。

提出或使用危機事件報告時，須注意下列數項原則：

1. 危機事件報告應該只是問題及結果的、事實的陳述，而非批評、判斷性的；故報告內容只記錄所有非常規醫療照顧的事件。

2. 應清楚制定危機事件報告的政策和程序，清楚地列出有那些事項必須報告，何時、由誰及向誰報告。

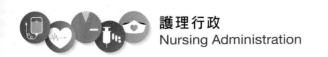

3. 危機事件報告的傳遞和保管均應以「機密性」態度來處理，非必要人員不得閱讀；危機事件報告不附於病歷上，以避免引發訴訟。

4. 為有效繼續追蹤事件，應另設追蹤報告紙，由單位主管負責繼續調查、追蹤及記錄，並將此追蹤報告附於原事件報告中。

5. 危機事件報告不可做為懲罰人員之參考，而是做為諮商如何避免再犯及討論對病人潛在傷害的參考。

6. 危機事件報告強調所有人員的參與，並非只是護理人員的職責。

7. 危機事件報告之資料應完整收集並加以分析，以判斷臨床照護過程中是否有潛存問題之趨勢，並將此分析結果回饋相關人員，與之討論以解決問題。

例題

1. 突然大量的傷患湧入急診室，你是急診室護理長，何者處理較為適當？
2. 病人原排定檢查，空腹等待16小時後病人得知檢查被取消，氣沖沖的去找護理長抱怨。為能有效解決問題，何種處理較為適宜？

解答：1.馬上指派護理師任務。2.先傾聽該病人的抱怨並找出問題。

12-5 護理倫理的概念

　　護理倫理源自於生物醫學倫理(Biomedical Ethics)。護理倫理是指在執行護理業務時所遵循的道德原則，護理既是一種專業，專業就應制定倫理原則及規則，以作為專業人員在執行工作時遵守的行為指導準則。

　　倫理原則(Ethical Principles)可提供醫護人員於面對倫理決策時有所依循，以達成意見及做法的一致性，進而提升護理品質。倫理原則包括四種：自主原則、不傷害原則、行善原則和公平原則（表12-6）。

表12-6　四種倫理原則

倫理原則	說明	舉例
自主原則 (Autonomy)	尊重病人自己做決定的原則；包括病人權利、職責及隱私權	1. 病人在接受侵入性檢查前填寫檢查同意書並簽名 2. 執行臨床研究實驗時，告知病人研究目的，並取得其同意
不傷害原則 (Nonmaleficence)	保護病人及避免病人受到醫療上之傷害，包括身體、心理和精神的傷害	1. 病人有無法治癒的疾病，在意識清醒下，決定不使用任何醫療措施來延長生命，以自然的生命過程死亡 2. 醫院將感染性廢棄物交由專業垃圾公司處理，以降低所有人員之感染機率
行善原則 (Beneficence)	對病人直接或間接的做善事，對病人仁慈、善良和做有利的事，使其獲得最大的好處	在接受化學治療之前，醫師考量病人治療之最大利益
公平原則 (Justice)	對於需求相衝突時，提供合乎倫理道德的解決方法，以達到對於社會各種資源、利益或負擔能有公平合理的分配及處置	病人就醫，醫院依照掛號順序看診

例題

例題：某醫院產科病房護理長應邀嬰兒奶粉代言，常見她身著護理師制服出現在電視和平面媒體上推薦產品。請問此種行為在法律與護理倫理層面是否合宜？

解答：不違法，但違背護理專業倫理。

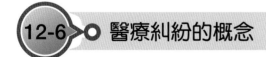

12-6　醫療糾紛的概念

　　我們需了解病人有被尊重對待（包含家屬）、對照護服務的請求需得到合理的回應、受到合理的持續照護、適度的被告知自己所患疾病的相關資訊、選擇治療

的方式、不接受非絕對必要的診斷檢查、在情緒上不受干擾、獲致尊嚴的死亡之權利。相對地，病人亦有提供病史資料、順從治療方案、維護自身健康、摒除不實際的期待之義務。

一、醫療糾紛的定義與類型

醫療糾紛泛指醫病之間的一切爭執，是指病人或家屬在醫療過程中或針對醫療處置造成的結果，**對醫療照護的態度、過程、內容、結果、或收費不滿意所導致的爭紛。醫療糾紛可能來自於醫療問題、護理問題或彼此間溝通問題。**

在實施全民健康保險制度後，民眾就醫的頻率增高，加上醫病關係企業化，病人與醫師大多不認識，且民眾的自我意識高漲，注重人格權、尊嚴及健康決定權的認知，故醫療糾紛事件有增加的趨勢。醫療糾紛的型態主要分為「人為疏失」所引發的、「非人為疏失」所引發的（圖12-9）。

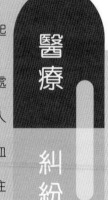

人為疏失所引發
- 醫療過程未能詳述說明所引起的疏失
- 手術時因疏忽造成傷害
- 診斷上有重大錯誤導致醫療處置失當
- 延誤治療或轉診延誤致使病人病情加重或死亡
- 輸血治療時血型不符或檢驗血型時疏忽造成併發症
- 治療及注射疫苗或針劑時未注意病人的過敏體質

醫療糾紛

非人為疏失所引發
- 瑕疵擔保或無疏忽責任
- 病人或家屬不滿醫療人員的做法或態度
- 病人自然死亡（病人機能已無法正常運轉，非任何治療可挽回）
- 目前醫療水準無法完全控制的範圍（如癌症）
- 非人力所能控制的轉診延誤（如交通阻塞）
- 不可避免的院內感染

圖12-9　醫療糾紛的型態

二、醫療糾紛的預防及處理原則

（一）醫療糾紛的預防

1. 醫療人員需**保持專業形象，加強溝通技巧，關懷及尊重病人，建立良好的醫病關係。並善盡告知與說明義務**，與之經常會談，盡可能減少彼此的認知差距。護理專業形象的塑造方法包括：

    (1) 具備護理服務之基本禮儀，並以中華民國護理倫理規範為行為方針。

    (2) 加強全面顧客服務概念，建立良好的專業性人際關係。

    (3) 護理專業形象之行銷，更正被扭曲的專家形象，並建立專家形象。

    (4) 多元化學習。

    (5) 成就自己，做一個優秀的護理人員。

    (6) 推動標竿學習與人性化管理。

    (7) 提升護理凝聚力，並以行動關心醫護行政議題，如：參與健康相關政策之擬訂。

    (8) 引導護生進入護理殿堂。

    (9) **提升護理教育水準**及護理專業文化素養，並推展護理研究之風氣。**護理師每6年須接受一定時數的繼續教育，並辦理執照更新**，以提供病人最佳的醫療照護品質。

    (10) 增進對社會的使命感。

2. 護理人員依法執行護理業務，**正確遵守標準作業程度**，執行時要提高警覺及專心，**有任何疑問應立即反應及澄清**。

（二）醫療糾紛的處理原則

　　醫療糾紛發生後應找出原因、改正缺失，進而彌補病人的不滿。有關醫療糾紛的處理原則，分別說明於下：

1. **誠實面對病人**：應以冷靜、誠懇的態度面對病人並以說明、澄清、溝通代替對抗、衝突。

2. **把握第一時間溝通**：平日應**教育醫護人員了解病人的身心健康狀況與需求**，並避免溝通衝突。院內亦需設置醫療糾紛處理專職人員，當糾紛事件發生時，立

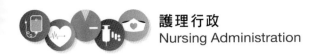

即提供完整的病歷資料，及時提供病人或家屬所需的協助，並告知他們表達需求的管道有哪些。

3. **盡快釐清糾紛事件，並說明事實及後續處理**：由院內「醫療糾紛審議委員會」調查整個醫療過程與結果是否有瑕疵或問題。接著由相關主管或醫療糾紛處理專職人員向病人或家屬說明，需含括事實澄清和後續欲採行的補救之道。

4. **進入司法程序時應充分舉證**：可請教律師舉證相關事項，並詳細提供物證（病歷、文獻、研究報告等）以充分舉證。

5. **事後檢討**：進行檢討，並執行改善措施，作成案例，警示相關人員。針對疏失之處，由當事人向病人或其家屬致歉。未來應建立一套明確的標準，以供相關單位採用。

（三）醫療糾紛案例

■ 案例一：手術後未善盡術後觀察之義務，導致病人死亡

1. 事發過程

　　病人陳先生至某醫院接受抽脂手術，於手術室歷經約一個多小時，行畢靜脈麻醉及抽取1,050 c.c.脂肪後，醫師詢問病人有無不適，因無特別不適，病人便自行搭乘計程車離開醫院。回到家後，陳先生開始覺得心跳加速、呼吸困難，此時大約離開醫院三小時，即撥打119求救，送至另家醫學中心時已無生命跡象，當晚宣告急救無效。

　　家屬對於抽脂手術後引起不適，竟於當天死亡難以接受，向法院對執行抽脂手術之醫師提告。經調查後發現，執行抽脂手術時，醫師雖有書寫麻醉與手術記錄，護理師亦有行手術護理記錄，但未記載任何一次生命徵象數值，進一步偵訊相關醫護當事人，表示僅口頭詢問是否有不適，病人回答無不適且目視無異狀，故未實際測量其生命徵象。

2. 醫療鑑定

　　依醫療常規，手術結束後應於恢復室觀察生命徵象及甦醒程度，而恢復室之麻醉後照護常規為給予病人氧氣，並持續監測生命徵象包括血壓、血氧濃度、心電圖是否正常，密切觀察術後恢復情況直到意識完全清醒、生命徵象穩定，病人能夠自己下床走路才能離開醫院。

3. 判決

　　法院認為，病人術前、術中、術後之生命徵象數據，病歷均無記載，不能僅憑醫護隨機之目視觀察談話，就認為已盡術後觀察之義務，因此，判決醫護未盡術後必要之監測義務導致病人死亡，處有期徒刑2年，且因態度輕忽，不予緩刑（最高法院107年台上字第4259號判決）。

4. 學習提醒

　　照護病人過程中監測生命徵象是嚴肅且重要的護理措施，尤其是對於病情危急、不穩定或執行侵入性處置、手術前、中、後等；除了定時正確監測外，亦需詳實記錄於病歷，且須判定異常值並適時向醫師報告、適當處理，才是善盡監測義務。

■ 案例二：用藥前未善盡告知用藥風險之注意義務，導致病人死亡

1. 事發過程

　　吳先生，60歲，因車禍被送至急診室，急診醫師檢查後發現僅腿部開放性骨折，無其他問題，由於病人主訴開放性骨折疼痛指數7分，故醫師開立嗎啡10 mg注射止痛，當時病人剛用餐完畢，注射後不到5分鐘即開始噁心並持續嘔吐，最後因嘔吐物嗆入呼吸道造成阻塞窒息死亡。

2. 醫療鑑定

　　依據醫療常規，病人疼痛指數已達7分（最痛為10分），醫囑對病人使用嗎啡10 mg肌肉注射，符合嗎啡藥物之適應症，且其劑量符合麻醉常規用量，但使用嗎啡會抑制咳嗽反射，容易呈現無症狀的沉默性誤咽。

3. 判決

　　經調查後，無足夠證據可資證明於診治及急救期間，醫師為病人所為之醫療行為，未有違反醫療常規及未善盡醫療上必要注意義務之疏失情形，故難認定醫師與病人死亡有因果關係；但注射嗎啡時，醫療人員未確實使病人及陪伴家屬知悉施打嗎啡可能有嘔吐之副作用，且有抑制咳嗽反射之藥效，若產生嘔吐副作用時，容易有嗆到窒息之風險，如有告知，陪伴家屬則能更加注意。

　　病人注射嗎啡後，確實有因副作用產生嘔吐，並誤吸入胃內容物阻塞氣道致呼吸性休克死亡之情形，認定醫院未就施打嗎啡之用藥風險詳盡告知及說明義務，此一過失行為與病人死亡間具有因果關係。

　　法院判決醫師沒有違反醫療常規，沒有違反必要注意義務，但醫院沒詳細告知說明嗎啡用藥風險，沒盡注意義務，有過失，故判決賠償170萬元（臺灣臺北地方法院103年度醫字第14號判決）。

4. 學習提醒

　　醫護人員在執行給藥前，需向病人及陪伴家屬說明藥物作用、副作用及相關注意事項，並確認病家知悉瞭解，此外，也需持續觀察並追蹤用藥後之療效與副作用，亦需詳實記錄於病歷中，當病人出現藥物副作用時，應適時向醫師報告，適當處理，才為善盡告知用藥風險之注意義務。

■ **案例三：用藥未依仿單說明，使用不符合醫療常規，導致病人死亡**

1. 事發經過

　　80歲老先生接受膝關節置換手術後三天，因膝蓋紅腫懷疑感染，醫師給予抗生素治療，在施打萬古黴素(Vancomycin)之後，卻全身痙攣、口吐白沫、意識昏迷，臥床一年後合併敗血症死亡。家屬控告醫師及護理師未按照仿單之規範須緩慢滴注，而於20分鐘內將萬古黴素施打完畢，導致病人因此昏迷最後死亡。

2. 醫療鑑定

　　依萬古黴素藥品說明書，應採點滴方式給藥，每分鐘不超過10 mg或至少需60分鐘給藥時間。若依筆錄說明，醫護人員使用蝴蝶針於7、8分鐘注射完畢屬實，則違反應點滴注射之醫療常規，若因此產生嚴重之併發症，則必須緊急醫療及救護，難謂無疏失之嫌。

3. 判決

　　調查發現，醫師開立抗生素醫囑，經病人家屬當日13時15分許領取藥劑後，由護理師為病人注射之時間乃當日13時15分之後、13時35分之前，施打時間未超過20分鐘，其後病人出現意識混亂之情形，於同日13時35分許送入急診室，急救後仍呈昏迷狀態。

　　醫師未遵照藥劑仿單所載調配輸注液方式，開立稀釋液之醫囑供調配藥劑使用，且於護理師為病人施打藥劑時，未再確認仿單所載施打方式及時間，任由護理師以不足之稀釋方式調配輸注液，且於20分鐘以內施打完畢，其所為醫療行為有過失甚明；護理師於調配藥劑輸注液時，未依循藥劑仿單所載方式調配，且疏未注意注射時間應至少有60分鐘，於20分鐘以內即施打完畢，其所為醫療行為亦有過失，因此，法官推導病人後續的休克、腦部缺血、缺氧等情形皆源自於一開始的藥物施打錯誤，若醫院方不服，必須提出「沒有因果關係」的證據，因院方無法提證，依照舉證責任分配，院方只能敗訴，法官認為必須遵守仿單所記載之調配方式及注射時間，才算符合醫療常規，故判決醫院須賠償297萬（最高法院107年台上字2003號判決）。

4. 學習提醒

　　醫護人員在執行給藥前，需詳讀藥物仿單所記載之調配方式及注射時間，若護理師發現醫師開立藥囑使用方式與仿單不一致，此疑慮藥囑應立即告知醫師修正，若開立醫師不修正，應報告其上級醫師及單位護理長協助處理，千萬不可礙於醫師強勢而妥協執行，須遵守不傷害原則為病人代言盡力溝通，且詳實記錄於病歷以保護病人、醫院與自己。

例題

例題：護理人員依醫囑給病人作盤尼西林測試(Penicillin Test)，結果呈現陰性反應，但注射後發生過敏反應，急救無效後病人死亡。在沒有其他過失情況下，護理人員需負擔何種責任？

解答：因護理人員乃依醫囑給予病人治療措施，程序及方法完全正確，且無其他任何過失之情況，故屬醫護處理並無過失，不需負擔責任。

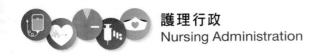

結語

衝突在人與人的互動中、機構的管理運作中是不可避免的，衝突所造成的結果可能提升或破壞機構的績效，端賴衝突處理者對於衝突管理的了解和掌握能力。現代的管理者應體認在目前競爭激烈的社會中，為了促進機構的成長，應該維持機構內有適當程度的衝突，故當機構內無衝突或程度過輕時，須適時刺激發生衝突，在衝突發生之初須控制其發展程度避免失控，衝突情況逐漸升溫時，即須分析、了解衝突的分類、肇因，發展層次，運用適當的衝突解決措施，避免情況惡化，危害機構的發展。

衝突發展至明顯行為表現時，若屬於個人內在衝突，建議個人應學習從不同的角度看待衝突情境可能會有不同的感受，並且嘗試用不同於以往的方法因應處理，或者運用心理防衛機轉、學習自我肯定等方式解決衝突。

而對於發生在人際間或單位間的衝突，則建議：(1)維持就事論事的認知性態度；(2)尋求雙方共同目標；(3)以設法滿足對方的雙贏方法及最小、最大極限策略尋求解決對策；(4)做個良好的傾聽者，對語言及非語言的表達保持敏感；(5)適當控制情緒、保持耐心等方法來面對衝突、解決衝突。

衝突情況若發生在護、病之間時，易演變為醫療糾紛的危機情況，護理管理者可經由設立護理作業標準、提供事件記錄方法和訊息傳送途徑等方式完成基本的危機管理，此外，以教育方式介紹所有人員具備危機管理的概念，第一線工作人員能在危機發生的早期即警覺其存在，報告主管盡早處理以免惡化。

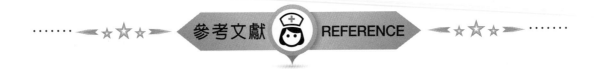

李麗傳(2000)·*護理管理與實務－Mintzberg角色理論*·五南。

李麗傳、楊克平(2005)·*護理行政與病室管理*（五版）·華杏。

周照芳、黃璉華、王瑋、鄒慧韞、黃金蓮、張瑛、楊麗瑟、陳小蓮、黃月嬌、張慈惠、林綉珠、詹碧端、李樹蘋、游惠珠、侯宜菁、郭明娟(2017)·*護理行政之理論與實務*·華杏。

林素戎(2023)·全方位護理應考e寶典－護理行政·新文京。

楊坤仁(2019，11月11日)．*法院認證，醫療10大NG行為*。https://doctor119.tw/91111/

徐南麗(2004)．*護理行政與管理*（二版）．華杏。

曾雯琦、楊勤熒、馬淑清、李歡芳、周守民、周美雲、蘇慧芳、趙慧玲、謝碧晴、王淑卿、
　　江惠英、尹裕君、高靖秋(2023)．*當代護理行政學*（四版）．華杏。

盧美秀(2003)．*護理管理*（二版）．華騰。

賴景煌(2001)．直線人員與幕僚人員的衝突管理．*管理雜誌，321*，36-37。

Blake, R., & Mouton, J. (1964). *The management grid*. Gulf publisher.

Blouin, A. S., & Brent, N. J. (1993). The chief nursing officer as board member risk management implications. *JONA, 25*(10), 8-9.

Douglass, L. M. (1988). *The effective nurse leader and management*. The C.V. Mosby Co.

Gillies, D. A. (1994). *Nursing management: A system approach*. W. B. Saunder Co.

Griffin, R. W. (1999). *Management* (6th ed.). Houghton Miffin Co.

Hein, E., & Nicholson, M. (1982). *Contemporary leadership behavior*. Little & Brown.

Hubber, D. (2000). *Leadership and nursing care management*. W.B. Saunder Co.

Marriner-Tomey, A. (1988). *Guide to nursing management*. The C.V. Mosby Co.

Murphy, D. (1995). The development of a risk management program in response to the spread of bloodborne pathogen illness. *Journal of Intravenous Nursing, 18*(6), 43-47.

Robbins, S. P. (1998). *Organizational behavior: Concepts, controversies, applications*. Prentice-Hall, Inc.

Rowland, H., & Rowland, B. L. (1992). *Risk management and safety*. In Nursing administration handbook (3rd ed., pp.395-402). Aspen Publishers.

Stoner, J. A. E., Freeman, R. E., & Gilbert, D. R. (1995). *Management* (6th ed.). Prentice-Hall, Inc.

Strader, M. K., & Decker, P. J. (1995). *Role transition - To patient care management*. Appleton & Lange.

Swanburg, R. C. (1993). *Introductory management and leadership for clinical nurse*. Jones & Barlett Publishers.

Wohlking, W. (1970). Organizational conflict and its resolution: Implications for supervising nurses. *Supervisor Nurse, 1*, 17-18.

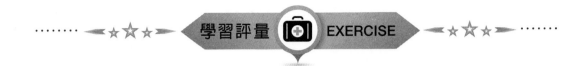

學習評量 EXERCISE

選擇題

( ) 1. 護理人員與值班醫師有爭執時,護理長直接與醫師溝通,屬於下列何種溝通類型?(A)上行溝通　(B)下行溝通　(C)平行溝通　(D)斜行溝通

( ) 2. 李護理長從事護理工作超過10 年,面對需同時完成碩士班進修及評鑑任務的壓力,難以抉擇取捨,他正面臨下列何種內在衝突?(A)雙避衝突　(B)趨避衝突　(C)組織衝突　(D)雙趨衝突

( ) 3. 有關醫療常用的風險管理工具,下列何者屬於事前分析?(A)失效模式與效應分析(failure mode and effect analysis, FMEA)　(B)根本原因分析(root cause analysis, RCA)　(C) PDCA循環(plando-check-action, PDCA)　(D)個案報告(case report)

( ) 4. 有關預防護理業務糾紛的發生,下列敘述何者最不適當?(A)護理人員需不斷充實自己的護理專業知識　(B)尊重病人及保護隱私,善盡說明解釋義務　(C)病人抱怨時,待明日護理長上班時再處理　(D)執行護理照護時,正確遵守標準作業程序

( ) 5. 針對有效溝通技巧之敘述,下列何者最適宜?(A)傾聽應以點頭及微笑為主　(B)先經思考再被動適度回應　(C)與對方討論問題而非爭辯　(D)任何議題皆可隨時隨地溝通

( ) 6. 醫衝突的發展過程中,當個體感受知覺衝突,且產生情緒反應時,屬於下列哪一個階段?(A)潛在對立階段　(B)認知與個人化階段　(C)意圖及行為階段　(D)結果階段

( ) 7. 有關線性溝通模式中溝通品質之關鍵要素,下列敘述何者正確?(A)來源、訊息、溝通者及接收者　(B)訊息、管道、溝通者及接收者　(C)員工、傳遞者、管道及接收者　(D)來源、訊息、管道及接收者

情況題：某醫院護理部主任氣急敗壞地拿著早報進辦公室，指著一則新聞報導說：
「南部某縣市整條檳榔街的檳榔西施有一半竟然都穿著護理師制服」。主
任主張要求護理師護士公會利用護師節邀請總統或衛生福利部部長出席勉
勵護理師，並廣邀媒體報導之。請依上述情況回答下列三題。

（　）8.　主任上述之建議是屬於下列何種建立護理專業形象之作為？(A)提升護理
專業文化素養　(B)鼓勵護理師進修，培養專業能力　(C)行銷護理專業形
象　(D)更正被扭曲的專業形象

（　）9.　護理界也提出聲明，呼籲檳榔西施勿穿護理師制服，這項建議是屬於下列
何種護理專業形象建立之作為？(A)提升護理專業文化素養　(B)鼓勵護理
師進修，培養專業能力　(C)行銷護理專業形象　(D)更正被扭曲的專業形
象

（　）10.　護理師每6年須接受一定時數的繼續教育才可以辦理執照更新，這是屬於
下列何種護理專業形象建立之作為？(A)提升護理專業文化素養　(B)鼓勵
護理師進修，培養專業能力　(C)行銷護理專業形象　(D)更正被扭曲的專
業形象

（　）11.　有關臉書等社群網站的溝通原則，下列何者不適當？(A)不回應個人的醫
療問題，而是建議當事人去醫療機構檢查或看病　(B)可使用本名或匿名
方式進行貼文　(C)談論公事時，即使沒有洩漏病人隱私，也有可能洩漏
工作上的秘密　(D)應檢查並刪除不適當的留言

（　）12.　有關醫療糾紛處理後的省思與預防，下列何者較為適當？(1)徹底檢討追
究事故當事者之疏失　(2)給予事故當事者關懷，協助走出傷痛　(3)加強
在職教育，提升照護品質　(4)為防事故再發生，所有醫囑 均須請醫師說
明。(A) (1)(2)　(B) (1)(3)　(C) (2)(3)　(D) (2)(4)

（　）13.　衝突發生時，雙方都認為自己是對的，而不聽對方或旁觀者的意見，有關
緩解衝突的原則，下列何者較不適當？(A)審慎的選擇要處理的衝突問題
(B)評估衝突當事人　(C)分析衝突原因和根源　(D)以權力來壓制雙方的
衝突

(　　) 14. 組織中的溝通是持續性的，意指：(A)不是對所有人都進行同等深度的溝
通　(B)溝通的雙方同時發送及接收訊息　(C)傳達出的訊息不可重新來過
(D)每次溝通會延續上一次溝通的感受及關係

(　　) 15. 有關護理人員預防醫療糾紛發生之敘述，下列何者正確？(A)多說話容易
出錯，故護理師應儘量減少與病人／家屬單獨會談　(B)護理師需熟知法
令規範，確實依法執行業務，以免誤觸法網　(C)護理師不管態度如何，
都應能與病人／家屬建立良好的人際關係　(D)經驗豐富的護理師，不需
依照醫院標準作業執行護理照護工作

問答題

1. 請嘗試以一件發生在您身邊的衝突事件，分析其衝突種類、肇因及發展階段。
又，該事件的衝突四要素是否存在？

2. 何謂「最小、最大極限策略」？試舉一例說明之。

3. 現代管理者須運用「衝突管理技巧」促進單位或機構的績效，完整的衝突管理技
巧包括哪三部分？請每部分各舉二例說明執行方式。

4. 危機管理的「4項步驟模式」是什麼？其中，危機確認階段最常見的「危機事件
報告」，提出或使用時的注意事項有哪些？

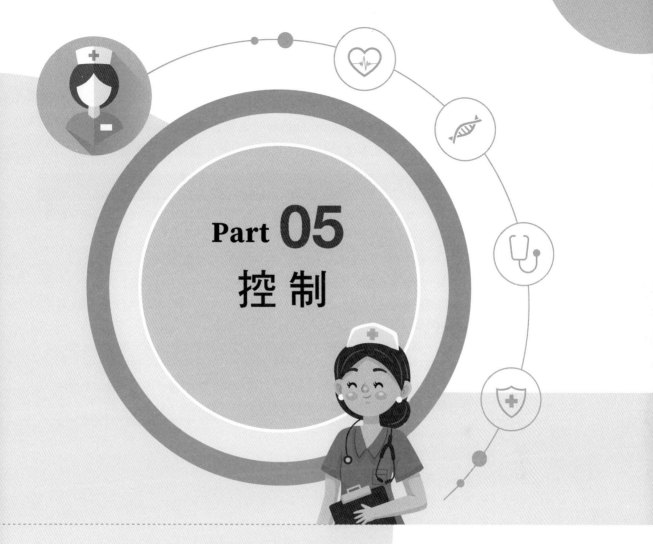

Part 05

控 制

Nursing Administration

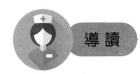

　　控制是管理程序學派的費堯(Henri Fayol)於1841~1925年所提出管理五大功能，包含計畫功能、組織功能、指揮功能、協調功能與控制功能。控制是管理功能的最後一個環節，但在運作上是環環相扣的。控制(controlling)的功能範圍包含執行評價、財務責任、品質控制、法律和倫理控制、以及專業的控制。有關控制之相關概念，整理如下表。

項目	內容
定義	控制是一項系統性的活動，被稱為根據標準或計畫檢查實際績效的過程，以確保取得足夠的進展，並記錄所獲得的經驗，作為對未來可能需求的貢獻
特點	控制是一種最終功能，一旦按計畫進行，就會出現以下功能： • 控制是一項普遍的職能：因為它是由各級管理者在所有類型的問題上執行的 • 控制既是向後看的，也是向前看的：如果不控制過去，就不可能進行有效的控制；控制始終著眼於未來，以便在需要時可以採取後續行動 • 控制是一個動態的過程：控制需採取重複檢討修正的履新方式，盡可能地進行改變。重點必須從始至終所有時間點均需進行控制，這使其成為一個動態功能 • 控制與計畫相關：計畫和控制是管理的兩個不可分割的職能，計畫以控制為前提，控制使計畫成功；沒有計畫，控制就毫無意義，沒有控制，計畫就沒用
目標	了解組織工作的實際進展情況： • 促進研發部門提高效率 • 促進組織內的協調 • 以設定的標準來衡量實際表現 • 計算產品的實際數量和質量 • 杜絕資源浪費 • 以滿足項目的最後期限
控制的優點	有助於有效實施計畫： • 可經由減少變異性來促進組織運作的協調 • 可鼓勵員工士氣高昂 • 可確保下屬的秩序、紀律和服從 • 可有助於組織在環境變化的情況下，保持和促進其獨特的特徵 • 可有效地利用物質和人力資源來實現組織目標 • 可使組織能夠監視外部環境，以便更好地控制它 • 可促進短期目標和長期目標、組織目標和部門目標間的整合

項目	內容
控制的優點 （續）	• 可節省時間和精力，並有助於管理者及時採取糾正措施 • 可使管理者能夠專注於重要任務 • 可更有效地利用管理資源
局限性	制定品質標準存在的困難： • 外部因素無法控制 • 員工對變革存在抵制 • 是一件成本高昂的事情，尤其是對於小機構而言

控制功能的步驟	控制職能的步驟包括建立標準、衡量績效、將實際績效與標準績效進行比較，最後採取補救措施。說明於下：
	
	1. 建立標準：標準是需要實現的目標。經由制定這些標準，使控制能在這些標準的基礎上進行，是評判績效的標準。標準分為：
	  • 可測量或有形標準：指可以測量和描述的標準，例如成本、產出、支出、時間、利潤等
	  • 不可衡量或無形標準：無法用金錢來衡量稱為無形標準，例如管理者的績效、員工的偏差、員工對問題的態度
	2. 衡量績效：經由將標準績效與實際績效進行比較來找出偏差。績效水平有時很容易衡量，有時卻很困難。有形標準的衡量很容易，因可用數量、成本、貨幣等來表示。管理者的績效不能用數量來衡量，有時可用各種報告來衡量，例如周報、月報、季報、年報
	3. 將實際績效與標準績效進行比較：經由將實際績效與標準績效進行比較，可以發現偏差。管理者必須查明偏差是正向還是負向，或實際績效是否與計畫績效一致。管理者必須對例外情況實施控制
	4. 採取補救措施：了解了偏差的原因和程度，管理者就必偵測這些錯誤並採取補救措施。有以下兩種替代方案：
	  • 對已發生的偏差採取糾正措施
	  • 如果實際績效不符合計畫，則對目標進行修改

項目	內容
控制類型	1. 行動後控制／反饋控制(Post Action Control/Feedback Control)：此過程涉及收集有關已完成任務的信息、評估該信息以及在未來即興執行相同類型的任務。將已完成活動的結果與預先確定的標準進行比較，如果存在任何偏差，可以對未來的活動採取糾正措施。例如護理長可能會詢問病家對護理人員衛教的滿意度，並提出改進建議 2. 並行控制(Concurrent Control)：也稱為及時控制，它會檢查出任何問題並在造成損失之前採取行動。並行控制可基於標準、規則、規範和政策。例如透過GPS進行車隊追蹤，管理員可監控確定車輛何時到達目的地，及移動的速度；或透過加護病房儀錶板系統，監測重症病人生命徵象狀況，可比對正常數值發出預期異常趨勢警示，提早預防處理 3. 轉向控制(Steering Control)：主要特點是當偏差已經發生但任務尚未完成時，能夠採取糾正措施。最大優點是可以及早採取糾正措施 4. 是／否控制(Yes/No Control)：此控制是在每個檢查點檢查是否允許活動進行下一步。當服務或流程按順序從一個點傳遞到另一個點時，這些控制是必要且有用的，並在此過程中的每一步都添加了改進。這些控制措施可以防止錯誤加劇。例如醫院安全針具試用，資材組先審核是否有衛生福利部核准證明，有才會接受進行單位試用，護理長於單位試用未發生該針具針紮或不良等，才能回覆試用通過 5. 預測／前饋控制(Predictive/Feed Forward Control)：又稱事前控制，此類的控制有助於提前預見問題的發生，可於問題情況出現前採取行動。例如醫院為有效財務及資源管理運用，故會編列各單位年度預算，依照核准預算額度申購儀器或費用，若儀器超出預算或因突發狀況預算額度提前用罄，則凍結購置案 6. 其他控制類型：依控制層級分為策略控制、戰術控制及作業控制；依控制範圍則可分為結構控制、過程控制及結果控制等
控制技巧	**傳統技巧：** • 個人觀察 • 預算編制 • 盈虧平衡分析 • 財務報表 • 統計控制 • 自我控制 **現代技巧：** • 管理信息系統(MIS) • 管理審核 • 責任會計 • 項目評估和審查技術(PERT)和關鍵路徑方法(CPM) • 平衡卡 • 比率分析

■ 控制的重要性

　　控制被視為是一項重要的管理職能。是每位管理者為了達成組織或單位的目標而對部屬實施控制必須要執行的事情。進而發現，適當的控制措施有助於提高管理其他職能的有效性。控制確保了高效且有效地利用組織資源，以實現組織目標。因此，組織的成功取決於有效的控制，其重要性的要點如下：

1. 實現組織目標：實施控制的目的是實現組織目標，控制檢測任何類型的偏差並採取相應的糾正措施。這有助於縮小預期結果與實際結果之間的差距，從而有助於實現組織目標。例如：護理長要達成單位年度工作計畫達成率，故於年中進行年度工作計畫期中評值，以比較執行進度結果落差，以便調整措施趕上。

2. 應對變化：組織必須忍受環境的許多變化，這些變化可能是新產品和技術的出現、政府法規的變化或競爭對手策略的變化。例如：護理長單位年度在職教育計畫為實體課程，因新冠肺炎(COVD-19)疫情，需保持社交距離及分倉分流上班之防疫規範，為達在職教育辦理目標改為視訊課程。

3. 資源的有效利用：控制使管理者能夠最大限度地減少資源浪費，並確保正確利用可用資源，從而實現組織的有效績效。例如：醫院年中檢討發現有剩餘預算，故將原排序在後未給予預算汰舊換新之儀器，撥給預算使能汰舊購置。

4. 確定標準的準確性：管理者將完成的工作與該工作標準進行比較，便於確定該標準是否有效，或需要修訂，以實現更準確的確定過程效率。例如：新冠肺炎(COVD-19)確診者收置流程與動線擬訂作業標準，實施一段時間後檢討比較缺失，以修訂或確認該標準作業。

5. 幫助決策：控制幫助管理者確定想法與實際執行之間的差距，它可以帶來更好的決策並提高組織的整體績效。例如：護理長發現新人適應病人之整體照護有問題，先將新人派去上功能性班別（12-8班）跟學姊學習各項技術，增加實作經驗；新人透過熟練技術操作，進而提升自信心，再學習整體照護，成功提升新人留任率，此措施幫助護理長決策為留任措施之一。

6. 激勵員工：在組織中，員工意識到他們的績效是使用某些標準來判斷的，定期、系統地評估員工績效，並相應以獎金、加薪或晉升獎勵應得的員工，可提高員工的積極性，為組織做出貢獻。例如：護理長每月以照顧病人數、病人滿意度及病人鼓勵意見反映數等，核發績效獎勵金及榮譽榜表揚。

7. 維持紀律和秩序：控制在組織的日常運作中帶來秩序和紀律。員工還受到規則的約束，從而減少組織中的不專業行為。例如：供應室護理長每月以ATP採檢人員器械清洗確效程度，若未通過者則檢視清洗器械過程，協助糾正，直到ATP採檢通過為止，可導正及教導人員正確清洗器械步驟。

8. 改善協調：控制為組織的所有活動提供共同方向，並使員工的行動與組織目標保持一致，從而確保最佳績效。例如：護理長經由單位年度工作計畫達成率之期中、期末檢討，朝向完成單位年度工作計畫達成率100%，使單位人員有共同努力的方向，過程中即促進了護理長與部屬間之改善協調。

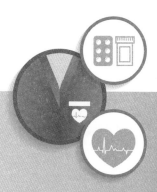

Chapter 13

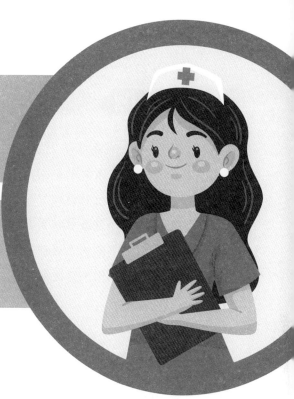

護理資訊系統的應用

The Application of Nursing Informatics System

編著者·楊勤熒

讀完本章,您應能:

1. 了解護理資訊系統的範圍。
2. 了解醫療資訊化對護理實務的影響。
3. 了解成功開發醫療資訊系統的要素。
4. 了解電腦資訊系統在護理實務的應用及其效益。
5. 了解醫療資訊化後待克服的問題。

前 言

資訊科技的進步帶動各行業電腦化,醫療業也隨之跟進,包含簡單的批掛作業系統至複雜的住院醫令作業系統。當醫院所有相關系統皆電腦化後,就可建構出完整電子病歷,供醫療機構內部人員運用。E世代是無疆域的概念,醫療資訊必須建立全國性或全球性的共同標準,如共同詞彙、資料架構和安全系統等,才能經由網際網路達到電子資料在院際間流通的理想。

醫院作業廣泛複雜且牽涉眾多領域,故各作業系統的電腦化過程皆需有關人員重新檢視流程,定義出必須輸入之資料及控制機制,如此才能使各作業更迅速及標準化,進而達到管理中控制的功能。例如醫師開立藥物ponstan 1# Qid時忘記鍵入Qid,藥師因無給藥次數而不知該發幾顆藥,護理站等不到藥,病人亦無法吃到藥,若要解決此資料不齊全的問題,則藥師必須電話詢問醫師,再以人工補足訊息而發藥,耗時費力;倘若可於作業系統中將「給藥次數」定義為必須輸入之資料,當欄位空白時則會警示且無法跳至下一欄,輸入者就會因此再檢視遺漏之資料,此時「給藥次數」即是控制點,控制傳輸資料一定齊全,避開延誤發藥。

護理資訊結合了護理專業及資訊科技,目的在於使護理人員能有效利用作業系統,節省聯繫和文書作業時間,提供更高品質的護理,更甚之可運用於行政、教學與研究方面,培養相關人才。隨著資訊科技的進步,護理資訊的發展將持續發燒,未來將有更前瞻的遠景值得我們期待與努力,以拓寬並創新護理資訊的發展。

13-1 ○ 電腦資訊系統應用於護理的緣起

一、電腦資訊系統的特性

係應用系統理論的原理運作，包含輸入、轉化過程、輸出及回饋，即資料輸入經由邏輯化的轉化過程後，輸出處理結果（含資料儲存和報表、單據的產出）。因此，任何作業流程均可經由這樣的概念，而達到電腦資訊化。

二、護理資訊系統的目的

1. 擬訂正確新穎的護理計畫，**改善護理資源運用**。

2. 執行護理活動、**減少護理記錄時間**。

3. 自動化作業：**如使心跳、血壓、血液氣體分析等護理監測自動化**。

4. 早做準備，改正護理計畫。

三、護理資訊系統的範圍

護理資訊系統(Nursing Informatics Systems; NIS)是將**病人照護概念的相關業務資訊化**，範圍小至個別性的監測生理訊號相關的儀器使用，大到共通性的掛號批價作業或專業性的護理診斷計畫系統。每家醫院可依其宗旨、經營目標、財力、人力及思考邏輯開發出不同的功能系統。

美國於1968年率先將資訊系統與護理臨床照護結合，認為可完成護理人員標準化服務的建置與資源管理，並可協助管理決策與研究推展；國內的發展則較美國晚了24年，直到1992年臺北榮民總醫院推行護理診斷系統，才因此開啟臺灣護理資訊史。1993年臺中榮民總醫院跟進，1999年長庚紀念醫院將護理計畫改進為依使用時間可連續展開或停止，使護理人員可不必每天重複輸入，由此之後，便朝向病人照護上開發；三軍總醫院與慈濟醫院透過PDA方便攜帶的特性，研發PDA以記錄生命徵象，但由於仍需手寫測量資料再輸入電腦，並未節省作業時間，雖有些許幫助，但未因此蓬勃發展，於是護理界發起至護理資訊發展先進的國家進行參訪與標竿學習，足跡遍及美國、韓國、澳洲、日本、新加坡和泰國等地。

亦有護理人員開始進入醫療資訊研究所研習，可專責在醫院協助開發護理資訊相關作業系統，而臺灣於2006年成立台灣護理資訊學會，其目的為帶動護理資訊於

臨床照護、研究教學及行政服務之應用,並於產、官、學各界中積極整合相關資源,以促進護理資訊發展及國際能見度(台灣護理資訊學會,2021)。

另一方面,因應護理照護特性,促使廠商開發相關硬體設施,護理資訊行動車因應而生(圖13-1),2011年至今已有多家醫院完成護理資訊化的建置,從護理評估、計畫到記錄、交班、給藥等,皆可在護理資訊行動車上完成。過往由於儀器未有介接傳輸功能,訊息資料無法於測量同時直接傳輸到護理記錄表單上,所幸現亦開發出能自動上傳資料之血壓計、血糖機等,免除護理人員輸入的動作與時間(圖13-2)。

茲將某醫院之資訊系統整理列於附錄三,以供參考。

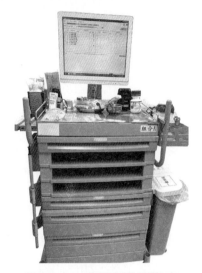

圖13-1　護理資訊行動車

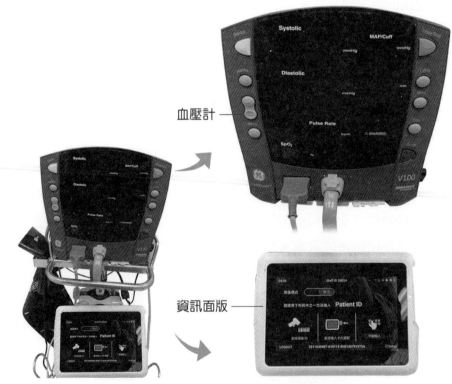

血壓計

資訊面版

(a)先掃描病人手圈條碼,再進行測量
圖13-2　具備自動上傳數據功能之血壓計

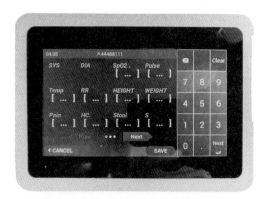

(b)測量後，面板所顯示之所有數據皆能自動回傳至電腦系統；而無法經由血壓計測量之
數據，如身高體重等，可手動鍵入，一併回傳；若有購置數位化身高體重儀且可測量
身高體重自動上傳

圖13-2 具備自動上傳數據功能之血壓計（續）

四、醫療資訊化對護理實務的影響

護理管理者應審慎思考如何結合資訊科技，使護理人員達到有效率的護理照
護；故醫療資訊化須達到某些層面的改變，以使護理實務環境更符合護理人員的期
待。下列就醫院護理實務上面臨的問題和醫療資訊化後的改變作探討：

1. 醫院護理實務上面臨的問題：

   (1) 傳送及傳回各項表單（如檢驗單、檢查申請單等）時，需不斷呼叫傳送人員
      至各相關單位，每班每人至少3~5回。

   (2) 轉錄醫囑需謄寫到給藥記錄單、處方籤、交班卡及其他相關表單上，費時且
      有謄錯風險。

   (3) 當病情發生變化需要開立醫囑時，醫師必須放下手邊工作趕赴護理站取得病
      歷書寫，耗費不少時間；若無法立即抽身而開立口頭醫囑，護理人員在接收
      口頭醫囑時，有訊息傳遞錯誤的風險；亦有醫師事後開立之醫囑與口頭醫
      囑有差異，或不承認口頭醫囑內容，造成醫護之間磨擦，甚或損及病人權
      益。

   (4) 病人之基本資料需要重複書寫，且有不齊全或寫錯風險。

   (5) 排程檢查需和排程單位多次聯繫，以確定排程時間及準備事項。

   (6) 生命徵象、血糖值及皮下注射紀錄等資料需記錄於各類表單，頗為費時。

   (7) 使用之醫材需人工統計出使用量，然後輸入醫材請領單才能補量，每週需花
      費二次作業時間，每次大約2小時。

(8) 每月需花費時間排班，且月底要計算欠借及各種假別。某些醫院護理長還需計算護理人員的夜班費。

(9) 護理站之各種業務、疾病統計報表等均需耗費時間登記及計算，且有漏登記、重複登記及計算錯誤的風險。

(10) 護理人員需手動計價，統計當班所使用之醫材和護理活動、治療等費用，因無法於使用當下立即記錄，可能會有漏登記的情形。

2. 醫療資訊化後的改變：

(1) 資料不必重複書寫，可**減少護理記錄時間**且確保其正確性。

(2) 可立即開立醫囑以確保醫療處置的時效性，避免口頭醫囑之醫護摩擦；並能簡化處理流程及避免轉錄錯誤發生。

(3) 相關資訊直接傳遞到該單位，如藥囑傳到藥局、檢驗資訊傳到檢驗室、各項檢查傳到檢查單位直接排檢等，減少呼叫傳送人員時間，且可將傳送人力重新安排。

(4) 依據醫材使用量批價後，由電腦自動扣量庫存，每週定時產生補回量，可節省人工登記時間，減少錯誤計價、輔助資材管理。

(5) 透過電腦排班，可正確計算人員欠借、假別及夜班費，亦節省時間。

(6) 依據已有的資訊，可產生各種護理管理所需之報表資料，支援病房管理及護理部決策的制定，**改進護理管理效率**。

(7) 醫療資訊的擷取與流通可**提供教育、研究或專案所需之資料**。

(8) 護理專業相關業務作業系統可大幅提升作業時效，提高服務品質。

 ## 13-2 醫療資訊系統的開發作業

　　醫院要建構哪些醫療資訊系統，端賴高層決策者做出決定，然後由相關作業單位代表組成專案團隊，進行各系統分析後開發系統。開發方式依據醫療機構資訊室人員的多寡、撰寫程式能力及經費的考量，可採用資訊室人員自行撰寫程式或委託軟體公司開發程式。其優缺點之比較列於表13-1。

表13-1　醫療資訊化院方自行開發與委外開發之比較

項 目	自行開發	委外開發
人事成本	增加資訊人員編額	無
軟體開發費用	無	依系統多寡簽訂金額
院方程式維護	容易	不易
程式維護費用	無	依系統多寡簽訂金額
系統問題解決速度	快	慢
系統開發時程掌控	變數多，不易掌控	依合約時程進行

一、醫療資訊系統專案團隊的組成與職責

■ 專案團隊人員

1. 資訊室代表：主任及各子系統負責之資訊人員。

2. 護理部代表：需對護理業務及相關作業流程熟悉者，且須有行政管理經驗和良好的溝通協調能力，並得到部內充分授權，如資訊護理師。

3. 醫事部門：主任及各組代表。

4. 藥劑部代表：需對門診給藥及住院單一劑量作業流程熟悉者，且了解管制藥品規定及特殊調劑作業，並得到部內充分授權。通常以各作業負責總藥師為適當人選。

5. 檢驗室代表：主任及各負責業務組長。

6. 營養室代表：主任及各負責業務營養師。

7. 各檢查部門代表：熟悉各自作業流程之人員。

8. 總務室代表：各組長為代表。

9. 會計室代表：主任及各負責業務會計人員。

10. 其他行政部門代表：各室主任為代表。

11. 醫師代表：由熟悉門診看診作業之主治醫師及了解住院診療作業之總醫師代表，且依科別作業之不同，派出科代表。

12. 管理代表：通常為企劃組組長。

13. 委外軟體工程師代表：各子系統負責之軟體工程師。

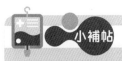

資訊護理師

　　國際上資訊護理師的發展已成熟完善，並有國際認證制度，如美國護理認證中心(American Nurses Credentialing Center; ANCC)所建立的資訊護理(informatics nursing)認證、健康照護資訊管理協會(Healthcare Information and Management Systems Society; HIMSS)所建立的醫療衛生資訊與管理助理認證(Certified Associate in Healthcare Information and Management Systems; CAHIMS)以及醫療衛生資訊與管理系統的認證專家(Certified Professional in Healthcare Information and Management Systems; CPHIMS)的認證。美國認證機構可接受國際申請，且能至較近國家的測試中心進行考試；CAHIMS及CPHIMS本身就是國際性證照，除美國外，於全球18個國家設有80個以上的測試中心，目前臺灣無設立（馮容莊等，2015）。

　　國內的資訊護理師制度及定位尚須擬定，而台灣護理資訊學會現已提供「初階資訊護理師(informaticsnurse)」與「進階資訊護理師(informatics nurse specialist)」認證（每年2次），鼓勵護理人員提升專業能力與相關技能，以求持續推動護理資訊的未來與發展。

■ 人員職責

1. 資訊室主任：為團隊專案負責人，是醫院與軟體公司的溝通窗口，主要職責為統籌時程、品質、成本等總體控制，並協調排解系統分析時，使用者與軟體工程師之間之歧見。

2. 子系統負責之資訊人員：安排會議，了解該作業之流程，協助使用者與軟體工程師溝通，並將該系統分析的決議做成記錄。上線時負責測試，找出程式中之問題，並了解程式內容，才能接手維護。

3. 各部門之代表人員：出席相關系統之作業討論會議，將作業流程詳細說明，表達該作業資訊化後的期望結果。負責提供作業中使用的表單，規劃出報表格式及內容定義。此外，還須考慮使用介面和操作方便性，並協助系統平行測試及反應系統程式問題。

4. 管理代表：協助仲裁各相關部門代表間之歧見，並以整體管理考量，加入管控機制及指示管理報表之重點內容。

5. 委外軟體工程師：通常由軟體公司專案經理擔任對醫院的窗口，負責與資訊室主任相互溝通、協調，使系統開發符合雙方目標；各子系統負責之軟體工程師出席會議，了解使用者的作業流程和需求，將抽象而籠統的使用需求概念，以電腦語言方式轉換成系統功能。

二、成功開發醫療資訊系統的要素

1. 制定政策：院方決策群所訂政策須明確且有優先順序，避免各部門多件專案和業務同時進行，分身乏術致品質低落。

2. 設定目標完成時限：評估該系統的複雜度和牽涉範圍的廣度，給予足夠開發時間。

3. 舉辦說明會：決策和目標訂定後，人事室應辦理全院說明會，使全體員工了解院方推行醫療資訊化的決心，期勉人員學習因應改變，以減少改變中的抗拒力。

4. 專案團隊成員需穩定：避免異動，尤其是資訊室人員和軟體公司工程師，以防造成承接困難、時間浪費及各部門代表的厭煩。

5. 整體立場思考作業流程：各部門之代表人員勿本位主義，應整合部內意見，且需求訪談結果也必須向部內說明，以免設計完成又一再修改，不僅增加成本也拖延上線時間。

6. 記錄：所有會議決議和訪談內容均要詳實記錄並妥善保存，有爭議時可作為憑據。此外，如有人員異動亦可藉由書面快速進入情況。

7. 醫師代表參與：開發醫令系統需要醫師測試與上線，醫師們才會配合使用該系統，否則該系統將閒置，浪費開發時間與金錢。

8. 模擬實況：測試時需模擬真實使用情況，才能知曉所有問題，順利上線。

9. 備妥電腦硬體和軟體：給予充足的時間準備相關用物並完成安裝。

10. 辦理教育訓練：上線前應示範說明並實際操作，且資訊室人員需在場解答疑惑。

11. 資訊室人員值勤：上線期間需24小時在院，以解決新系統突發狀況。

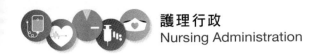
近年由於多家醫院護理資訊系統已開發成熟，且蔚為風氣與趨勢，故資訊公司已製成護理資訊軟體系統，依客製化稍加修改就可直接導入醫院應用，節省了醫院研發系統時間。

 電腦資訊系統的護理應用及其效益

一、臨床照護應用

護理人員於臨床上與其他醫事人員相比，所需蒐集的醫療資料為最大宗，其相關護理紀錄及表單數不勝數。過往皆採紙本書寫，除複雜繁瑣外，如需檢閱資料亦會限於環境與空間（如病歷存放位置），且無法提供多人同讀，故若有設計完善的護理臨床系統，不但方便流通、調閱，還能節省書寫時間，也可藉此將相關**資料標準化**，提供更高品質的護理。

（一）護理評估

病人入院時須進行各種評估，並依循評估表單內容，將獲得的訊息選入系統中。若需經由儀器測量，則透過病人辨識後將測得之數據，傳入雲端再拋轉到護理資訊評估系統中。

1. 系統流程：首先將各類護理評估表單建置於系統，經由護理人員身分條碼確認，再進行病人手圈條碼辨識後，即可依病人個別性點選所需之評估單以完成評估。評估資料儲存後若需帶入護理記錄可直接點選帶入（圖13-3）。

2. 效益：
   (1) 評估表單字跡工整、填答無遺漏，異常值有不同顏色辨識提示。
   (2) 評估表單使用點選方式，操作簡易且快速，節省書寫時間。
   (3) 再次評估會帶入先前資料，修改不同部分即可，較省時。
   (4) 歷次評估資料均儲存，時序容易比較。

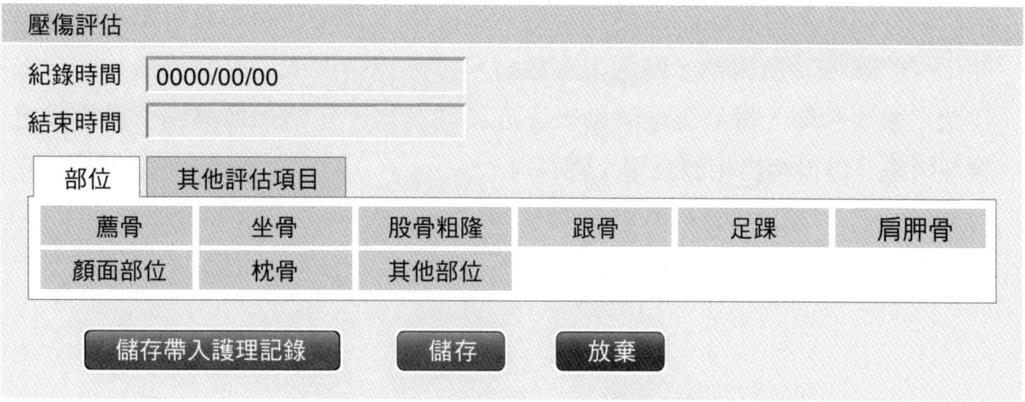

壓傷評估

| 紀錄時間 | 0000/00/00 |
| 結束時間 | |

| 部位 | 其他評估項目 |

| 薦骨 | 坐骨 | 股骨粗隆 | 跟骨 | 足踝 | 肩胛骨 |
| 顏面部位 | 枕骨 | 其他部位 | | | |

儲存帶入護理記錄　　儲存　　放棄

(a)選擇壓傷評估表單,點選「部位」

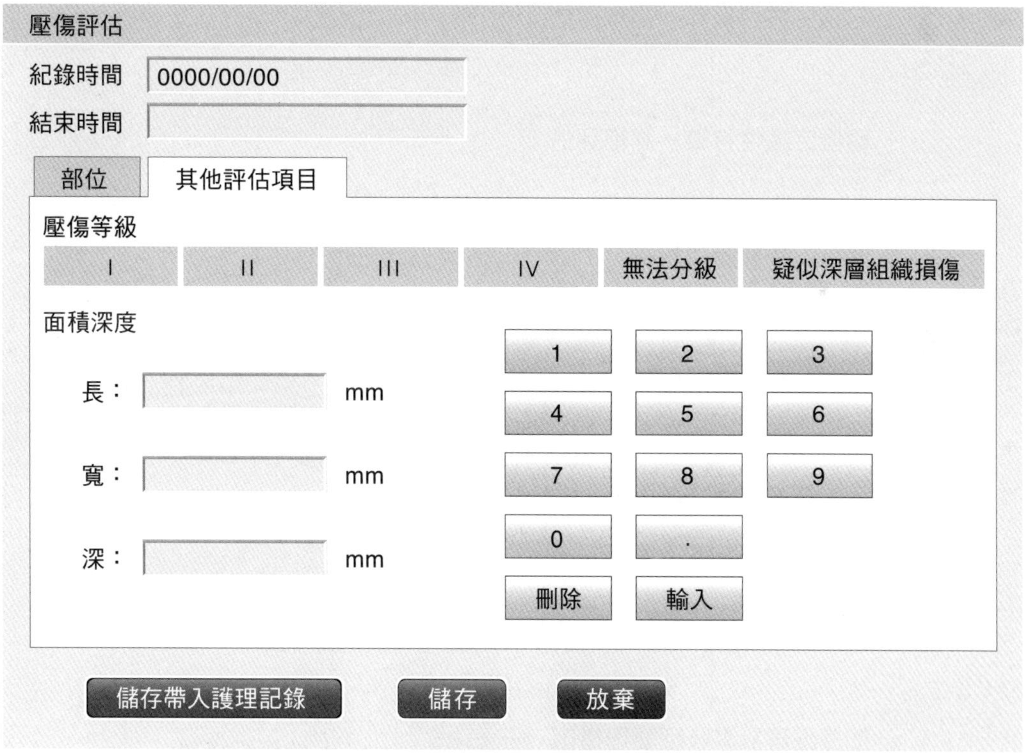

壓傷評估

| 紀錄時間 | 0000/00/00 |
| 結束時間 | |

| 部位 | 其他評估項目 |

壓傷等級

| I | II | III | IV | 無法分級 | 疑似深層組織損傷 |

面積深度

長:＿＿＿＿＿ mm

寬:＿＿＿＿＿ mm

深:＿＿＿＿＿ mm

1	2	3
4	5	6
7	8	9
0	.	
刪除	輸入	

儲存帶入護理記錄　　儲存　　放棄

(b)評估壓傷等級及面積深度

圖13-3　護理評估表單模擬畫面(以壓傷評估為例)

(二)護理計畫與護理記錄

經由評估資料確立護理診斷,擬訂正確的護理計畫和措施。

1. 系統流程：入院時於住院登錄作業輸入主診斷，於護理診斷資料庫比對列出可能出現的護理診斷清單，點選主客觀資料，然後轉換成定義性特徵，即會出現建議之護理診斷，確立護理診斷後完成護理計畫，包括選擇導因、目標設定、護理措施，最後產出相關表單（圖13-4）。

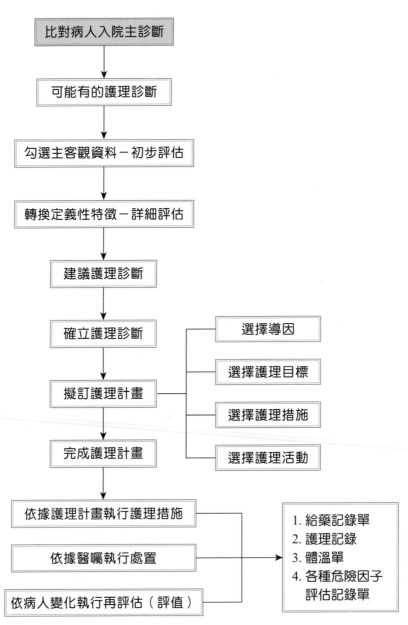

圖13-4　護理計畫與護理記錄系統流程圖

參考資料：賴燕賢、劉立、徐建業、陳俊賢(2001)．醫學診斷輔助護理過程支援系統．*新臺北護理期刊，3*(1)。

2. 效益：

(1) 使護理史資料具**完整性和持續性**，並能節省評估與書寫時間。

(2) 藉由電腦輔助護理人員建立疾病整體照護概念，落實護理評估。

(3) 護理人員透過接受或拒絕診斷建議之決策過程，可培養縝密思考能力。

(4) 護理措施切合護理診斷，可建立及修正照護標準。

(5) 擷取護理資料庫的資料，可提供研究分析及測試臨床照護措施之信效度。

(6) 能產出豐富內容之護理記錄，且工整美觀。

(7) 若健康問題為多個，可將所有的計畫措施整合後，依每天每個頻率時間點作護理措施之展開，方便護理師於時間點執行護理措施並記錄之。

（三）交班系統

護理人員於每班工作結束後，需統整病人狀況，將須交接之信息傳達給接班人員，以利提供**持續性照護**。交班內容涵蓋病人基本資料、治療與處置、檢查檢驗、管路與傷口、健康問題等。

1. 系統流程：需先確立並設計交班內容涵蓋範圍，然後依照病人個別性，點選適合項目帶入交班系統中（圖13-5）。

2. 效益：

(1) 減少謄寫交班單的時間，且清楚工整，亦不必重覆書寫。

(2) 藉由一目了然的交班作業系統，可立即查閱相關資料，如檢驗結果等，節省交班所耗費的時間。

(3) 有效提醒管路存放時間及位置或傷口情形，同一管路之更新（如靜脈注射管路）亦不需反覆書寫。

(4) 透過完善的交班系統可提升交班完整性。

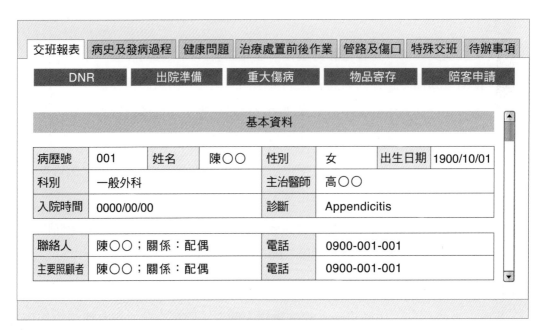

(a)病人基本資料

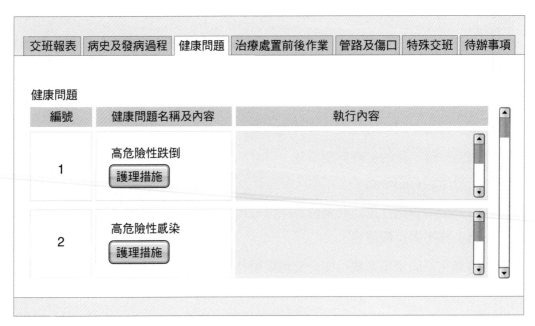

(b)健康問題

圖13-5　交班系統模擬畫面

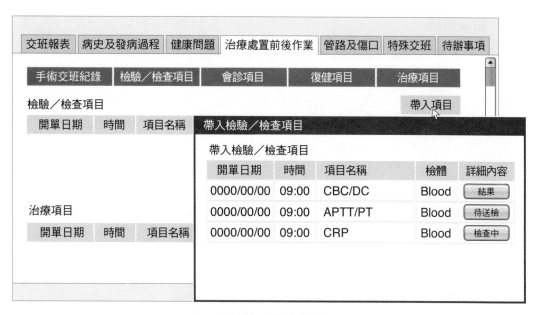

(c)檢驗／檢查項目

| 交班報表 | 病史及發病過程 | 健康問題 | 治療處置前後作業 | 管路及傷口 | 特殊交班 | 待辦事項 |

管路

管路名稱	管路類型	部位	置入時間	更換時間	使用時間
IV	血管導管	右前臂	0000/00/00 12:00		1天
執行內容					

傷口

全身					
時間	顏色	溫度	濕度	完整性	病變

局部性						
時間	顏色	部位	面積 (cm)	深度 (cm)	感染徵象	分泌物
0000/00/00	紅色	腹部	3x3 cm		無	無

壓傷						
時間	部位	等級	面積 (cm)	深度 (cm)	分泌物異味	發生原因

(d)管路及傷口

圖13-5　交班系統模擬畫面（續）

（四）給藥系統

　　現已有多家醫療院所使用電子化給藥系統。其結合掃描條碼及Unit Dose(UD)配藥模式，可快速且正確進行備藥及給藥流程。

1. 系統流程：先建立完善的醫囑系統和藥品系統，開立醫囑後回傳至藥局，由藥師進行資料核對，確認無誤後調劑，並於藥包和藥品外包裝附帶條碼以供給藥時掃描，送回護理站，護理人員再使用行動護理工作車執行給藥，電子化給藥流程詳見圖13-6。

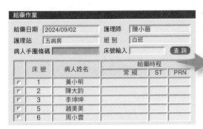
❶ 於行動護理工作車之電腦中，進入護理師個人的給藥作業系統

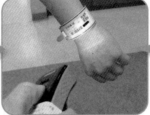
❷ 用掃描器掃描病人手圈條碼

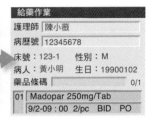
❸ 掃描後電腦會出現病人藥單

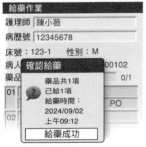
❽ 給藥完成後，系統會自動記錄給藥項目及給藥時間

電子化給藥系統
（以長庚醫院為例）

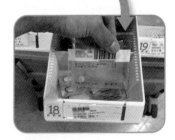
❹ 從藥盒取出藥袋，核對藥袋與電腦上病人的藥單五對內容（一讀）

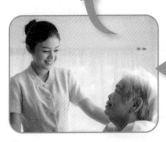
❼ 給藥前，進行病人身分確認

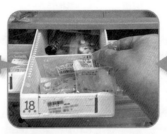
❻ 藥袋要放回藥盒時，再核對藥袋與電腦上病人的藥單五對內容（三讀）

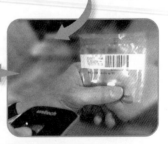
❺ 用掃描器掃描藥袋上的條碼（由電腦確認病人藥物的資料），確認藥物正確後，從藥袋取出藥物至藥杯中（二讀）

圖13-6　電子化給藥系統流程（以長庚醫院為例）（彩圖）

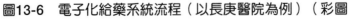

2. 效益：

(1) 取代紙本作業轉錄資料的謄寫時間，避開書寫錯誤、字跡潦草或遺漏導致之給藥錯誤，**保護病人安全、提升護理品質**。

(2) 化學治療藥物等之調劑回歸藥師，保障護理人員安全。

(3) 透過圖文辨識系統提供對照，除了對應藥品外觀外，也可確認藥物資訊（圖13-7），避免給藥錯誤。

(4) 電子給藥系統可協助判斷病人資訊及藥物資訊是否相符，若有異常便無法執行給藥步驟，經**雙重認證機制能大幅降低給藥錯誤**。

由於給藥錯誤是最常見的病人安全通報事件，國外研發電子藥櫃，透過醫令系統連接藥櫃，於發藥時間由照護護理師按指紋或刷識別證才可開啟病人藥櫃取藥，有病人唯一性，可杜絕取錯藥品、劑量等異常事件。此變革讓藥物調劑由藥劑部中央調劑演變為分散於護理單位調劑，但仍由藥劑部統籌管理。目前國內已有少數醫院引進使用，明顯可降低傳送員領藥傳送之時間及藥物錯誤異常事件。

藥品資訊

【藥品名稱】：
250MG* MADOPAR TAB. "ROCHE"

【藥品中文名】：
美道普錠250公絲* "ROCHE"

【藥品學名】：
LEVODOPA 200MG+BENSERAZIDE 50M

【副作用】：
噁心、嘔吐、腹瀉、厭食、行動緩慢，不斷眨眼，抽搐，疲倦、尿液顏色可能會改變，通常為紅色。

【用藥禁忌】：
1. 對levodopa或benserazide 過敏的病人。
2. 不可與MAOI併用。
3. 肝腎功能異常閉角性青光眼內分泌無代償能力之患者禁用。
4. 孕婦及授乳婦禁用。

【適應症】：巴金森氏病治療劑

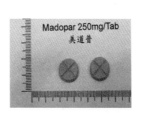

確定

圖13-7　藥物資訊模擬畫面（彩圖 **）**

（五）標本收集系統

護理人員於臨床工作需經常收集標本，如血液、痰液、糞便等，協助疾病診斷和確認治療效果等。

1. 系統流程：與給藥系統相同，須先建立完善的醫囑系統，開立醫囑後護理人員接受到訊息，便可使用行動護理工作車執行標本收集作業。掃描病人手圈條碼後，進入標本收集系統，即自動連結須採集之檢體為何，對照圖示拿取正確的試管或收集盒，採檢完畢後生成條碼，貼附於上，檢驗室人員可於接收檢體時刷取條碼確認（圖13-8）。

2. 效益：
    (1) 對照系統資訊可正確收集標本，減少因錯拿試管、採集盒或採集量不足，導致無法檢驗需重新收集的時間。
    (2) 確保病人資訊和檢體相符，避免採集錯誤。
    (3) 電子系統可區別已採檢檢體和未採檢檢體，方便追蹤報告和交班。
    (4) 有效確認檢體是否已送達正確檢驗單位，省去電話聯繫的時間。

為達到標本傳送的效率，有些醫院會將標本收集系統搭配氣送系統、自動小火車系統或機器人運送檢體試管，大大減少檢體運送時間，且標本系統會記錄傳送每站的時間點，較易掌控檢體動向。

（六）跨團隊照護

病人評估資料達到某科別照會標準，則將病人資料與評估資料拋轉至平臺清單，該科即可於收到訊息後探訪病人，給予必要處置或衛教。

1. 系統流程：各科團隊需先定義出篩選條件設計於程式中，當評估資料達到該科篩檢條件，則病人資料與評估資料會傳到該科電腦或醫師手機等，接收到訊息後，可先查閱護理記錄與醫療資訊記錄，再至病房探視病人做後續建議。

2. 效益：
    (1) 各科可運用多元3C產品工具接收到需跨科照會的病人資訊，能夠無時差得到異常資訊且即刻處理，維護病人安全。
    (2) 減少護理人員電話聯繫各科的時間。
    (3) 減少謄寫轉報單和呼叫傳送時間與傳送錯誤的風險。
    (4) 建立以電腦收訊回傳機制，可進行時效性統計分析改善。

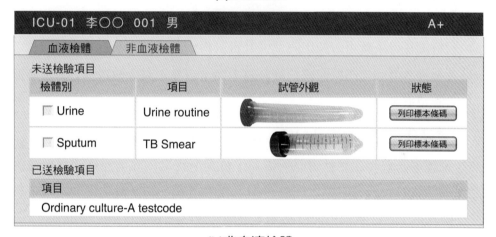

(a)血液檢體

ICU-01 李〇〇 001 男			A+
血液檢體	非血液檢體		

未送檢驗項目

醫囑說明	建議抽血量	試管外觀	狀態
☐ NA,K	3mL	綠頭	列印標本條碼
☐ CBC / DC	3mL	紫頭	列印標本條碼

已送檢驗項目

血液檢體	狀態
Blood culture	

(a)血液檢體

ICU-01 李〇〇 001 男			A+
血液檢體	非血液檢體		

未送檢驗項目

檢體別	項目	試管外觀	狀態
☐ Urine	Urine routine		列印標本條碼
☐ Sputum	TB Smear		列印標本條碼

已送檢驗項目

項目
Ordinary culture-A testcode

(b)非血液檢體

血液

床號	姓名	已抽血	點交	已到站
01	李〇〇	√	√	√
02	王〇〇	√	√	
03	林〇〇	√		

非血液

床號	姓名	點交	已到站
01	李〇〇	√	√
02	王〇〇	√	√
03	林〇〇	√	√

(c)追蹤動向

圖13-8　標本收集系統模擬畫面（彩圖 ）

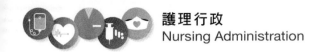
（七）出院準備計畫服務

當病人入院時即進行出院準備條件篩選。符合條件者系統則自動建立出院準備病人清單，由負責出院準備人員進行訪視與收案。若為收案者，依照服務需求通知各相關協同單位，並於電腦上完成照會處理記錄。

1. 系統流程：病人入院時依狀況完成出院準備計畫服務篩選條件評估儲存，符合服務條件之病人資料會傳輸至社區護理室，由負責該項業務者評估收案，收案後協同服務單位完成照會記錄，結案則註記後除名。

2. 效益：

   (1) 不需背誦出院準備計畫服務條件，點選評估表輕鬆完成評估。

   (2) 出院準備計畫服務與入院護理評估連結，較不會遺漏評估。

   (3) 資料儲存於系統可方便出院準備計畫服務相關資料的統計分析與改善。

   (4) 收案後各協同部門的照護記錄於線上即可填寫，減少傳送至各單位時間，且可避免遺失。

（八）居家護理評估、處置及記錄

將居家護理訪視時之評估資訊、處置，依其所需之內容與原則建置於電腦中，然後產生批價資料與訪視記錄。由於在病人家中訪視，故需借助行動裝置，將資料下載於行動裝置中，訪視後再由行動裝置傳送至醫院電腦進行轉換與儲存。

1. 系統流程：居家護理師訪視前於醫院電腦系統下載病人資料至行動裝置，到其家中打開行動裝置內之訪視作業，將評估資料與處置輸入裝置中。訪視完畢將資料上傳至醫院電腦系統，即會計價收費並產出相關表單與記錄，見圖13-9。

2. 效益：

   (1) 已存在之病人資料不需重複評估，電腦會顯現異常需追蹤之項目，亦可加入此次異常變化項目。可達到重點深入之評估，提升照護品質。

   (2) 不需書寫，只要點選修改及完成，可節省記錄時間。

   (3) 輕巧之行動裝置可減輕訪視包之重量。

   (4) 簡化記帳流程，電腦自動批價、申報，並產生收據。

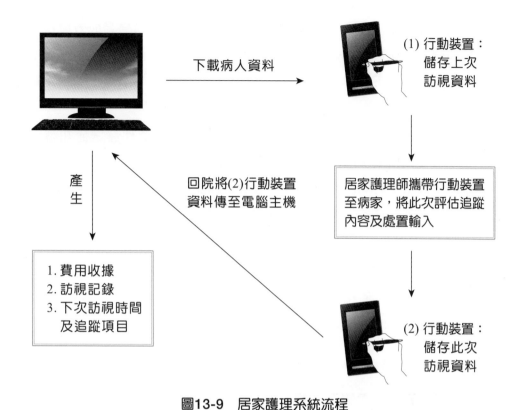

圖13-9　居家護理系統流程

　　隨著網路普及與資訊技術的發展，醫療護理資訊因應病人照顧的需求也不斷研發。例如：對於病情多變之病人常會發生不預期心跳停止，為提早發現生命徵象之變化，透過各種生命徵象監視器訊息，研發出病人狀況警示系統，將危急異常值直接通知到護理資訊車與醫師手機，可事先處置防範不預期心跳發生；有人更將護理站所有病人資訊整合在電子白板上，舉凡病人是否臥床、用氧、檢查、手術排程等都可查詢與提示或交班等，能一目了然掌握全病房病人之狀況與治療相關排程，減少點閱電子病歷之時間。

二、教育訓練應用

　　護理臨床工作必須了解各種作業流程和專業技術，學習之知識與技能繁雜且數量龐大，再加上護理工作需輪三班，集合學習不易，故應建置無時間限制並可近性高的學習系統，因此資訊學習平臺因應而生，稱之為教育訓練管理系統(Teaching Management System; TMS)，可用數位學習方式(E-learning)進行（圖13-10）。

1. 定義：指將講授課程從開課、接受報名、閱讀課程、評值學習成效與授課評鑑建置於系統上，並可進行個人學習歷程檔案管理，可查詢已完成課程、是否通過、尚缺哪些課程主題未學習等。若參加院外研討會亦可透過學習心得報告納入系統中。

2. 系統流程：確認開課負責單位開立權限，開課後連結郵件發送通知請人員報名，完成報名後於上課前由系統自動發送提醒通知。若為線上課程則進行閱讀時間監控，於限定時間內完成學習，並填答課後試卷和滿意度評值，最後將課程學習時數與通過情形收納至個人學習歷程檔案中。

3. 效益：

   (1) 可自行安排時間學習，且線上學習無時間限制。

   (2) 學習歷程納入管理，可隨時查詢個人教育訓練時數與課程完成狀況。

   (3) 試卷可重複施測直到通過為止，確保達到學習成效。

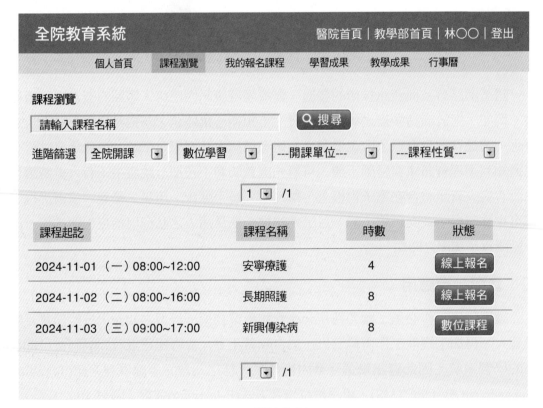

(a)系統入口

圖13-10 某醫院教育訓練管理系統畫面

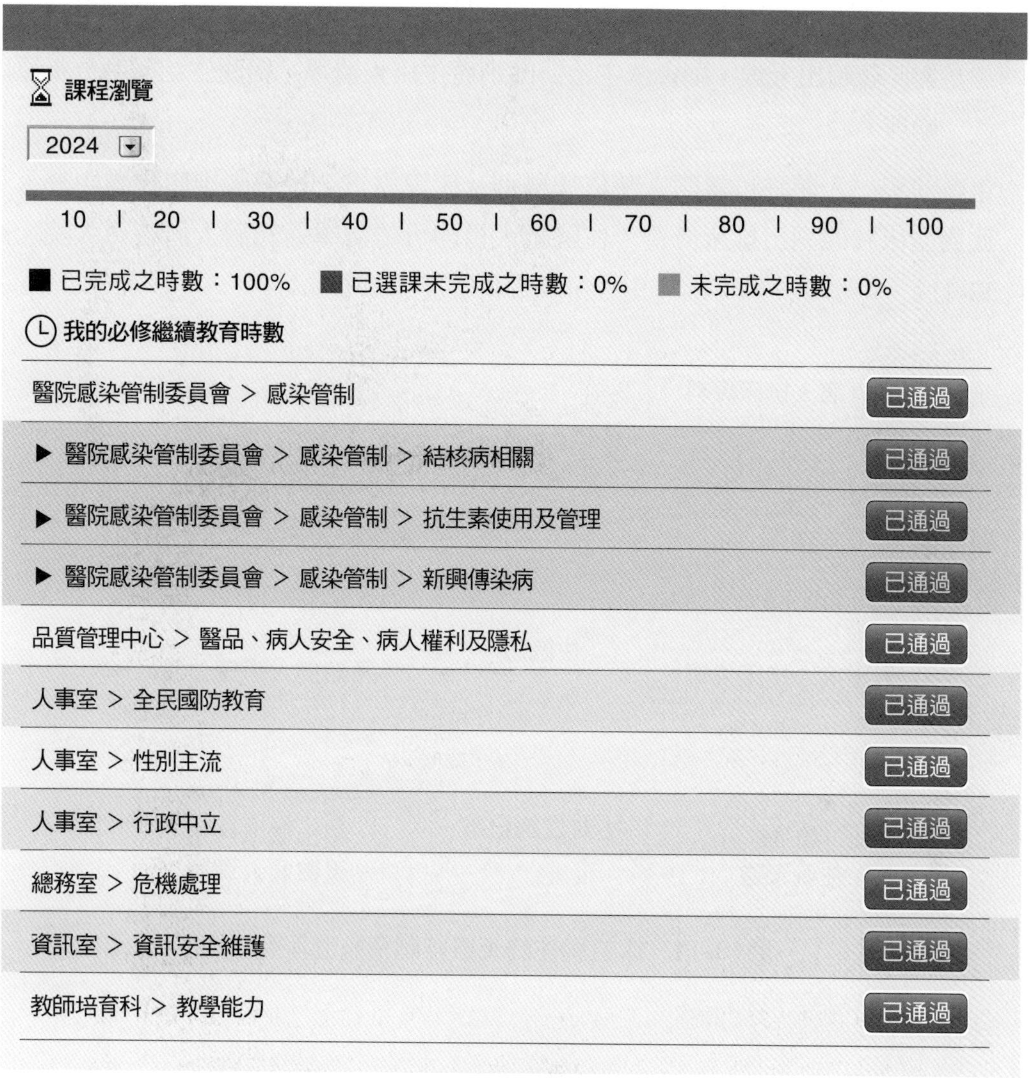

(b)個人頁面

圖13-10　某醫院教育訓練管理系統畫面（續）

三、行政管理應用

（一）病人床位控制與住院天數控制

1. 定義：

(1) 病人床位控制：由電腦將釋出的空床依等候名單自動給床。

(2) 住院天數控制：於病人住院起迄日，依據診斷與已建立之標準住院天數做比對，若超出天數，則會依主治醫師別產生病人清單，提醒主治醫師分析原因處理。

2. 系統流程：入院許可證開立時依據科別及床等需求，於電腦排床作業中登入，比對空床狀態列出排床清單，住院組人員即可依清單通知病人何時可入院（圖13-11）。

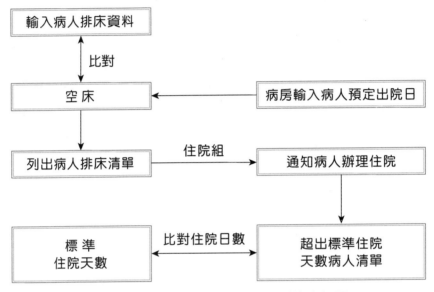

圖13-11　床位與住院天數控制系統流程圖

3. 效益：

(1) 電腦直接查詢空床，節省電話詢問各護理站空床之時間。

(2) 病人知道確切的住院時間，較能安心等候，免於不確定的焦慮。

(3) 免除各護理站人員推託不願接新病人的糾紛。

(4) 簡化辦理入院流程，縮短住院等候時間。

(5) 病人基本資料儲存後採用標籤貼紙方便使用，免除重複書寫時間。

(6) 預定出院日及滯院病人清單，可警示醫師需更有效的醫治病人，提升醫療品質。

(7) 床位加倍有效運用，周轉率提升。

（二）病人分類系統

1. 定義：病人分類系統是評估病人所需護理活動的一種測量工具，能預估護理人力需求，並可做為護理活動收費的依據。

2. 系統流程：依據徐南麗(1996)因素型病人分類系統之建立架構可規劃成經由護理活動工時之測量，獲得該院各護理活動平均工時標準，將此標準輸入電腦資料庫，再加上運算原則程式，即可依病人狀況計算出每日所需護理人數，再依比例分配於三班（圖13-12）。

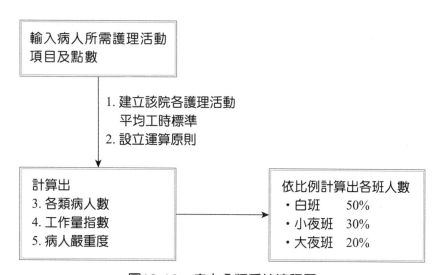

圖13-12　病人分類系統流程圖

3. 效益：

   (1) 能較精確而適當的分配三班護理人力，免除護理人員工作負荷過重的情形發生，提高護理人員工作滿意度。

   (2) 依病人狀況分派護理人力，較能滿足病人需求，提升照護品質。

   (3) 較能彈性而有效的運用和控管護理人力。

   (4) 可建立病人疾病過程模式，以供建立照護標準及教學或研究之用。

（三）排班與出勤管理

1. 種類：

    (1) 電腦自動排班（人工智慧排班）：依排班條件設計電腦排班方式，如設定週期和排班原則，由電腦自動排出該單位護理人員工作時間表，優點是可節省每月排班時數。但由於不同單位其人力作業需求條件不一，程式撰寫複雜，軟體開發成本高，加上病人動態多變，護理長常需修改已排定之班表，不符實務需求。

    (2) 電腦輔助排班：依病人和護理人員需求及排班原則來排定班表。將資料輸入電腦，藉其自動統計假別和欠借時數，優點是程式撰寫簡單，開發成本低，亦可節省每月結算時間，且資料正確。缺點為護理長仍需耗費時間排班。

2. 系統流程：由於電腦自動排班只適用於少數單純班別之單位，如社區護理室等，並不適用於病房單位，故此處僅列舉電腦輔助排班之系統流程，見圖13-13。

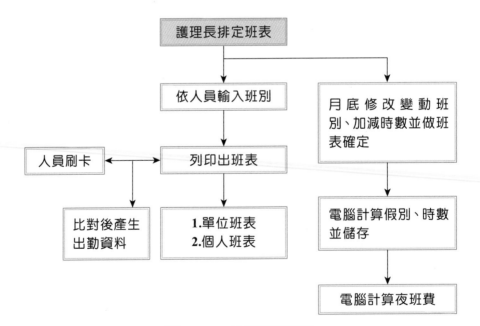

圖13-13　排班系統流程

3. 效益：

(1) 護理長計算假別、欠借時數及夜班費的時間約減少一半。

(2) 班表格式統一美觀，且節省重複謄寫時間。

(3) 電腦計算資料較人工正確，降低核對時間。

(4) 護理人員出勤情況清楚明瞭。

(5) 節省抄寫個人班表的時間，亦無抄錯之虞。

(6) 擷取班表資料容易，可提供單位間人力比較或研究使用。

四、品質指標管理與護理研究的應用

（一）品質指標管理

護理照護品質會反應在已訂定出的品質指標數值上，當護理資訊系統建置完備即可將品質指標數據從資訊系統資料庫中撈取出來。

1. 定義：將需監測的品質指標分子與分母之定義、目標值及監測頻率，建置於指標系統中，由系統定期產生指標數據，必要時可畫出圖表，例如趨勢圖、管制圖等，還可與同儕醫院比較。

2. 系統流程：可分為二種，一種是指標分子與分母建立在系統中並寫入程式，定期產生數據；另一種是系統中無任何數據，由人工整理輸入，然後於指標系統經過簡單統計運算產生數據。若為全國性指標則可透過院際系統連結或回饋，亦可從此得到同儕醫院的數據以比較之。

3. 效益：

(1) 若為資訊系統已有的資料，可自動定期產生指標數據，且能與目標值比較，提示達到程度，必要時進行改善。

(2) 若為手工輸入數據，可自動統計運算產生指標數據，亦可選擇圖表呈現，節省運算時間。

(3) 指標管理亦為分享平臺，任何單位均可下載指標資料作為運用，不需透過人為索取，節省聯繫時間。

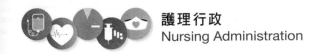

（二）護理研究的應用

護理研究最終目的在於將結果應用於臨床病人照護，以解決健康問題和促進健康行為。照護過程與記錄是最原始的研究資料，經由有系統的整理與統計可得到許多護理照護知識體，皆為珍貴的研究素材。

1. 定義：將欲探討研究對象的自變項與依變項資料，於所需觀察期間從資料庫中擷取出來，轉成Excel檔案，再進行統計分析與驗證。

2. 系統流程：需先完成使用資訊資料的申請程序，核准後由主責單位接案，根據申請者對研究變項的定義，將所需資料由資料庫中擷取出來分析運用。

3. 效益：

   (1) 可由資料庫資料的分析進行臨床主題研究，節省收案所需花費的時間。

   (2) 藉由電子化的護理評估、護理計畫與護理記錄等，搭配病人疾病進展與檢驗值等，進行治療、照護成效的案例對照研究或觀察性研究。

   (3) 護理資訊資料可進行護理現況的探討，以做為護理照護弱點的改善。

五、其他方面

■ 人員訓練上的應用

1. 互動式多媒體的教學方式：21世紀是速度的時代，如何快速訓練符合職場的員工，是主管的一大挑戰。美國推出的Computer-Based Training(CBT)可使新進人員快速進入工作領域，並從標準化的教材學習職能與組織文化。

2. 問題導向醫護資訊教學模式：結合醫護專業知識並設計臨床相關作業，以虛擬教室或虛擬會議的架構程序，提供問題導向學習之執行，即給予學員一個問題，以虛擬之情境讓學員應用電腦資訊技巧搜尋資料，思考整理，擬出解決方案。

■ 網際網路與電子郵件的應用

網際網路可漫遊全院；公告、會議記錄等亦可藉由網際網路和電子郵件傳遞，不僅速度快還可減少傳送人力、節省紙張，更降低遺失等風險。

■ 行動裝置的應用

　　護理人員花費許多時間執行觀察與照護，故無法將手記資料馬上輸入電腦，為克服此困難，已有許多醫院開發行動裝置（常見的有智慧型手機）可隨身攜帶，透過掃瞄功能，進入病人資料畫面後，便能於病人單位直接輸入觀測值，如生命徵象、輸出／輸入量(I/O)等。另外，亦可藉由掃描功能執行給藥，提高機動性，例如於隔離病室作業時，因感染控制問題不方便將行動工作車推入病室，便非常適宜使用行動裝置（圖13-14）。而呼叫系統也可直接與行動裝置連線，使病人與專責護理人員能即時通話，省去返回護理站接聽護士鈴之時間，達到盡快處理病人需求，提升護理品質。

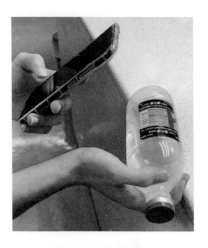

(a)以行動裝置掃描條碼，執行給藥作業

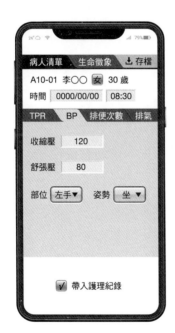
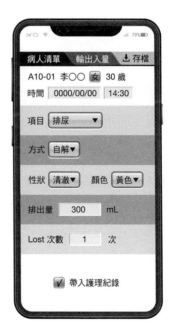

(b)以行動裝置輸入I/O和生命徵象模擬畫面

圖13-14　行動裝置應用

13-4 ► 醫療資訊系統的整體效益

1. **提高服務品質：**

   (1) 提高作業環境品質：效率快、準確性高，有助於行政作業。

   (2) 病人資料查詢便利：反應快、時效性高，有助於臨床診察。

   (3) 改善病歷品質：病歷完整，記錄正確美觀且節省時間。

   (4) 線上用藥諮詢：提供醫護人員正確用藥。

   (5) 臨床路徑系統：提供標準化、時效性和有效性之照護品質，且變異資料易取得分析。

2. **降低成本：**

   (1) 簡化流程，達到節省時間及人力，降低行政醫療成本。

   (2) 電子病歷遺失風險低，且減少病歷儲存、尋找、運送的成本。

3. **提供管理訊息，增加自動管控機制：**

   (1) 正確掌握收支及庫存。

   (2) 監測品質管理指標，可立即分析差異，支援決策。

   (3) 各系統中之自動管控機制能減少錯誤產生，達到有效管理。

4. **提供研究資料，增加對現況的了解：**

   (1) 研究資料方便取得，激勵人員從事臨床研究。

   (2) 資料反應現況，能夠快速掌握問題，擬定有效方案。

5. **易於擴展業務，激發人員創造力：**

   (1) 遠距醫療、會診、教學均可實現，打破疆域分享資源。

   (2) 創造人員開發新系統的想像空間，挑戰不可能。

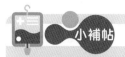

遠距照護

　　遠距醫療的推展為國家重要衛生政策，目的在於整合不同醫療機構層級的資源，提升醫療照護效率及效能，使醫療照護沒有距離的隔閡，且於醫療人力不足的情況下，藉由遠距照護，偏遠地區民眾也能因此受惠（衛生福利部，2020）。目前國內遠距照護大致可分為居家醫療服務，協助健康與慢性病管理；另一方面為社區照顧，使照顧機構可掌握個案狀況，規劃合適照顧計畫。而近年新冠肺炎突如其來的衝擊，雖帶動遠距照護的發展，但關於通訊診療的規定與標準，是否該重新擬定？此亦為需思考的課題。

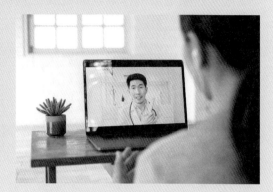

13-5 醫療資訊化後待克服的問題

1. **無紙化**：醫療資訊化之終極目標便是無紙化：但仍有許多醫療團隊成員及行政人員因不習慣藉由電腦掌握資料，故執著於書面作業，該如何實現此目標值得深思。

2. **電子病歷的法律效力**：電子病歷法適法性仍有爭議，其癥結在於電子病歷極容易不留痕跡的篡改或被駭客竊取，因此，該如何設計**安全管制規範**，以保障電子病歷真實性，也是急需深思遠慮的。而電子病歷與紙本作業不同的是，當完成相關紀錄後24小時內需使用電子簽章，以示負責，且簽署後不可隨意更改，具法律效力。簽章方法為插入衛生福利部醫事人員憑證IC卡至讀卡機內，輸入密碼即可（圖13-15）。

3. **面對電腦與病人間「人性化」的維持**：醫療事業主要在治療照護病人，將所有作業電腦化後，醫護人員面對電腦的時間是否會多於面對病人？如何在電腦與病人間維持人性化關懷，是醫護人員需認真思考的課題。

4. **解決作業程式錯誤**：任何程式系統在使用的過程中，或多或少會發生程式錯誤，資訊室人員和程式設計師如何找到癥結、排除錯誤，需要持續努力。

5. **電腦當機的因應之道**：電腦當機會造成萬事停擺，此時應如何因應是醫療作業全面電腦化過程中，必須先備好的錦囊，且全員應熟記在心。近年醫院緊急危急應變計畫，更被要求醫療資料系統需有異地備援機制，確保醫療資料的安全性。

6. **設計不周全的系統**：開發系統若漏洞百出，會較人工作業還要麻煩，不僅延誤時效、降低品質，亦浪費大筆金錢，因此，開發團隊應用心思考建構，且要慎選有能力的委外廠商。

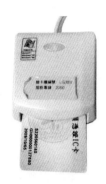

(a)醫事人員憑證IC卡與讀卡機

	全選	批次簽章		
病歷號	病人姓名	紀錄時間	內容	記錄人
111	李○○	0000/00/00	70歲男性，過去病史……	翁○○
222	王○○	0000/00/00	59歲女性，過去病史……	翁○○

(b)電子簽章模擬畫面（以護理紀錄為例）

圖13-15　電子簽章

結語

　　資訊化已成為趨勢，醫療業不能落於人後，護理界亦不能無視時代變遷，因此照護系統不得不納入電腦資訊化。然而，在資訊化的過程中需花費許多人力、物力和財力，但以長遠的角度來看，能夠得到提升服務品質、降低成本、擴大服務範圍及便利性的效益。

資訊化在護理行政控制的層面上，可帶來大量而有意義的數據，協助管理者找出問題癥結點，加以有效改善，改善的成果亦可藉由數據監測達成，並能協助安排護理人員的在職教育計畫、分析護理人員的能力及人力的分配、協助單位護理成本分析等，值得慶幸。

護理是助人的事業，藉由與人的互動和親身協助使病人重獲一定程度的健康，故不能因電子化而讓病人們無法感受到白衣天使的親切關懷。謹記：護理專業是以關懷助人為核心本質，護理資訊化只是繁瑣流程和文書工作的簡化，使護理人員有更多的時間提供床邊直接護理，這才是護理資訊化最終的目的。

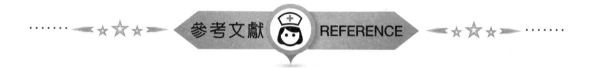

王佩麟、向慧芬、李韻雯、謝逸中、靖永潔、蕭淑代(2013)‧住院病房雲端照護系統－科技、效率、安全與護理友善‧*新臺北護理期刊，15*(1)，1-10。

台灣護理資訊學會(2021)‧*學會簡介*。https://www.ni.org.tw/v2/about_cload.aspx

吳昭新、李友專總校閱(2001)‧*醫療資訊與管理學*‧偉華。

邵康企業管理大意（無日期）‧管理上常見的控制類型有哪些？‧三民輔考。https://ssur.cc/Fz39geT。

周照芳、黃璉華、王瑋、鄒慧韞、黃金蓮、張瑛、楊麗瑟、陳小蓮、黃月嬌、張慈惠、林綉珠、詹碧端、李樹蘋、游惠珠、侯宜菁、郭明娟(2017)‧*護理行政之理論與實務*‧華杏。

林素戎(2023)‧*全方位護理應考e寶典－護理行政*‧新文京。

陳俐(2002)‧個人數位助理(PDA)在臨床護理之應用與推展‧*志為護理－慈濟護理雜誌，1*(1)，11-15。

曾雯琦、楊勤熒、馬淑清、李歡芳、周守民、周美雲、蘇慧芳、趙慧玲、謝碧晴、王淑卿、江惠英、尹裕君、高靖秋(2023)‧*當代護理行政學*（四版）‧華杏。

馮容莊、李穎俐、李作英(2015)‧台灣護理師的角色拓展‧*護理雜誌，62*(3)，23-29。

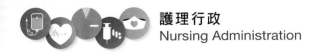

衛生福利部醫事司（2020，7月28日）・*政策、醫療、產業攜手合作 開創智慧遠距醫療新紀元*。https://www.mohw.gov.tw/cp-4250-50603-1.html

賴燕賢、劉立、徐建業、陳俊賢(2001)・醫學診斷輔助護理過程支援系統・*新臺北護理期刊，3*(1)，67-78。

BYJU'S (2023). *Importance of controlling*. https://byjus.com/commerce/importance-of-controlling/

Kuperman, G. J., Cooley, T., Tremblay, J., Terch, J. M., & Churchill, W. (1998). Decision support for medication use in an inpatient physician order entry application and pharmacy application. *Medinfo, 9*(1), 467-471.

Taban, H. A., & Cesta, T. G. (1993). Developing care management plans using a quality improvement model. *Journal of Nursing Administration, 24*(12), 49-58.

taxmann com (2023). *Controlling-A function of management*. https://www.taxmann.com/post/blog/controlling-a-function-of-management/

Weiner, M., Gress, T., Thiemann, D. R., Jenckes, M., Reel, S. L., Mandell, S. F., & Bass, E. B. (1999). Contransting views of physicians and nurses about an inpatient computer-based provider order-entry system. *J Am Med Inform Assoc, 6*(3), 234-244.

選擇題

( )1. 有關透過電腦資訊系統的護理應用可達到之效益，下列敘述何者錯誤？
(A)可協助監控病人床位數及病人住院天數　(B)可自動化記錄病患病情變化，無須探視或評估病患　(C)可評估病人所需的護理措施，改善護理資源的應用　(D)可應用電子病歷提升病歷的記錄完整性及持續性

( )2. 下列何項不是運用資訊科技促進病人安全？(A)將藥物資訊列印於藥袋標籤　(B)張貼標示禁止查詢病人隱私　(C)利用條碼協助藥物辨識　(D)線上查詢藥物交互作用

( )3. 有關控制(controlling)的基本概念，下列敘述何者正確？(A)策略控制適用基層主管　(B)病人辨識屬於結構控制　(C)預算編列屬於事前控制　(D)顧客反應屬於過程控制

( )4. 績效考核可屬於行政管理的哪個過程：(A)控制　(B)領導　(C)規劃　(D)組織

( )5. 關於「病人分類系統」建置的敘述，下列何者錯誤？(A)是一種將護理工作量化的評估工具　(B)是一種推估護理單位人力的方法　(C)以病人的診斷來估算所需的護理人員數　(D)透過適當排班來滿足各類病人的照護需求

( )6. 病人分類系統的建置，下列敘述何者不正確？(A)可預測病人所需的護理時數　(B)可得知病人所需之活動量　(C)可提供護理收費標準　(D)可評定護理工作之績效與成果

( )7. 醫療資訊帶來無限便利，但下列何者是使用人員最需謹慎防範的？(A)電腦資源不夠　(B)資訊設備購置成本增加　(C)資料的安全性與隱私性(D)工作時數增加

( )8. 有關護理資訊應用於「臨床照護」的目的，下列何者錯誤？(A)可縮短資料統計的時間　(B)可減少接觸病患的時間　(C)可迅速查詢病患檢查的結果　(D)可降低通報的時間

（　　）9. 下列何者不是資訊系統在「護理行政」上的應用？(A)可協助安排護理人員的在職教育計畫　(B)可協助分析護理人員的能力及人力的分配　(C)可協助單位護理成本分析　(D)可協助分析病患的經濟狀況及家中人數

（　　）10. 組織內資訊分享不受時間、距離、假日、人數的限制，且速度最快之溝通的媒介為何？(A)電子網路　(B)演說簡報　(C)書面　(D)電話

問答題

1. 以自己的觀點，分析護理資訊化對護理實務的影響。
2. 創新思考尚可開發的護理資訊作業系統。
3. 以流程圖建構出推行護理資訊系統的重要步驟。
4. 論述醫療資訊化後待克服問題的具體解決之道。

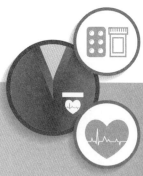
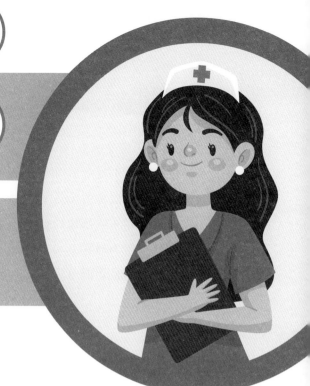

Chapter 14

品質管理

Quality Management

編著者·王憲華、楊勤熒

讀完本章，您應能：

1. 了解護理業務中進行品質管理的重要性。
2. 認識品質管理觀念的發展。
3. 認識護理品質管理依據的理論架構。
4. 認識品質管理活動實施之步驟及注意事項。
5. 認識常用的品質管理方法和工具，並能與臨床業務之實際情況比較。

前言

近半世紀以來，由於社會結構快速改變，人們的價值觀隨之變動，民眾對於自己就醫時的權益重視程度較之以往提高許多，關心其所付出之費用與所獲得的醫療照護間是否成正比。此外，二次世界大戰後，世界各國投注於醫療照護支出之占率節節攀升，醫療保險機構為了有效控制高漲的支出，無不設計各類措施，要求醫療機構達成特定品質條件後，才能獲得診斷、照護行為的醫療給付；而政府機構為了保障民眾就醫權益，陸續發展和辦理醫院評鑑，以稽核醫療機構所提供的醫療照護品質。基於來自外在環境的各種壓力及維持醫院的競爭優勢，醫療機構逐漸重視採取提升品質的措施，護理單位身為醫院內一個重要部門，更是不遺餘力的推動提升護理照護品質的工作，並且持續研究和發表促進品質的策略，期望藉由有效的評價和保證護理服務品質，爭取醫療服務中的自主權。

除了內外在的要求壓力，臨床業務中推動護理服務品質保證與促進工作尚具有三方面的重要性：(1)使臨床護理人員能了解工作中要求的標準和準則，據以執行護理服務工作並完成記錄，以確保照護品質；(2)經過收集資料，研究分析護理業務中之優劣，提供護理行政人員改善護理業務的方向；(3)分析實證資料結果，了解護理人員工作中易發生之疏失，可做為設計在職教育課題之參考，進而促進服務品質。

綜合上述可知品質促進活動之需要性和重要性，護理行政者須先充實自我對相關概念的認識，並且確實掌握品質保證活動的兩大目的：測量品質與改善品質。

14-1 品質管理觀念的發展

一、品質管理觀念的演進

品質管理的觀念始於產業界。傳統方式為生產部門設計方法以控制或保證產品品質達成某特定或可接受程度,認為錯誤或缺失是無法完全避免的,執行的手段稱為確認品質符合要求的品質管制(Quality Control; QC);其後,再演變為找出不良品,又稱為壞蘋果理論的品質保證(Quality Assurance; QA)。1960年代由單一部門的品質管制方式進化為全面合作推動的全面品質管制(Total Quality Control; TQC)。

1970年代,日本發展了全員參與之品質保證(Company-Wide Quality Assurance; CWQA),係由**石川馨**提出,強調公司所有員工參與,共思持續改良產品之模式。在1970年代末期,更有主張藉由進行**成本效益、人力與品質的分析**以滿足顧客需求為導向的**全面品質管理(Total Quality Management; TQM)**,強調品質是每位組織員工的責任,全體員工以主動、超越自我的態度採取預防性、前瞻性的持續過程改善措施,以零缺點為最終追求目標。TQM的觀念延續至今,由於其強調持續不斷的追求更好,又稱為持續性品質改善(Continuous Quality Improvement; CQI)(莊,2001;盧,2001)。在臺灣許多醫院護理部即是以TQM為理念,並以CQI之方法推行護理品質管理,如:設置護理品質管理委員會。

 例題

例題:請問品質管理觀念發展之先後順序為何?

解答:最開始發展為品質管制(QC),後演變為品質保證(QA),1960年代進化為全面品質管制(TQC),持續改良至1970年代成為全面品質管理(TQM)。

二、醫療品質管理觀念的發展

1. 醫療品質管理的觀念可遠溯至「護理鼻祖」南丁格爾女士,依據其在克里米亞戰場的經驗,認為改善臨床照護行為、環境通風舒適、提供溫熱飲食等事項可

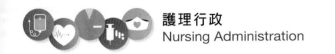

有效降低死亡率，並提倡使用統一的、系統的方法收集醫院資料，再經統計分析，證明改善的結果(Graham, 1995)。

2. 1916年，醫療品質評估先驅者之一的卡德曼醫師(Dr. Codman)根據研究結果，著書建議應追蹤病人出院後的最終結果，並強調健康照護者(Provider)應具備證照，建議進行醫療機構的評鑑等主題。

3. 美國外科學院(American Colleges of Surgeons)在1918年設立了醫院標準方案(Hospital Standardization Program)，提議以標準化、現場訪查等方式來評鑑醫院，正式建立了醫院評鑑是確保良好醫療照護的正式手段之觀念。

4. 1952年，由醫院及醫師共同支持下成立了醫院評鑑協會(The Joint Commission of Hospital Accreditation; JCHA)，進行對醫院的評鑑活動，評鑑的內容重點為設備、設施是否符合要求的結構標準(Structure Standard)。之後由於醫療機構性質多樣化，除醫院外陸續有長期、復健機構或公共衛生單位的設置；且強調評鑑的重點必須轉移至醫療照護行為成效的結果標準(Outcome Standard)，故JCHA於1982年轉型為醫療機構聯合評鑑協會(The Joint Commission on the Accreditation of Healthcare Organization; JCAHO)，拓展其成立宗旨，以系統化方式監測病人照護的各個層面，並發展可用以相互比較的全國性資料庫。

5. **Donabedian(1966)**發展醫療品質評估模式，定義醫療品質應由**結構(Structure)**、**過程(Process)及結果(Outcome)**三方面才能完整評估，並且提出了評估的主要步驟。由於Donabedian對於醫療品質提出系統性的建議，被譽為**品質保證之父**。

6. 1972年，美國國會通過公共衛生法案(PL92-603)，重申民眾具有接受良好醫療照護品質之權利，在此前提下成立了專業標準審查組織(Professional Standard Review Organization; PSRO)，確認民眾接受的醫療照護服務是必須的、符合專業標準、以最經濟方式提供的。由於無法有效降低醫療成本，PSRO亦於1982年改為同儕審查組織(Peer Review Organization; PRO)，期望由同質工作者確認醫療行為的合理性、需要性、適切性及醫療品質，對於不符合標準的服務即不予給付，以有效維持品質及控制成本。

7. 80年代中期，品質管理大師戴明(Deming, 1986)倡導品質的控制應由全機構推動，對於過去的推動方式建議改以全面品質管理(TQM)的方式進行，並且提出了

十四項管理要點，醫療界逐漸重視並採納其建議，在醫療機構內推動全面的持續性品質改善。包括：

(1) 確立改善產品和服務的持續性工作目標。

(2) 領導者應採納新的經營理念。

(3) 停止以檢驗(Inspection)的方式為維持品質的手段。

(4) 停止以優惠方式招攬顧客的作法，建議改為建立長期忠誠、互信的同夥關係。

(5) 持續不斷改善，提升產品與服務的品質。

(6) 提供教育訓練以提升員工能力。

(7) 管理者應建立個人領導風格，重視機構內工作績效和問題解決。

(8) 提供員工安全的工作環境，避免猜忌、恐懼，以提升工作效率。

(9) 破除部門間的藩籬，以團隊合作方式解決問題。

(10) 建立高支持性工作環境，避免一味地以口號、訓誡方式要求員工。

(11) 以領導方式帶領員工完成工作，而非只以制式數字（配額）或目標管理要求員工達成。

(12) 協助員工培育以工作成果為榮的感受，排除障礙。

(13) 設計多變化的教育與自我成長計畫。

(14) 機構內所有成員均應參與組織轉換的過程。

8. 90年代中期，醫療機構聯合評鑑協會(JCAHO)提出指標測量系統(Indicator Measurement System; IM System)，由過程和結果標準測量醫療品質，並建立全國性資料庫提供醫療機構參考。

9. 臺灣地區之醫院評鑑始於1978年，1988年修正為三層級的醫院評鑑，將醫院分為醫學中心、區域醫院及地區醫院；評鑑時依科別、分組方式進行，項目內容以結構標準占較多數。我國醫院評鑑執行單位於1999年改為「財團法人醫院評鑑暨醫療品質策進會」（簡稱醫策會），其成立宗旨包括：(1)協助國家醫療品質政策推展與執行；(2)醫療品質之認證；(3)輔導醫療機構經營管理；(4)促進醫病關係和諧；(5)提升我國醫療品質。

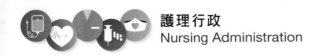
醫策會逐漸接手地區醫院和區域醫院之實地評鑑事宜，亦參考國際醫療品質觀念之演進，計畫修正提高過程標準和結果標準之占率，並且由病人之感受評價所接受到的醫療照護品質，延長現場評鑑的時間，並於2003年由醫學中心開始執行。

三、護理品質管理觀念的發展

護理品質管理觀念依循著醫療品質管理觀念之發展方向，文獻中顯示1950年代以後才開始陸續有護理品管的論述發表。首位研究發展護理評量標準的學者為Aydellotte等人(1960)，建議應評估護理人員對病人身、心等層面的護理內容，並評值護理人員是否了解病人病情的變化。

在PSRO、JCHA陸續成立後，美國護理學會(American Nurse's Association; ANA)在1970年代後發展出多項護理業務標準之指引，提供評鑑單位至醫院評鑑時使用。ANA所制定者多屬結構標準或過程標準，如建議評鑑單位應執行病歷查核，確認護理人員是否進行下列工作：

1. 以系統性、持續性方法收集病人健康狀態資料，且有效記錄及傳達所獲資料。

2. 依據收集健康狀態資料訂定健康問題或護理診斷。

3. 依據護理診斷制定護理目標與照護計畫。

4. 依據目標訂定之護理計畫能呈現可行及具優先順序的護理措施。

5. 護理措施的內容在使病人促進、維持及重建其健康狀態。

6. 護理措施能協助病人重獲最大化的健康能力。

7. 護理人員和病人共同評值其護理目標達成程度。

8. 依據病人護理目標之達成情況判斷是否須再評估、重訂措施的優先順序、重訂護理目標或護理計畫。

而JCAHO的評鑑標準中也明確提出護理部門應有計畫性和系統性的制度，以監測及評值護理人員在病人照護和問題解決時之適當性與品質，並且有恰當的記錄、報告方式等。

1976年，護理品管專家連恩(Lang)著書提出品管的理論架構、模式，並且提出護理工作品質之研究、分析方法，更提供了護理專業以較寬廣的角度審視護理品質。

 ## 14-2 護理品質管理的理論架構

Zimmer (1974) 認為品質(Quality)即指產品的特質，而產品的特質係由使用者（顧客）的個人價值觀、評定等級及優劣程度決定之。對護理而言，護理品質即指護理人員所提供給病人的服務品質，和護理人員自身所展現出來的專業形象是否具有特性，及上述表現是否符合病人的期望等。

另有學者認為照護品質由服務者、消費者及政府機構三方面來看時，將分別出現不同的看法和要求，而綜合三個不同團體的看法後，認為可定義照護品質為「在既有的醫療能力、設施和消費條件限制下，能提供讓消費者滿足且能改善其健康狀態的服務」。而對於醫療品質之評定則建議可由合適性、可近性、可接受性、效益性及效率性等方面來判斷。

Smeltzer(1984)定義「護理品質保證 (Quality Assurance; QA) 」為依既定護理標準，透過連續和客觀地評價護理結構、過程和結果各層面，確保病人獲得特定程度品質的服務。由上述可知品質保證活動中包括需先制定完整的護理活動標準，如工作常規、程序、儀器操作等，才能使工作有依循且有評值表現優劣之依據；其次，評值活動之執行需有客觀的標準才具可信性，且評值活動需持續、規則地進行，才能判斷品質變化之趨勢；護理服務品質評值的內容應包括結構標準、過程標準和結果標準三方面，才能完整呈現品質之優劣；而前述所有過程之最終目標在確保病人可獲得某種特定水準、照護提供者和消費者雙方均可接受之程度的護理服務。

護理品質管理專家們使用之理論架構種類繁多，以下介紹幾種目前較常用的理論架構（表14-1）。

表14-1 護理品質管理常用的理論架構

理論架構	內容
杜納貝迪恩(Donabedian)的醫療品質評估模式	評估品質的內容包含結構標準、過程標準及結果標準，此即為系統化概論
美國護理學會(ANA)的護理品質保證模式	推動品質保證活動的步驟：確立價值觀、制定標準及準則、選擇測量方法、分析優缺點、設計改善行動、選擇改善行動、執行改善行動
羅斯麥迪可斯模式(RMM)	以病人為中心的品質評價模式，以護理人員的護理過程和病人需要滿足為基礎，評值護理品質
連恩的品質保證模式	與美國護理學會的模式相似
Phaneuf的考核模式(Audit Model)	提出回溯性的評價護理服務水準方法，評值表包括七大項50小項
阿丹兒(Adair)的品質管制圈模式(QUACERS)	理論架構是建立在問題解決方法上，若能做好品質保證、成本效益、危機管理、工作人員的需要，即可做到品質保證
戴明(Deming)的PDCA模式	推動持續性的品質改善可以依據「FOCUS P-D-C-A」模式執行，亦可作為品管圈之推行步驟及事後分析工具

1. **杜納貝迪恩(Donabedian)的「醫療品質評估模式」**：前文中一再提及評鑑品質的內容應包含**結構標準、過程標準及結果標準**(Donabedian, 1966)，即為他所提出之系統化概論，也為各方學者延用至今的基本架構。結構、過程、結果三者間彼此互有關聯，最終均影響醫療品質；運用於護理業務中，這三項標準同樣影響護理服務品質（圖14-1、表14-2）。

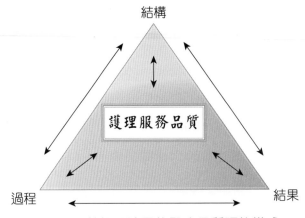

圖14-1 杜納貝迪恩的醫療品質評估模式

表14-2　「醫療品質評估模式」之評估品質項目

項目標準	說明	舉例
結構(Structure, S)標準	**指病人接受照護時之所有設置要合乎標準**，包括材料和人員的資源及組織架構	醫療機構的行政體制、政策（如肌肉注射技術指引包含無菌技術原則）、人力配置、人員資格與素質，以及病房單位內的設備（如生理監測儀的數量）、設施、耗材數量是否符合病人照護之需求
過程(Process, P)標準	**指提供和接受照護時所執行的活動合乎標準**，包括照護者與病人的行為	評值護理人員照護住院病人時，由入院至出院之過程中是否包括護理過程的評估、診斷、計畫、執行至評價的每一步驟，且所有活動均正確、有系統的記錄。例如，**評值護理人員執行手部衛生、導尿、給藥技術時，以及手術流程，是否依循標準程序的每一步驟正確執行**
結果(Outcome, O)標準	指照護措施後在病人健康狀態所產生的效果，乃是**以護理結果的好壞來評定護理品質的高低**	監測導尿病人的尿路或血液管路感染率、跌倒造成之傷害率、加護病人的死亡率，或是病人對護理照護的滿意度

2. **美國護理學會(ANA)的護理品質保證模式**：其模式亦結合結構、過程和結果三者，依據其設定概念推動品質保證活動的步驟如下：

   (1) **確立價值觀(Identify Values)**：價值觀之確立為選擇品質促進方案之主題或發展方向，係依據**機構宗旨**、護理部門哲理、**社會期望、護理人員及消費者的理念**等因素而產生，不同時期的觀點不同，品質著重點即不同。

   (2) **制定結構、過程、結果的標準及準則(Identify Standards and Criteria)**：標準和準則可分由結構、過程和結果三方面來制定，制定時可參考文獻資料、專業團體（如學會、公會）、評鑑機構及保險給付單位的要求、社會期望、消費者看法、醫療機構本身的條件，以及既有的專案設計與評量表格。

   (3) **依據標準選擇測量方法(Secure Measurements)**：測量方法是依據不同準則項目來決定，可使用的方法有稽核(Audit)、觀察法、自我評量、顧客評量、其他專業人員評量等。

(4) 分析測量所得資料，解釋實際護理業務與標準比較後的優缺點(Make Interpretations)。

(5) 依據分析、判斷所得設計改善行動(Courses of Action)。

(6) 選擇改善行動(Choose Course)。

(7) 執行改善行動(Take Action)。

3. **羅斯麥迪可斯模式(Rush Medicus Model; RMM)：以病人為中心的品質評價模式**(Haussmann & Hegyvary, 1974)，理論的建立是以護理人員的護理過程和病人需要滿足兩大構面為基礎，評值護理品質，以觀察、訪談及病歷查閱方式確定護理服務是否達成六大目標：(1)**擬訂護理計畫**；(2)確保**病人生理需求**；(3)確保**病人心理與社會需求**；(4)護理服務後進行護理目標達成之評值；(5)遵守各項保護病人的病房常規；(6)行政管理部門支援護理業務之推動。

4. **連恩的品質保證模式**：與美國護理學會的模式相似(Lang, 1976)，由價值確認→設定結構、過程、結果的標準及準則→確立達成標準和準則之測量工具→依據測量所得解釋護理業務優缺點→確定可能的改善方案→選擇執行方案→採取行動→再評值結果。連恩的品質保證模式同樣呈現出循環不息的過程，一項主題經過上述一系列過程，確認再評值改善行動後之成效，即可再依當時價值，擇定新的主題推動（圖14-2）。

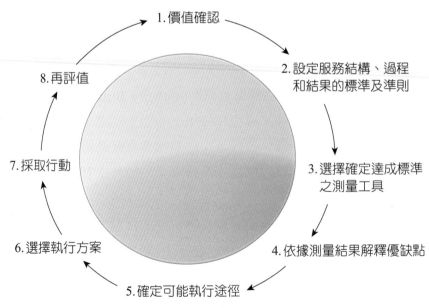

圖14-2　連恩的品質保證模式

5. **Phaneuf的考核模式(Audit Model)**：由七大項50小項的評值表回溯性的評值護理服務水準(Phaneuf, 1976)，七大項目分別為：(1)醫囑的執行；(2)病人症狀和徵象的觀察；(3)病人問題的評估與處理；(4)追蹤其他醫療人員（除醫師外）對病人之照護情況；(5)資訊報告與記錄；(6)護理過程與護理程序之執行情況；(7)運用護理指導和教學技巧促進病人身體、心理健康的活動。

6. **阿丹兒(Adair)的品質管制圈模式(Quality Assurance Cost Efficiency Risk Staff Model; QUACERS)**：運用問題解決方法為其理論架構，認為良好品質圈應包括病人照護品質保證、有效的成本效益、良好的危機管理及滿足工作人員需要等目標，如圖14-3所示(Adair, 1981)。

    (1) **品質保證(Quality Assurance)**：對病人的照護符合**結構**、**過程**及**結果**標準。

    (2) **成本效益(Cost Effectiveness)**：評估各單位的人力和物力運用的適當性。

    (3) **危機管理(Risk Management)**：考量病人與工作人員的安全措施。

    (4) **工作人員的需要(Staff Needs)**：滿足工作人員在薪水、福利、升遷、成就感上的需要。

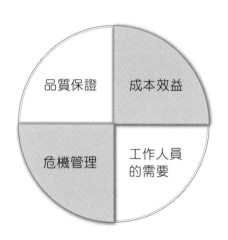

圖14-3　阿丹兒的QUACERS模式

7. **戴明(Deming)的PDCA模式**：Deming(1986)認為**推動持續性的品質改善可以依據「FOCUS P-D-C-A」模式執行**（圖14-4），**此亦可作為品管圈之推行步驟及事後分析工具**。「FOCUS P-D-C-A」模式中的字母代表意義請參考表14-3。

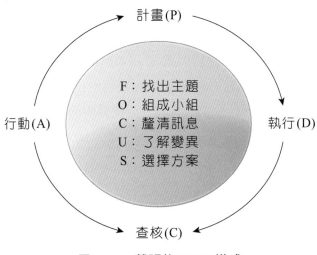

F：找出主題
O：組成小組
C：釐清訊息
U：了解變異
S：選擇方案

計畫(P)

行動(A)

執行(D)

查核(C)

圖14-4 戴明的PDCA模式

表14-3 「FOCUS P-D-C-A」模式

字母	代表意義
F	Find a process to improve：**發現問題**，找出擬推動改善之過程或事件
O	Organize team that knows the process：**組織了解此過程**或事件之成員組成**任務小組**
C	Clarify current knowledge of the process：釐清該過程或事件目前相關的訊息
U	Understand causes of process variation：徹底了解該過程或事件變異的原因
S	Select the process improvement：選擇改善該過程或事件的方案
P	Plan：計畫，**確定方針和目標**，收集相關資料及**擬定活動計畫**
D	Do：執行，執行活動計畫成效之監測，**收集及分析監測資料**
C	Check：查核，**評值行動的結果**，發現問題。例如進行病患服務滿意度調查分析
A	Act：行動，**採取持續改善的方案**

 14-3 護理品質管理活動的實施

美國醫療機構聯合評鑑協會(JCAHO)1992年提出品管十步驟，是醫療機構實際推動全面品質管理活動時可遵循之參考，如圖14-5。

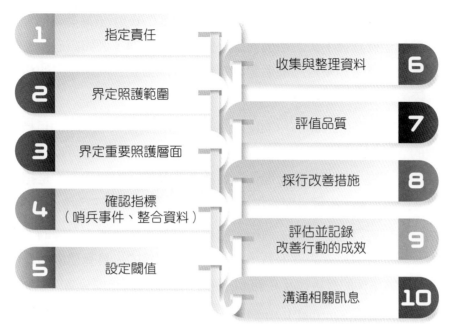

圖14-5 JCAHO的品管十步驟

圖中步驟：
1. 指定責任
2. 界定照護範圍
3. 界定重要照護層面
4. 確認指標（哨兵事件、整合資料）
5. 設定閾值
6. 收集與整理資料
7. 評值品質
8. 採行改善措施
9. 評估並記錄改善行動的成效
10. 溝通相關訊息

1. 指定責任(Assign Responsibility)：品質管理活動推動時首要須**釐清各項步驟的負責人**，例如品質活動推動主題的決定者、監測結果的分析、檢討者、改善行動的執行及成效的追蹤者。

通常護理部門內會視組織大小成立品質促進委員會或品管小組，負責：(1)訂定委員會章程、任務及任期等；(2)舉辦教育訓練活動，提供品質促進知識，澄清概念；(3)確認品質促進方案主題，推行品質促進方案；(4)調查結果之分析及改進。我國現行狀況，多為在護理部門設置「護理品質管理委員會」，其下再依醫院規模分設小組負責不同業務，如設(1)**護理標準組：負責制訂各項作業標準**及程序；(2)臨床稽核組：負責定期至各單位稽核護理人員是否遵循作業標準，落實照護工作。其他如負責協助收集品管監測指標的指標監測組，甚至設有協助護理成品控制的成本控制組等。

在品質管理活動推動之初，負責方案設計規劃者應思考如何使方案簡單易行、不過度昂貴，且對基層工作人員是不具有威脅性的，具備這些特性的品質管理方案才是最有可能成功的方案。

2. 界定照護範圍(Delineate Scope of Care)：清楚說明臨床照護的病人群特質，臨床護理專業人員以護理過程為準則，提供診斷性、治療性及預防性的照護行為。

3. 界定重要照護層面(Identify Important Aspects of Care)：依據**專業價值、科學知識及社會價值**確認後，**決定目前最須優先改進的主題**，例如高危險性的活動，多數人需要或**發生頻率較高的活動**，有現存性或潛在性問題傾向的活動，或者是成本較高的活動。

4. 確認指標(Identify Indicators)：如何定義和測量品質是大家追求的目標，基於實證管理的立場，品質指標是一種**客觀的、量化**的衡量工具，可以監測及評估病人重要照護品質，也可呈現支援性服務活動的品質。但須強調的是指標本身不直接衡量照護品質，指標主要的作用為**指引品質改善活動的方向**。

　　指標的訂定可包括結構、過程和結果三方面，依據所需了解的主題決定設計方向，設計時需注意的原則為：指標必須是**明確的、具有信度和效度的、可測量的**。依據事件的嚴重性及其可預防程度，我們可將指標分為：

(1) 哨兵事件指標(Sentinel Event Indicators)：專指一旦發生即須盡速調查分析的個別事件或現象，通常很嚴重、不希望也不常發生，出現時即表示照護行為有需改進之處，是一種品質的警訊。

(2) 整合資料指標(Aggregate-Data Indicators)：是一種收集及整合多個事件或現象資料的績效測量方法，可用來預期測量主題或現象的發生頻率，可早期警示業務需注意之處，指引部門、單位須改善其工作常模。其數據之呈現又分為：比率基礎指標（Rate-Based Indicators，如百分比或比值）、連續變項指標(Continuous-Variable Indicators)。前者於現行護理業務中較常使用。

　　此外，亦可參考美國醫療機構聯合評鑑協會(1993)提出十項品質的決定要素，做為指標設計的方向。分別為：照護的可近性(Accessibility)、適時性(Timeliness)、適當性(Appropriateness)、效益性(Effectiveness)、**效果性(Efficacy)**、**效率性(Efficiency)**、持續性(Continuity)、隱私性(Privacy)、病人和家屬的參與性(Participation)、環境的安全性(Safety of Care Environment)。

5. 設定閾值(Establish Thresholds for Evaluation)：指標制定後，需進一步討論指標呈現的資料到達何種程度才表示品質是理想的或可接受的，此時即須訂定閾值。閾值設定的參考來源包括：制定的標準和準則、近期的文獻查證、專業團體和專家的意見、同質性的其他機構或單位的資料、大多數人討論一致同意的決定。

6. 收集與整理資料(Collect and Organize Data)：依據品質指標設計資料收集的方法，資料的收集需有系統、有目的、有計畫且確實可行，故必須先訂有資料收集的頻率、時程表；資料收集的工具需具信度和效度，資料收集時的樣本數需具代表性；資料收集的方法包括查閱病歷記錄進行內容分析、對病人和護理人員的觀察法、會談法、問卷調查及稽核表等。

　　稽核時可視擬評值之主題分為現行性稽核方式(Concurrent Audit)和回溯性稽核方式(Retrospective Audit)。一般而言，現行性稽核是於照護行為進行時以實際觀察、評值其執行品質，故準確性較高，但較耗費人力成本，可收得樣本數較少；而回溯性稽核是於事後以問卷、訪談或病歷查閱等方式收集資料，可獲得較多樣本數，故較省時、成本較低，但資料之正確性可能較低。而收集所得資料經整理和統計，比較是否達成事前所設定的閾值。

7. 評值品質(Evaluate Care)：指由步驟一責任指派負責單位進行資料收集結果之分析和檢討，評值實際提供的照護品質是否達到閾值，檢討導致差異的問題所在及原因；導致產生差異、未達設定品質閾值的問題可能是多發性的，應依問題的輕重緩急列出優先順序，以利選擇重要問題先行處理。

8. 採行改善措施(Take Action)：經過評值、確定重要問題及導因後，即須針對問題採行改善措施解決問題。通常導致問題的原因可能有組織政策方面、工作程序標準制定方面、工作人員知識不足或理念偏差等，不同肇因有不同的解決方案，例如是否應修正目標、設備？是否應重訂工作程序？是否應安排在職教育課程或設計自學教材、辦理經驗分享團體活動修正理念等。決定改善措施時應確認改變的標的物（何人、何事、何處），改變推動執行者及改變的時程、預期目標等。

9. 評估並記錄改善行動的成效(Assess the Effectiveness of the Action and Document Improvement)：改善方案推動後，應由專責人員依計畫時程追蹤改善成果，並記錄存檔，定時分析比較是否達成設定目標；未達改善目標者應重複前述步驟，檢討分析問題癥結點，針對重要問題點尋求改善方案。

10. 溝通相關訊息(Communicate Relevant Information)：改善過程、最終監測評值結果及討論之記錄應以口頭或書面方式向全院性品質審議委員會報告，一方面做經驗分享，另一方面可再參酌其他醫療專業和行政管理人員之意見。問題改善全程中，應隨時將發現訊息回饋給其他單位人員，以利相關單位一起參與問題討論及解決。

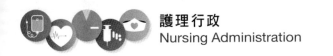
　　品質管理活動實施全程，機構及部門主管有責任營造正向激勵的環境，讓全體員工自動參與提升品質，而非以懲罰、糾錯的方式強迫員工參與。雖然品質管理之推動具重要性和必要性，但實際執行過程中仍存在下述之困難：

1. 護理人員過分重視品質稽核的過程，忽略了品質管理活動的主要目標在持續改善品質，以致斤斤計較每次稽核的成績，擔心被找出弱點或缺失，無法客觀的檢討發現問題、設法改善。

2. 缺乏足夠證據證明存在任何一種優於其他的品質稽核方法，故各醫療機構在價值確認後自行設計其擬推動主題之品質測量方法，以致缺乏全球性、全國性可互相比較的資料庫。再者，有人認為品質保證太主觀及抽象，許多設計出來的稽核方式無法真正評估品質。

3. 使用任何一種測量品質的方法，均無法監測所有可能影響病人照護的變數。例如：無法觀察到照護者的思想和其與病人間互動的關係、態度，而這些因素均影響對照護者當時的行為是否正確的評值；此外，病人對護理服務之滿意度受到許多外在因素的干擾，例如醫療環境是否舒適、整潔，故障設施的修復速度及其他醫療專業或行政人員的服務態度、專業能力等。

4. 以病歷回溯、內容分析方式評值照護品質時，可能發現病歷記錄模糊、不完整，缺乏客觀性，甚至於出現「已做未記或未做已記」的情況，以致影響評值結果的正確性。

5. 品質管理過程中，每一步驟都有必須記錄的資料分析、問題發現的結果，造成太多的文書工作，可能增加工作人員的負荷，在時間壓力下將造成抗拒反應。

 常用的品質管理方法

　　早期，護理品質管理的推動手段有專業標準設定、病人照護回溯性病歷稽核、病人照護現行性過程稽核、同儕審查等方式（圖14-6），近年來由於各界重視及研究，其推動方法和工具益發多樣化。依哈佛企管市調中心調查臺灣地區企業界常用的管理工具，前十項分別為：績效管理、客戶滿意、目標管理、提案制度、策略規劃、走動管理、外包、遠景共築、ISO、品管圈。

　　而據國內醫管專家邱文達(1999)的調查結果，醫療機構常用的品質管理工具依不同部門略有不同，就護理部門最常使用的前數項為品管圈(QCC)、全面品質管理(TQM)、臨床路徑、5S、異常管理和提案制度等；而醫療單位較常運用之品管工具則為臨床路徑、全面品質管理、提案制度、5S、品管圈和品質指標方案(QIP)。2011年，臺灣醫務管理學會對76所區域及地區層級的醫院進行問卷調查結果顯示，醫院最常推動的內部品管活動前五項為：全面品質管理／持續性品質改善(TQM/CQI)、品管圈、ISO認證、提案制度(Employee Suggestion Program)及流程再造(Process Reengineering)等。除上列工具外，21世紀開始又見多篇報導介紹根本原因分析(Root Cause Analysis; RCA)、失效模式與效益分析(Failure Mode and Effects Analysis; FMEA)、團隊資源管理(Team Resource Management; TRM)等方法持續改善品質。前文已介紹全面品質管理／持續性品質改善(TQM/CQI)推動十步驟，以下再簡介數項近年來護理業務中較常接觸的品質管理工具。

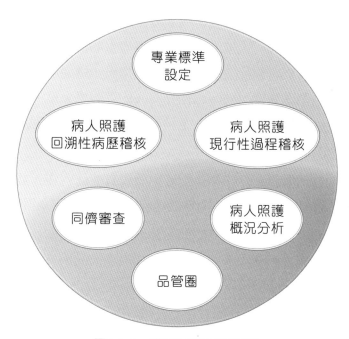

圖14-6　護理品質保證活動

參考資料：Gillies, D. A. (1994). *Nursing management: A systems approach*. W.B. Saunders Co.

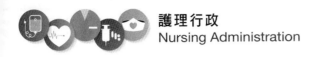
一、醫療團隊資源管理(Team Resource Management; TRM)

「團隊資源管理」一詞最早起源於航空界。美國太空總署(NASA)在航空界陸續發生數起重大航空事故後，檢討事故原因，發現緣起於機組員間存在溝通問題、工作分配界定不清、事故發生時缺乏良好領導者等；故提出座艙資源管理(Cockpot Resource Management; CRM)的改善概念，後又發展成為組員資源管理(Crew Resource Management; CRM)模式，希望加強溝通的有效性，以降低錯誤的發生機會。

依據美國醫學研究院(Institute of Medicine; IOM)的報告，在所有醫療疏失中約有七成的發生原因為缺乏團隊合作及溝通疏失；加上醫療服務業是高風險、高複雜性、更需要團隊密切合作的行業，故引用航空界的成功經驗，由美國國防部(Department of Defense; DoD)與衛生部健康照護研究與品質機構(Agency for Healthcare Research and Quality; AHRQ)共同合作，發展醫療團隊資源管理(TRM)模式，推展適用於醫療專業團隊的執行模式及訓練課程。期望醫療機構經此過程，能提升病人安全文化、增加病人安全、減少錯誤發生的機會，並降低發生錯誤後的傷害程度；不僅如此，更有醫療機構的推動經驗指出，透過團隊訓練及運用，可增加院內員工工作氣氛及滿意度，同時也提升病人的就醫滿意度。鑒於國外的成功經驗，臺灣醫策會於2008年引進此概念，邀請美國的團隊來臺辦理團隊訓練、培訓種子人員，逐漸在國內推廣此照護模式。

團隊資源管理(TRM)的意義係指：團隊中的成員彼此合作，並有效運用各種可用資源（如人員、設備、資訊等），期望能達成最佳程度的安全與效率。

團隊資源管理包含四大構面，分別為：團隊領導、狀況監測／守望、互助合作／相助及有效溝通。病人照護團隊成員須清楚此四構面的內涵及其運用的相關技巧及工具，並具備知識(Knowledge)、態度(Attitude)及良好的行為表現(Performance)（圖14-7），才能達成推動團隊資源管理的目的，以下分別說明之。

■ 團隊領導(Leadership)

經由適切領導，期望能協調團隊成員的活動，訊息能有效地傳遞，且團隊成員都能了解各項執行策略。此階段常使用的技巧包括：

1. 事前說明(Brief)：將即將發生的任務預作計畫，向團隊成員簡報，進行任務的指派與責任分工，帶動團隊互動及預想對策。

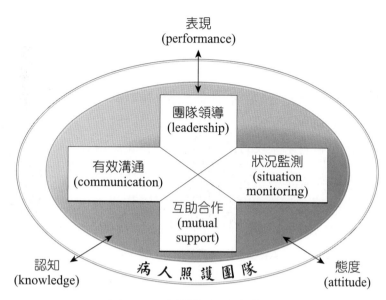

圖14-7　團隊資源管理的構面

參考資料：1.吳永隆（無日期）·*團隊資源管理訓練課程*·國泰綜合醫院。

　　　　　2.廖熏香(2009)·*醫療團隊資源管理工具介紹與臨床應用*·財團法人醫院評鑑暨醫療品質策進會。

2. 過程中討論(Huddle)：實際發生過程中評估是否需適度調整計畫，發覺潛在問題或新的變化，解決突發問題。

3. 事後檢討(Debrief)：任務結束後進行回顧性的簡報，檢討事前未預期的狀況，對團隊表現給予回饋，分析任務執行的優劣，未來如何運作會更好，目的在提升團隊合作技能與合作成果。

■ 狀況監測／守望(Situation Monitoring)

　　主動審視及評估情勢，了解並掌控狀況，以支持團隊運作。此階段常用的技巧及工具包括交互監控、心智共享模式，以及狀況監測的四大要素STEP，簡述如下：

1. 交互監控(Cross Monitoring)：包括觀察團隊其他成員的行為，確保能迅速發現潛在的疏失，並以病人代言者(Advocacy)的立場堅定地提出疑問與建議(Challenging)。

2. 心智共享模式(Shared Mental Model)：讓團隊成員擁有共同的訊息及認知，確認對情況有一致的了解，如此才能達成共同的目標。

3. 狀況監測的四大要素STEP：(1)S(Status of Patient)：為病人狀況，包括病人病史、生命徵象、身體檢查、藥物使用、照護計畫及社會心理狀態；(2)T(Team Member)：為團隊成員狀況，包括工作負荷、技能程度、工作表現、壓力承受狀況等；(3)E(Environment)：為周圍環境，包括醫療儀器設備訊息、管理資訊、人力資源等；(4)P(Progress toward Goal)：為邁向目標，了解病人現況、團隊目標等之達成程度，是否有未完成的任務、是否需修正計畫等。

上述團隊成員狀況之監測，目前常見利用"I'M SAFE"的自主管理模式關懷團隊成員的身心狀態，以有效因應介入醫療工作人員的倦怠症候群(Burnout Syndrome)。"I'M SAFE"的內容包含：**I**llness（疾病）、**M**edication（藥物使用）、**S**tress（壓力狀況）、**A**lcohol and Drugs（酒精及服用特殊藥物）、**F**atigue（疲乏程度）、**E**motion（情緒及心理狀態）；藉"I'M SAFE"的各個項目評估了解工作人員身心狀況，工作時是否安全，是否有人需要個別的關注及協助，或調整工作任務；有了安全的個人，才有安全的團隊，病人也才會安全。

■ 互助合作／相助(Mutual Support)

互助合作在團體中扮演著重要的角色，當能正確地掌握團隊成員的工作職責及負荷時，即有能力支持其他團隊成員之需求。此階段中可使用的技巧包括：

1. 主動援助及尋求援助(Task Assistance)：當發現自己或他人應接不暇、手忙腳亂時，團隊成員應有主動提供援助的習慣，如此可減少錯誤發生的機會。

2. 回饋(Feedback)：以及時、尊重、清楚的方式提供訊息，說明改善的方向，以利提升團隊工作成效。

3. 代言及主張(Advocacy and Assertion)：站在病人立場，以堅定及尊重的方式堅持正確的建議。

而當團隊成員的訊息不一致，可能有訊息衝突情況發生時，則可運用：

1. 重申關切(Two-challenge Rule)：至少表達兩次以上的疑慮事項，以確定訊息被收到。

2. 再三關切(CUS)提出疑慮：包括我關心(I am concerned)、我覺得不太放心(I am uncomfortable)、這是安全的議題(This is safety issue)。

3. 對事不對人(DESC)：以具體、客觀的陳述(**D**escribe)表達有疑慮的事件(**E**xpress)、提出其他的替代方案(**S**uggest)、期望大家能達成一致的共識(**C**onsequence)。

前述種種技巧的運用，最終期望能建立團隊成員的互助合作機制。

■ 有效溝通(Communication)

經由各種途徑，醫療團隊成員能正確、清楚地傳遞及交換訊息，常使用的技巧包括：

1. ISBAR：醫護人員必須簡潔且完整的交接訊息，可使用結構化的溝通模式。結構式訊息交接內容包括**介紹**(**I**nterduction)，自我介紹（姓名、職稱、單位）、確認交班對象及要交接的病人；**病人情況**(**S**ituation)，病人現況及問題；**背景資料**(**B**ackground)，病人的重要病史、迄今的用藥和治療情形；**狀況評估**(**A**ssessment)，指最近的生命徵象、檢驗數據以及初步評估存在的問題；**建議**(**R**ecommendation)，對於病人現況提出具體建議、後續處理等。當交接班時運用SBAR的技巧，通常會以ISBAR的方式執行，即以自我介紹及確認交班對象(Introduction)開始，再繼續後續步驟。

2. 主動呼叫(Call Out)：對於重要或緊急的資訊，在狀況危急時同時告知所有團隊成員，以利成員共享資訊，並能預知下一個執行步驟。

3. 回復確認(Check-back)：接收訊息者於收到訊息後重申訊息，發訊者應表示訊息已被接收，如此以確認發送的訊息已正確且完整的送達。

4. 落實交班(Hand Off)：除交接病人訊息外，並應再以提問、澄清及確認等策略以維護照護的連續性。

醫療機構在推展團隊資源管理時，除了教育訓練、前文介紹相關的概念及執行技巧和工具，並應以各種不同的情境(Scenario)提供工作人員一再演練的機會。但更重要的是營造重視病人安全的文化，而此種文化的改變非短時間可立即見效，需全院由上至下、階段性的、系統規劃性的持續推展。

二、品管圈(Quality Control Circle; QCC)

品質管制圈（品管圈）的推行步驟是與Deming的FOCUS-PDCA模式相配合的。若應用於護理上，品管圈由醫院第一、二線人員組成，**每個品管圈約3~7人**，指工

作中自願負責品管活動的小團體。這些成員是真正執行醫院日常作業的人，因此對於問題的發現、分析及解決之道，會比管理階層更為了解，故為護理單位改善問題常用之策略。

QCC可達**提高工作人員的士氣、增加溝通管道以改善各單位間的協調與聯繫、提供高品質的照護服務及降低成本**之效。其**過程為發現問題→收集資料→分析問題→尋求解決之道**。尋求解決之道時，應依BEST原則來評估（表14-4）。

表14-4 BEST原則

字母	代表意義
B	Budget：**預算**是否合於經濟
E	Efciency：是否有**效率**，即最有效、最徹底
S	Staff Needs：是否滿足**工作人員所需**
T	Timing：**時間**，需要耗費多少時間來解決

在企業界行之有年的QCC同樣適用於醫療界，也是醫策會成立以來大力倡導的一項品質促進方法。在醫療機構內推動的品管圈通常稱為**醫品圈**(Healthcare Quality Improvement Circle; HQIC)，是指由醫療機構內工作相近或相關的人組成一個小團體（即醫品圈），進行問題的發現與改善，圈中每個人秉持自動自發的精神，運用各種改善的手法，透過團體的力量和互動時激發的智慧及每個人的潛能從事問題改善，結果可使每位參加成員有參與感、滿足感及成就感，並能由此過程中體認工作的意義和目的。早期，醫品圈的參與成員均為同一單位內的同職類人員（如均為護理人員），推行多年來，目前逐漸演進為跨團隊職類人員組成醫品圈（如包含醫、護、藥劑等職類人員），進行相關議題的改善，以使成效的影響層面更大。

推動醫品圈活動秉持的基本理念包括：

1. 由工作性質相似或工作單位相關的人員組成，如此才能有共通的問題，討論問題時對彼此的語言了解程度較高。

2. 圈組成以基層人員為主，強調是由基層員工本著自主的態度、由下而上的提出問題，共商解決之道，主管和部屬的互動由主僱關係轉為共同經營，與過去由主管發現問題交辦解決的由上而下的專權式管理完全不同。

3. 投入教育訓練，提供員工必須具備的知識和技巧。

4. 活動範圍廣，只要是與員工工作相關之主題都可以是醫品圈改善的主題。

5. 醫品圈強調的是一種永續的活動，問題一經確認、改善後，更須注意如何追蹤、維持良好的成效。一項主題在設定時限內獲得良好成效後，即由圈員再發覺工作中不盡完善的活動，擇定新主題，重複問題改善的過程。

6. 強調每位圈員都應該有參與感，且從過程和結果中獲得成就感和滿足感；而來自主管和圈員間彼此的激勵是醫品圈成功的關鍵。

　　醫品圈活動推動的模式，建議可先成立專責的推動單位→建立正確的推動共識→施行員工的教育訓練→工作相關人員共同討論挖掘問題，在時限內完成組圈認證運作→圈員繼續進行問題討論、執行改善活動；而專責推動單位則提供必要的輔導和追蹤→辦理圈活動成果的發表、經驗交流→公開獎勵表現優異的醫品圈→活動檢討。

　　每梯次醫品圈活動的持續時間通常為3~6個月，時間過長將導致圈活動持續的動力和熱情不足。活動期間，圈員們須時常進行意見交流，故每週或每兩週召開圈會，而圈會能有效運作之關鍵包括：

1. 每次圈會時間縮短，次數增加。

2. 活用圈會有限的時間。

3. 每次圈會結束前，應先預定下次開會主題及完成相關安排。

4. 會議地點適當，讓圈員有歸屬感。

5. 圈員們應先討論訂定須遵守的圈規。

6. 圈會進行氣氛坦率，圈員能暢所欲言、溝通良好。

7. 必要時應尋求外部支援。圈活動的進行應善用每位圈員的長才，讓人盡其才、物盡其用；並且依據預訂活動計畫按部就班進行問題改善。

　　醫品圈活動能成功推行必須機構領導者有決心，單位主管能關心，推動專責人員有耐心，圈長具慧心，圈員們能團結一致的用心。進而達成下列目標：(1)提升全院工作人員具備問題解決的能力；(2)使醫院品質提升，且行政管理活動由點至面擴展；(3)由於基層員工主動參與，成果分享及良性競爭的結果使醫院員工上下一心；(4)創造出尊重人性的企業環境。

對醫院和個人也能因推動醫品圈受益，個人方面能夠：(1)接受訓練、學習新知；(2)意見被重視，感覺自信與受讚賞；(3)對單位向心力增加，人際關係改善；(4)獲得獎金和獎狀等實質獎勵。

醫院方面也能：(1)發掘人才，培養幹部；(2)培養員工問題意識能力與解決能力；(3)促進單位間人際互動關係和工作士氣，人員工作滿意度增加；(4)節省醫院成本；(5)醫療品質和病患滿意度提升，促進醫院聲譽。

醫策會自推動醫品圈活動後，為持續刺激醫療機構的參與續航力，每年定期辦理競賽及公開發表活動，也讓各醫療機構間有相互學習的機會。近年來的醫療品質競賽活動有愈來愈多元的趨勢，活動議題增為主題類、系統類、實證醫學應用類等，擬真情境模擬競賽，各有其不同的參與規範。其中，主題改善組、主題改善進階組，以及社區醫療照護組都是以PDCA管理循環為核心精神的改善方案，品管圈則是核心的品質提升手法之一。

前文曾提及如何定義及測量品質是大家努力的方向，而品質指標是一種量化的衡量工具，可用來監測及評估病人照護之品質；以下將介紹三種近十年來較常被各醫院普遍使用的品質指標系統。

三、臺灣醫療品質指標計畫(Taiwan Quality Indicator Project; TQIP)

醫策會成立後，即於1999年8月簽約引進美國馬里蘭州所發展的醫療品質指標計畫(Quality Indicator Project; QIP)，為有別於原計畫案，故定名為「臺灣醫療品質指標計畫(TQIP)」。醫策會選擇QIP的考量因素包括其發展歷史悠久、參與機構數多、由研究機構而非商業機構發展、指標屬性為臨床結果性指標、屬於醫院層級的指標較易收集等。

醫策會對於參加TQIP的醫療機構提供教育訓練、電話和現場諮詢、輔導建立資料收集系統、每半年進行一次資料收集之效度評估等服務，另外每季提供彙集所得的資料回饋醫療院所，其報表資料分別呈現全球整體性資料、臺灣區域性資料、屬性群組（不同層級醫院）資料及醫院個別資料；TQIP提供資料之重點不在績效測量，而是一種趨勢的描述，以圖表方式呈現。對於醫策會所提供的資料，各醫療機構可以使用之方向如下：(1)和自己過去的成效比較；(2)和同儕團體（參考團體）比較；(3)累積足夠的資料以便找出程序規範；(4)提供經營決策者訂定改善作業的參考諮詢；(5)提供資料收集者回饋；(6)向自己的成效挑戰、持續性改善；(7)與同僚間檢討成效。

醫療機構能成功推行TQIP仍然需要領導階層的支持，而醫療專業必須確實執行其主導者的角色，此外機構全員須有共識持續性的推行；若未具上列要素，又未建立資訊化收案模式、所有人員各行其事，則推行此方案之困難度提高。機構通常應先確立推行專責單位，負責計畫、教育、推動及追蹤，另需設定指標資料收集人員及收集方式；而指標收集者對每項指標計算公式、內含因子及排除因子等定義需清楚澄清，才能正確收集資料。

TQIP指標之分類為五大類：急性照護指標（住診類）、急性照護指標（門急診類）、精神科照護指標、長期照護指標、居家照護指標。各類指標中，多項與護理工作有關，例如急性照護指標中住診類的「跌倒」，指標資料呈現跌倒發生率、發生跌倒的原因分析及跌倒後造成的傷害程度，經過資料的分析和檢討，護理單位可了解發生趨勢、高危險情況等，並進而檢視工作程序和工作環境中可進一步改善處。能運用指標收集所得資料，判讀、分析以做工作改善之依據，參與TQIP計畫才能達到工作改善之目的。

2010年，醫策會停止與原QIP的合約關係，改為使用自行研發的品質指標系統，故TQIP在國內的使用劃下句點。

四、臺灣醫療照護品質指標系列(Taiwan Healthcare Indicator Series; THIS)

臺灣醫務管理學會（以下簡稱醫管學會）接受當時衛生署的委託，進行本土醫療品質指標系統的研究開發，於1999年開始參考美國QIP的精神與經驗，嘗試建立一套適合國內醫療品質監測的工具；研發過程中，整合了醫療學術界及實務界學者專家的意見，群策群力著手開發了「臺灣醫療照護品質指標系列(THIS)」。

THIS建制的核心價值強調：指標系統是將無形的品質以文字、數字或圖表來呈現及說明，協助人們了解，並讓醫院管理者可以輕易解讀院內醫療品質的表現，進而有效判斷、執行品質改善計畫。

2001年，醫管學會擴大邀請國內醫療院所共同進行本土醫療品質指標系列的研發；迄今參與THIS的醫院數平均維持在175~180家左右，其中地區醫院（含地區教學醫院）約占八成。THIS指標採用月提報方式傳送資料，各醫院多以易收集、符合醫院屬性等原則選擇提報指標；醫管學會則提供每月、每季及年報表等，供各院進行整體評估比較、縱向趨勢分析，以及與同級醫院作比較之參考。醫管學會認為使

用THIS的優點有：共享品質系統之平臺、累積知識價值，以及團隊學習與成果分享。

不同於TQIP或TCPI指標系統，THIS指標內容包含結構、過程及結果三構面，分為以下九大類：

1. 門診指標。

2. 急性指標。

3. 住院指標。

4. 加護指標。

5. 病人安全指標。

6. 管理性指標，包括醫療服務面（如各類滿意度調查）、客戶管理面（如門診初診率）、學習成長面（如員工平均營收）、營運效率面（如每月住診營收成長率）、成本效率面（如人事支出占總收入比率），以及償債能力面（如負債比率）。

7. 長期照護指標。

8. 呼吸照護指標。

9. 精神醫療指標。

其中較特殊的是提供了「病患滿意度調查表」，設計問卷調查的執行對象、頻率、抽樣數及方式，協助醫院執行門診、急診及住院病人的滿意度調查，內容完整，醫院不需另行設計。

除了提供定期的報表外，醫管學會對參與醫院提供技術支援，醫院對指標定義、收集或應用有疑問時可直接洽詢，視情況需要，醫管學會也可派員至醫院進行相關服務。

五、臺灣臨床成效指標(Taiwan Clinical Performance Indicator; TCPI)

臺灣臨床成效指標(TCPI)是由醫策會自行發展的品質指標監測系統，其運用了10多年醫療品質指標收集及處理之經驗，並參考國內外各種指標系統的內容及發展趨勢，再配合國家衛生政策後所建立。臺灣臨床成效指標之架構是以挑選重要醫療照護過程或結果、尋求更貼近臨床照護及品質提升需求的指標，期望以更能呈現臨

床照護的實況、即時性高且易於管理的系統，讓臨床照護者容易檢視自己的照護成果，找出可以改善之處，並進行品質提升，以協助醫院有效地進行機構內部成效監測及改善。

TCPI臨床指標的開發過程，第一步需先界定要量測的領域及目的，接著邀集該領域相關照護的臨床醫療及護理專家，同時加上實證醫學專家組成指標發展小組；下一步即開始大量、廣泛地搜尋資料，檢視整體現有指標，收集具有證據力的候選指標清單，再由指標發展小組進行共識討論，並加以評選、形成初步指標草案，由TCPI參與測試醫院進行德菲法(Delphi Method)的意見表達後，由指標發展小組最後決策、產出指標草案及操作型手冊；再由TCPI參與測試醫院的臨床單位依手冊內容進行收案並實際提報結果。經此測試過程，不只提高了參與醫院的認同感，醫策會亦可實際發現需修正處，促進全面推動上線的可行性。

2011年，TCPI正式推出，迄今的指標架構包含：綜合照護指標、精神照護指標與長期照護指標等三大類。其中綜合照護類別包含急診照護、住院照護、加護照護、手術照護和重點照護等指標；精神照護類別包含急性照護、慢性照護及重點照護等指標；長期照護類別目前有護理之家住民照護相關之指標。指標項目持續研發、增加中，例如綜合照護類別中的重點照護指標原來只有急性心肌梗塞(AMI)的相關指標，2013年又新增中風相關指標。

有別於以往指標收集的概念，TCPI的資料收集不是以分子及分母的方式收集，而是以要素(Element)的概念進行收集。一個分子或分母可能由一個以上的要素組成，而任一個要素也可能同時出現在不同的分子或分母中；醫療機構依據操作手冊之定義輸入指標所需的要素，此要素即可能被使用於不同的指標中，由電腦自行選擇需要的要素進行運算，故要素概念的運用面較廣。

目前參與TCPI的醫院數持續增加中，醫療機構依其需要選定指標細項，自行提報醫院層級之指標資料。醫院可自行決定指標資料的輸入頻率，可每個月、或每季傳送，各參與醫院的資料傳送情形將可獲得「提報率」之回饋；醫策會在收到各醫院提供的資料後，將每季提供季報表，報表內容是以圖型呈現該院、同儕醫院及所有參與TCPI醫院之整體資料。如同前文TQIP時期，醫策會仍然定期執行一致性問卷，由指標收集人員負責填答，以維持提報資料之正確性；而當TCPI參與醫院有需要、提出申請時，醫策會也會提供到院的輔導服務；此外，還有電話提問服務，以及醫策會網頁上的「線上Q&A」資料可供參考。

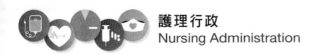

發展迄今，TCPI指標系統對各參與醫院除能提供定期的報表資料、提報率回饋等，對各參與醫院而言，不同於以往的是下載報表快速，各院可隨時線上操作下載所需資料，資料運用的靈活度增加。但，各項指標的定義仍偶見定義不夠明確、完整的情況，仍需持續修訂以期各機構輸入資料正確；此外，醫院需耗時轉變資訊系統，確認各項指標要素能正確收集及輸入。另，因為TCPI為臺灣地區自行研發的指標系統，在季報表中缺乏國際性的資料以作比較。

綜言之，品質指標計畫是將無形的品質以有形的數字及圖表呈現，能協助醫療機構了解、確認工作中可改善的機會，進而促進經營績效，且能促進機構內部的合作、機構內文化的改變，以及促使機構將執行改善的理論化為實務。但醫療機構在使用指標數據時仍需謹慎，最好先確定輸入資料的正確、穩定；其次，指標數據主要用做醫院內部品質變化趨勢的比較，注意是否疏忽品質指標測量不到的部分；而當要與同層級醫院作比較優劣時，更需注意是否經過適當的風險校正，以減少醫院特性不同所造成的差異。

除上列介紹的品質管理手段外，尚有標竿學習(Benchmarking)，即選擇與自己企業相似的最優秀競爭者或業界公認領導者，持續以之為學習、競爭和比較的對象，以達到持續性改善的最終目的；另有源自於日本的5S制度，由員工自行發現問題，提出創意解決方案的提案制度等。每種方法、工具均有其使用的依據，企業機構可以多樣化的推動，由各專業部門依其業務內容特性、人員特質等自行選擇最適用者，以達到最佳品質為最終努力目標。

14-5　常用的品質管理工具

醫療機構及各工作部門應具備品質意識、問題意識和改善意識等，發掘及進行業務中的改善工作，各級管理者應能應用統計的方法和概念，收集、分析及判斷工作中有待改善之處，並領導成員努力以滿足內外部顧客之需求。在品質管理的活動中，常被廣泛使用的品管八大工具：流程圖、特性要因圖／魚骨圖、稽核表、柏拉圖、直方圖、管制圖和樹狀圖／系統圖、甘特圖等，就是極為有用的統計、管理工具（圖14-8），分述如下。

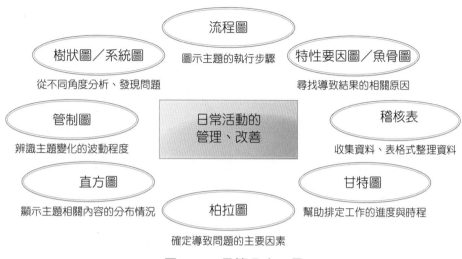

圖14-8　品管八大工具

一、流程圖(Flow Chart)

　　流程圖是以圖示的方式呈現一個事件（主題）發生的各項動作及順序，可以作為標準作業程序的輔助圖形工具；其將過程中的各個步驟依屬性以不同的圖形呈現（圖14-9），協助工作人員能很快地掌控過程中相關的事件或執行人員，並便於找出問題點，如流程重複、多餘、不適當的負責人員或動作等。圖14-10實例呈現「住院病人泌尿道感染防治流程圖」。

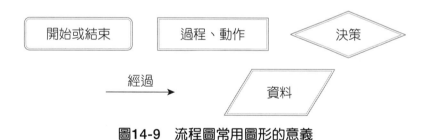

圖14-9　流程圖常用圖形的意義

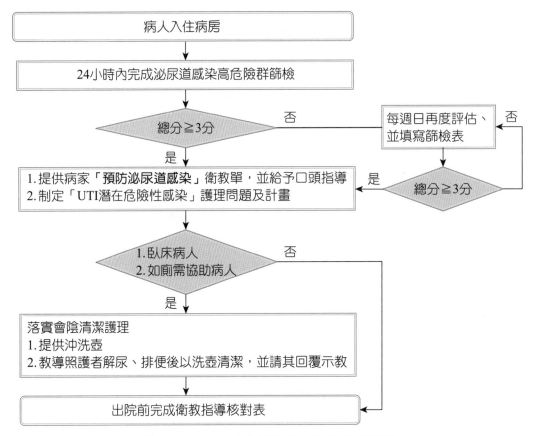

圖14-10 住院病人泌尿道感染防治流程圖

二、特性要因圖／魚骨圖(Cause-and-Effect Diagram / Fishbone Diagram)

　　特性要因圖是由**品管圈之父石川馨**(Kaoru Ishikawa)於1960年代開始使用的手法，是一種**分析問題的因果關係**，用來呈現品質執行結果、及影響結果的主要因素與次要因素三者間關係的圖形，故又稱因果圖；因為形狀類似魚骨，也常被稱為魚骨圖。通常骨幹為歸類的主要原因，可用人（各類相關人員）、事（如政策、制度、流程）、時、地、物（如設備、教材）作大分類；魚刺則為導致問題的次要因素，每一魚刺、骨幹均以45度角連結在問題之箭頭上。魚頭通常置於主骨幹箭頭的最右側，是各種執行原因後所產生的結果。圖14-11即為特性要因圖之實例。

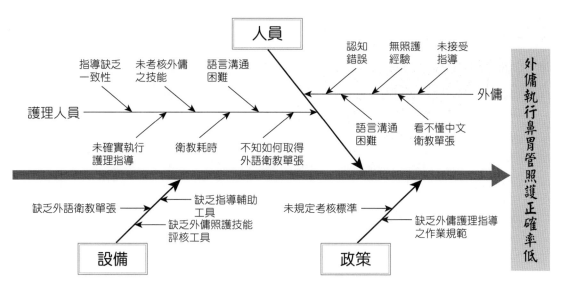

圖14-11　鼻胃管照護執行正確率低之特性要因圖

例題：要解決病房重要儀器設備使用的問題，可以採用何種工具來分析問題的因果關係？

_____

解答：魚骨圖。

三、稽核表(Check Sheet)

　　稽核表是一種用來收集及分析數據資料的工具，其優點為簡單、有效率、且將資料收集過程標準化；**在護理品管的例行稽核活動中，是一種常見的工具**，也常被稱為查核表。

　　方法為將要收集資料的主題內容列出重點項目，製作表格項目，並決定結果判定方式，如「Ｏ／Ｘ」、「是／否」、「正確／不正確」等，或者可依據執行完整度評分。表格項目不要太多、太複雜，以免造成使用困難，或收集到無用的數據。表格製作並無規定格式，可依使用目的、頻率等自行設計，表14-5及14-6即為兩種不同形式的稽核表。

表14-5 中心導管置放查檢表

查核項目	查核結果	
	是	否
1. 置入中心導管前執行手部衛生		
2. 皮膚消毒		
2-1 消毒劑選項：□2% Chlorhexidine □酒精性優碘 □其他_____		
2-2 等待消毒劑自然乾		
3. 最大無菌面防護及個人防護裝備(PPE)		
3-1 醫師 選項：□口罩 □髮帽 □無菌隔離衣 □無菌手套		
3-2 護理師是否協助置放：□否 □是 （選項：□口罩 □髮帽 □無菌隔離衣 □無菌手套）		
3-3 病人：□單一洞巾從頭到腳全身覆蓋 □洞巾及治療巾組合從頭到腳全身覆蓋		
4. 無菌敷料覆蓋傷口 4-1 敷料樣式：□紗布 □無菌透明透氣性敷料 □含 Chlorhexidine 成分的無菌透明透氣性敷料 無法遵從之原因：_____		

表14-6 中心導管組合式照護每日評估表

日期 （月／日）	護理師每日評估項目						醫師每日評估項目	
	照護前是否確實執行手部衛生	是否檢視敷料有效日期	是否檢視置放部位有無紅、腫、熱、痛等情形	皮膚消毒（※1請填代碼）	管路給藥或採檢時之消毒方式（※2請填代碼）	護理師簽章	確認導管留置必要性（※3請填代碼）	醫師簽章
	□是□否	□是□否	□是□否					
	□是□否	□是□否	□是□否					
	□是□否	□是□否	□是□否					
	□是□否	□是□否	□是□否					

四、柏拉圖(Pareto Diagram)

柏拉圖是由義大利經濟學家Viltredo Pareto分析所得曲線圖，其發現社會中大部分的財富由少數人擁有，故認為只要控制少數富人即可控制社會財富；柏拉圖原則**又稱為80/20原則**，指出利用控制少數重要項目即可有效掌控大局。

柏拉圖是將一定期間內、針對某特定主題收集的資料，分類其發生原因、項目等，再依據發生數的多少、順序、高低排列後繪製成的圖形。圖形中的橫軸顯示原因項目或分類，左側縱軸為發生的個數（如次數或金額等），右側縱軸則為發生頻率的累計百分比。實際發生項目的個數以直條圖呈現，依發生個數多寡、由左向右排列，且各直條圖緊密相接；圖形中再以折線圖表現各項目發生的累計百分比。經此過程，可由柏拉圖中一目了然、輕易的發現造成探討主題的少數幾項重要原因。如圖14-12的柏拉圖，可以很快了解造成住院病人使用呼叫鈴的前三項原因為**點滴問題**、換藥及身體不適，各項原因的發生次數，以及該三項原因的發生頻率占所有原因的79.4%，了解主要原因即可進一步分析原因、**找出導因**、**進行改善**。

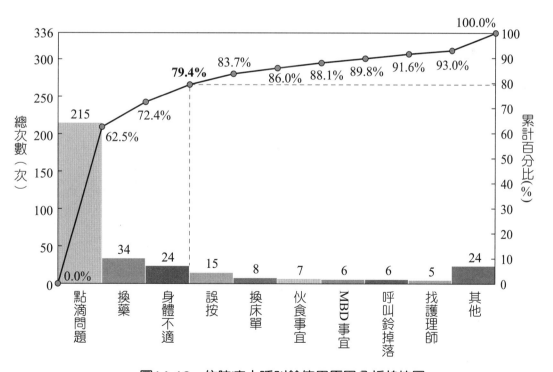

圖14-12　住院病人呼叫鈴使用原因分析柏拉圖

五、甘特圖(Gantt Chart)

甘特圖是以條狀圖表示計畫的進度。左邊顯示任務名稱，右邊畫出該任務所需花費的時間，其中又以虛線為計畫進度，實線為實際進度，**幫助排定工作的進度與時程**（表14-7）。

表14-7　活動計畫甘特圖

月　項目　雙週	4 (1)	4 (3)	5 (1)	5 (3)	6 (1)	6 (3)	7 (1)	7 (3)	8 (1)	8 (3)	9 (1)	9 (3)	10 (1)	10 (3)	11 (1)	11 (3)	12 (1)	12 (3)
主題選定		┄━																
活動計畫擬訂			┄━															
課題明確化				┄━┄	━													
目標設定					┄━													
方策擬訂							┄━┄	━										
最適策追究									┄━┄	━								
對策實施與檢討											┄━┄	━━━	━━━	━━━	━			
效果確認													┄━┄	━			━	
標準化															┄		━	
檢討與改進																┄		━

六、直方圖(Histogram)

　　直方圖是將數據資料以條狀（或柱狀）簡單方式呈現的工具，可以讓使用者快速的了解各項目（或變項）的出現狀況。圖形中的橫軸為分類的項目（或變項），縱軸為出現的次數（計算的單位），製作縱軸前須先了解數據資料的最大及最小值，決定數據的適當組距，如此才能製作出合理可讀的圖形。由圖14-13即可掌控護理人員對院方最滿意及最不滿意的項目，故可對症下藥進行改善；而歷經各種改善措施後，又可由圖中了解2022~2024年的變化情況。

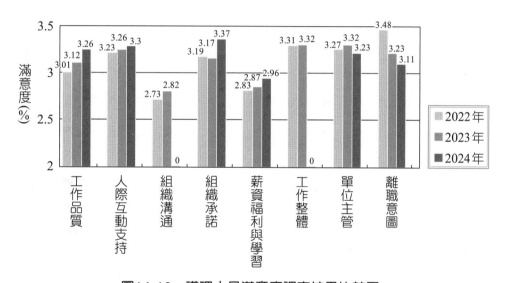

圖14-13　護理人員滿意度調查結果比較圖

七、管制圖(Control Chart)

　　管制圖是由美國的休哈特(Walter A. Shewhart)博士在1920年代提出，為近年來常被使用的重要品管工具；**通常用來呈現監測主題的成果是否在控制範圍內**，數據曲線變異不大、且在控制範圍內，表示該主題狀態穩定，不須特別進行修正；若數據曲線變異大表示該主題執行狀況不穩定，管制圖可協助發現變化源頭，執行必要的改善。

　　管制圖包含三條主要的水平線，分別為中心線(Central Line)、上管制線(Upper Control Line; UCL)、及下管制線(Lower Control Line; LCL)；圖形的橫軸以時間為單位，如每月、每週等，縱軸則為監測主題的測量單位（如件數、百分比、千分比）。中心線是由過去所收集數據的平均值繪成的橫線，通常以實線呈現；而正負

三個標準差的數字則繪成上、下管制線二條橫線，通常以虛線呈現。有時，還會以正負兩個標準差的數據繪出上、下警戒線，具有提早顯示警示的作用。圖14-14顯示某年間住院病人發生跌倒之監測管制圖，其中5月數據超出上管制線，1、2月接近上管制線，都屬需要追蹤、注意的月份。

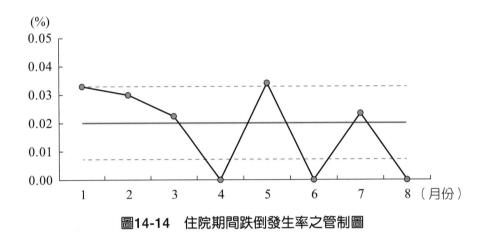

圖14-14　住院期間跌倒發生率之管制圖

八、樹狀圖 / 系統圖(Tree Diagrams / Systematic Diagram)

系統圖是一種層級清楚、以「目的」、「手段」不斷循環展開的分析圖形，分析過程中尋找彼此間的關係，其圖形像大樹般的延展開來，每一幹、一枝或一葉都是有順序的發展；是一種倒立樹狀的**因果關係圖**，故又稱為樹狀圖。圖形呈現可以是由上向下的展開（倒立樹狀），也可能是由左向右的展開。系統圖的優點為有系統且符合邏輯、輕易展開事件且減少疏漏的一種分析方法；易整理、清楚明瞭，且易統一成員之意見，**亦最適合分析發生跌倒的因素**。

系統圖大致可分為下列兩類：

1. 構成要素展開型：以構成主題的要素做分類，將各組成要素及子要素放在適當的框圖內，常見的範例為護理評估中繪製的「家族樹」，或各機構的「組織圖」。

2. 策略展開型：或稱措施展開型，是以達成目的或目標的手段（方法、策略）作系統性的逐級展開；製作圖形時由相關執行人員針對目標提出方法及手段，由較高的手段依序提出、淘汰多餘的部分，盡量以簡潔的方式呈現；利用此種圖形，可以協助工作人員對特定主題產生一致的決策或做法。

　　圖14-15即為利用樹狀圖協助護理人員分析病人的不同特性（要素），最後產生一致同意約束方法的簡單範例。

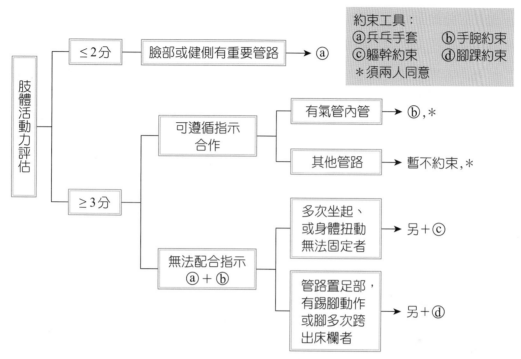

圖14-15　ICU病人約束方式決策樹狀圖

14-6　護理評鑑與醫院評鑑

　　評鑑是健康照護機構進行自我評值、同時接受外部同儕審查的一個過程；執行內外部評值時須依據既定的標準，以精確地判斷機構的表現，並訂出可行的改善方案，以持續改善健康照護制度（ISQua，國際醫療品質協會）。醫院評鑑的目的包括：(1)訂定醫療分級系統；(2)強化醫院行政管理；(3)確保醫療設施完善；(4)增進醫療照護品質；(5)確立公正且客觀的資料檔案；(6)確保學生得以在合適之實習場所實習。

　　護理作業評鑑的重要性包括：(1)**提升護理品質**，進而對醫療品質亦有影響；(2)**協助護理行政人員有組織、有系統的規劃護理業務**；(3)**協助護理人員更清楚臨床工作的重點及方向**；(4)**保障教學醫院的臨床實習品質**。

　　我國的醫院評鑑（及教學醫院評鑑）是依據醫療法規範、由中央主管機關（即衛生福利部，教學醫院評鑑則會同教育部辦理）委託醫策會籌劃及執行。目前**醫院評鑑的核心價值**在激勵醫院：(1)**建立安全、有效、以病人為中心、適時、效率、公正、優質的醫療服務體制**；(2)透過各醫療職類人員的團隊運作，提供符合民眾健康需求的醫療服務；(3)發展特色及專長，追求卓越。

　　評鑑內容歷經數次變革，由過去強調各專業的結構標準轉變為重視醫療照護的執行過程及執行成果（圖14-16）（陳，2011），且持續修正，以四年為一輪，朝向「簡化」、「優化」及「日常化」方向改善（圖14-17）。

　　首先，為能在有限時間內有效完成醫院評鑑，評鑑基準進行簡化整併，及刪除已穩定達成的項目，盡量減少書面作業的相關條文，並整合原分布於各領域的類似條文。為便於說明，評鑑內容修正可分為2006年以前、2006~2010年、2011~2014年、2015~2016年、2017~2018年、2019~2022年、2023年以後，七個時期。

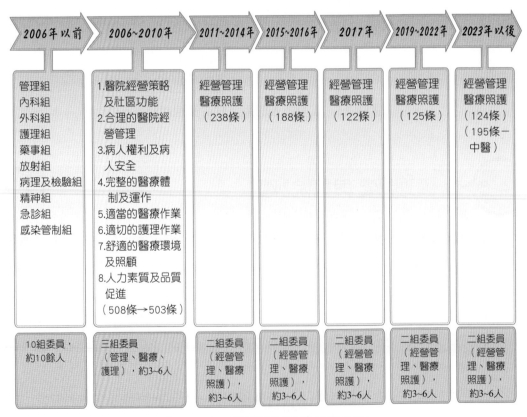

圖14-16　我國評鑑制度變革歷程

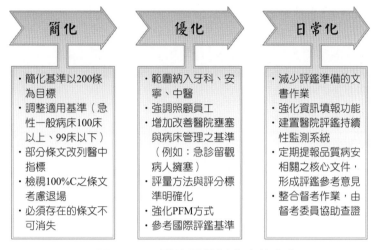

圖14-17　醫院評鑑制度改革方向

參考資料：王憲華(2015)．*PFM評鑑重點與經驗分享*．PFM vs 104年醫院評鑑基準。

1. 2006年以前：以科別分為10組，分別為管理組、內科組、外科組、護理組、藥事組、放射組、病理及檢驗組、精神組、急診組、感染管制組，共有10組委員，約10餘人。

2. 2006~2010年：將條文重新歸類為8大章，508條，歷年評鑑委員共識會議修正為503條。委員簡化成三組，即管理、醫療、護理，約3~6人。

3. 2011~2014年：將條文分為經營管理篇和醫療照護篇，基準條文簡化為238條，其中經營管理篇下分為8章，醫療照護篇下分為9章，各篇包含的基準主題及條數詳如表14-8。評鑑條文中設有「必要條文」，均分布於第一篇的1.3章，為對醫、護、藥、放、檢、營養及復健等專業人力的要求。2013年，為彰顯重視醫院消防安全、危機處理、護理人力不足，以及配合醫療法第56條安全針具使用等問題，又增設了11條「重要條文」，分設於第一篇及第二篇。此外，因應醫院規模、設置科別及經營理念等，評鑑條文中也設有「可免評條文」，分別由醫院自行選擇、地方衛生主管機關依其營業登錄判定，而部分項目則由評鑑委員現場決定是否免評。委員再簡化成二組，即經營管理和醫療照護，約3~6人。

4. 2015~2016年：條文仍維持為經營管理篇和醫療照護篇，但基準條文簡化為188條，看似減少了50條，但大都是進行整併，例如將原門診隱私、住院隱私、檢查隱私等各條文，合併成病人隱私維護一個條文。委員仍為二組，即經營管理和醫療照護，約3~6人。

表14-8　2011~2014年醫院評鑑基準條文分類統計表

篇		章	條數	必要條文之條數	重點條文之條數
一、經營管理	1.1	醫院經營策略	15	0	0
	1.2	員工管理與支持制度	11	0	0
	1.3	人力資源管理	16	7	0
	1.4	員工教育訓練	11	0	0
	1.5	病歷、資訊與溝通管理	13	0	0
	1.6	安全的環境與設備	14	0	4
	1.7	病人導向之服務與管理	13	0	0
	1.8	危機管理與緊急災害應變	9	0	5
		第一篇合計	102	7	9
二、醫療照護	2.1	病人及家屬權責	14	0	0
	2.2	醫療照護品質管理	8	0	0
	2.3	醫療照護之執行與評估	19	0	1
	2.4	特殊照護服務	28	0	0
	2.5	用藥安全	15	0	0
	2.6	麻醉及手術	15	0	0
	2.7	感染管制	15	0	1
	2.8	檢驗、病理與放射作業	15	0	0
	2.9	出院準備及持續性照護服務	7	0	0
		第二篇合計	136	0	2
		總　計	238	7	11

參考資料：衛生福利部醫事司（2014，4月）．醫院評鑑及教學醫院評鑑注意事項說明．*103年度醫院評鑑及教學醫院評鑑說明會*。http://www.tjcha.org.tw/FrontStage/download.aspx

5. 2017~2018年：條文仍維持為經營管理篇和醫療照護篇，但區域醫院基準條文再簡化為122條，再減了66條，仍是整併在相類似之條文中。其中「必要條文」共計7條，此類條文規範基本的醫事人員之人力標準，若評量為不合格者，則列為「評鑑不合格」。有「重點條文」共計1條，此類條文評量為不合格者，則須限

期改善並接受「重點複查」。另有「試評條文」共計6條，此類條文評量結果不納入評鑑成績計算。醫學中心基準條文仍維持188條。基準條文委員仍為二組，即經營管理和醫療照護，約3~6人。

6. 2019~2022年：條文仍維持為經營管理篇和醫療照護篇，區域醫院基準條文微幅修正為125條，增加3條試評條文，其中「重點條文」5條，「必要條文」10條，「試評條文」4條（表14-9）。而醫學中心基準條文未修訂。由於2019年末全球爆發新冠肺炎(COVID-19)，且疫情持續升溫，衛生福利部與醫院忙於防疫，連續4年停辦醫院評鑑，各醫院評鑑效期函文展延至疫情後。

表14-9　2019年醫院評鑑基準條文分類統計表（區域醫院、地區醫院）

篇	章		條數	必要條文之條數	可免評條文之條數	重點條文之條數	試評條文之條數
一、經營管理	1.1	醫院經營策略	5	0	1	0	0
	1.2	員工管理與員工支持	7	0	0	0	0
	1.3	人力資源管理	10	9	6	0	2
	1.4	病歷、資訊與溝通管理	4	0	1	0	0
	1.5	安全的環境與設備	7	0	1	0	0
	1.6	病人導向之服務與管理	5	0	0	0	0
	1.7	風險與危機管理	5	0	1	1	1
第一篇合計			43	9	10	1	3
二、醫療照護	2.1	病人及家屬權責	4	0	0	0	0
	2.2	醫療照護品質與安全管理	3	0	0	0	0
	2.3	醫療照護之執行與評估	16	0	3	1	0
	2.4	特殊照護服務	24	1	24	0	1
	2.5	用藥安全	9	0	1	0	0
	2.6	麻醉及手術	9	0	9	0	0
	2.7	感染管制	3	0	0	3	0
	2.8	檢驗、病理與放射作業	14	0	12	0	0
第二篇合計			82	1	49	4	1
總　計			125	10	59	5	4

參考資料：衛生福利部醫事司(2019)．評鑑基準。https://dep.mohw.gov.tw/DOMA/1p-948-106.html

7. 2023年以後：由於新冠疫苗施打免疫力提升，全球疫情趨緩，國境解封，恢復醫院評鑑。條文仍維持為經營管理篇和醫療照護篇，區域醫院基準條文再簡化為124條，減了1條。醫學中心基準條文修訂為195條，較2017年增加7條，各篇包含的基準主題及條數詳如表14-10。其中「必要條文」共計10條，此類條文規範基本的醫事人員之人力標準，若評量為不合格者，則列為「評鑑不合格」。「重點條文」共計21條，「試評條文」共計16條。基準條文委員仍為二組，即經營管理和醫療照護，約3~6人。而評鑑申請資格亦隨之修訂，整理如表14-11。

表14-10　2023年醫院評鑑基準條文分類統計表（醫學中心）

篇	章		條數	必要條文之條數	可免評條文之條數	重點條文之條數	試評條文之條數
一、經營管理	1.1	醫院經營策略	10	0	0	0	0
	1.2	人力資源管理	10	0	0	0	0
	1.3	人力需求管理	24	9	1	0	14
	1.4	病歷、資訊與溝通管理	9	0	0	0	0
	1.5	安全的環境與設備	10	0	0	4	0
	1.6	病人導向之服務與管理	7	0	0	0	0
	1.7	風險與危機管理	3	0	0	2	0
	1.8	建立緊急應變管理機制	4	0	0	4	0
第一篇合計			77	9	1	10	14
二、醫療照護	2.1	病人及家屬權責	5	0	0	0	0
	2.2	醫療照護品質與安全管理	6	0	0	0	0
	2.3	醫療照護之執行與評估	21	0	0	2	1
	2.4	特殊照護服務	34	1	11	0	1
	2.5	用藥安全	13	0	0	0	0
	2.6	麻醉及手術	11	0	0	0	0
	2.7	感染管制	14	0	0	9	0
	2.8	檢驗、病理與放射作業	14	0	0	0	0
第二篇合計			118	1	11	11	2
總　計			195	10	12	21	16

參考資料：衛生福利部醫事司(2023)・*112年度醫院評鑑基準（醫學中心適用）*。http://dep.mohw.gov.tw/DOMA/p-948-106.html

表14-11　2023年醫院評鑑申請資格一覽表（作者整理）

申請類別	急性病床數	精神急性病床數	急救責任醫院	癌症診療品質認證	服務專科	牙科專科分科	其他
地區醫院	≦250	–	–	–	–	–	–
區域醫院	≧250	–	中度	–	–	–	≦250，2019~2022平均每月申報全民健保醫療服務點數二億點以上者
醫學中心	≧250	≧25	重度	效期內	≧23科	≧3科	同時申請教學醫院評鑑（醫師及醫事人員職類）

作者整理自參考資料：衛生福利部醫事司（2023，3月16日）．*112 年度醫院評鑑及教學醫院評鑑作業程序*。https://dep.mohw.gov.tw/DOMA/cp-946-74024-106.html

　　有關醫院評鑑時，評鑑天數及評鑑委員人數之安排係依據醫院規模而定（表14-12），99床以下為1天、100~249床為1天半、250~499床為2天、500床以上為2天半。致於評量成績之計算，各組評鑑委員，依據條文基準內容說明決定評分優劣，成績核算方式包含以「A、B、C、D、E」等級評量，及以「符合、不符合」評量二類，評鑑基準達C以上或符合者，該條文始為合格。依據所有受評條文的成績核定結果符合A、B或C之比例，以及受評必要條文符合A、B或C之比例，受評重點條文是否均達C以上，若有任何一項未達合格要求，則可能被評為不合格、或需重點複查後決定。2017年醫院評鑑基準修改評量方式為「符合、待改善」，評鑑基準評量達「符合」以上者，該條文始為合格，取消所有以A、B、C等級之評量。2023年醫院評鑑基準修改評量等級為「優良、符合、待改善」，綜合決定醫院評鑑結果為合格或優等；申請醫學中心者須同時申請教學醫院評鑑，其合格基準見表14-13和表14-14。

　　現行醫院評鑑強調以病人為中心、團隊合作、病人安全、持續品質提升等，所以評鑑委員實地評鑑時並非片段區塊式的查證，而是整體性的檢視橫向及縱向團隊照護者的執行實況；尊重醫院自訂的流程規範，確認各部門是否一致遵循；以及訪查醫院對品質及病人安全的內控執行機制及成果。評鑑查證方式原未有規範，委員依條文自行查核。2011年醫院評鑑暨醫療品質策進會（以下簡稱醫策會）參考Joint Commission International（以下簡稱JCI）Tracer模式，及因應全球評鑑發展趨勢，

研發**以病人為焦點的查證模式**（Patient-Focused Method，以下簡稱PFM），及評鑑委員相關觀念的訓練，進行試評，於2016年PFM正式納為實地評鑑的一種查證模式。根據遠見雜誌醫界調查之「臺灣醫療關鍵報告」指出，有64.8%醫療從業人員認為評鑑所造成之文書工作太多，網路上也有第一線護理師反映準備評鑑資料夾所造成之困擾，此非評鑑本意。PFM以現場查證為主，有疑問的部分再用資料佐證，能減少不必要的文書作業（林，2015）。

PFM是一種以病人為重點的評鑑查證方法，系統性的規劃查證路線，來檢視受評醫院對「評鑑基準執行過程」與「執行成效」(Verify the Process and Validate the Outcome)，進而協助受評機構辨識風險，落實「病人為中心」、「以病人為導向」的照顧。

表14-12　2014~2023年醫院評鑑實地評鑑方式（作者整理）

申請醫院規模	評鑑時間		評鑑委員人數			
	2014	2023	經營管理組	醫療照護組	醫師類	醫事人員類
49床以下	1天	0.5天	1人	2人	－	－
50~99床	1天	1天	1~2人	24人	－	－
100~249床	1.5天	1天	2人	4人	1~3人	1~3人
250~499床	2天	1.5天				
500床以上	2.5天	2.5天				

註：1.醫療照護組分為A、B兩組進行評鑑，各組由醫療及護理委員各1人組成。

　　2.申請教學醫院評鑑新增職類評鑑者，不論病床數規模，實地評鑑時間為1~1.5天。

作者整理自參考資料：

1. 衛生福利部醫事司（2014，4月）・醫院評鑑及教學醫院評鑑注意事項說明・*103年度醫院評鑑及教學醫院評鑑說明會*。http://www.tjcha.org.tw/FrontStage/download.aspx

2. 財團法人醫院評鑑暨醫療品質策進會（2023，4月）・*112 年度醫院評鑑及教學醫院評鑑作業程序*・*112 年度醫院評鑑及教學醫院評鑑說明會*。https://www.jct.org.tw/lp-1156-1-xCat-11.html?Query=Q_DMTitle@112年度醫院評鑑說明會

表14-13　醫院評鑑合格基準及成績核算方式

合格基準	經營 管理篇受評條文		醫療 照護篇受評條文		受評必要條文 （2篇合計）		受評重點條文 （2篇合計）
	達符合 以上%	達優良 %	達符合 以上%	達優良 %	達符合 以上%	達優良 %	達符合 以上%
醫院評鑑優等 （註）	95	70	95	85	100	50	100
醫院評鑑合格	70	—	70	—	100	—	100

註：申請醫學中心評鑑者適用

參考資料：衛生福利部醫事司（2023，3月16日）．*112 年度醫院評鑑及教學醫院評鑑作業程序*。https://
dep.mohw.gov.tw/DOMA/cp-946-74024-106.html

表14-14　教學醫院評鑑合格基準及成績核算方式

合格基準	第1章至第4章 所有受評條文		第5章至第6章 所有受評條文		受評 必要條文
	達部分 符合以上%	達符合 以上%	達部分 符合以上%	達符合 以上%	達符合 以上%
教學醫院評鑑合格 （註）	100	90	100	70	100
教學醫院評鑑合格	90	80	100	70	100
教學醫院評鑑新增 職類評鑑合格	100	100	100	70	100

註：必要條文（1.6.1住院醫師值班訓練應兼顧病人安全且值勤時數安排適當）：申請醫師職類者，若必要條
　　文未達符合以上，則醫師職類未通過評鑑

參考資料：衛生福利部醫事司（2023，3月16日）．*112 年度醫院評鑑及教學醫院評鑑作業程序*。https://
dep.mohw.gov.tw/DOMA/cp-946-74024-106.html

PFM實地訪查的步驟及要素如下：

1. **決定優先查證重點**：在評鑑開始之前，評鑑委員必須先開會討論查證的重點，
   並選擇要查證的重點個案，如高風險病人、服務量大或小且高風險的疾病、接
   受跨單位照護的病人、曾發生異常事件的病人等。

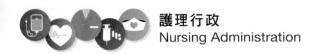

2. **規劃查證路徑**：根據查證的目標，事前規劃評鑑當日的查證路線，依病人接受照護的各個醫療單位一一查核。

3. **PFM案例追查**：檢視病人照護的過程及成效，如安全程度、照護品質、治療成效等，同時檢驗跨團隊及跨部門間的運作、溝通、單位運送等。委員查證時常以臨床觀察、面談工作人員、書面檢視（如病歷、會議記錄、資料報表）等方式進行。

4. **PFM系統追查**：了解醫院是否有系統性的作業缺失或已經改善完成，查檢重點在於醫院政策的形成、標準作業流程、定期檢討紀錄、檢討作為等。

5. **交叉查證**：各組評鑑委員開會交換當日查證結果，以便次日交叉比對。

　醫院各階級管理者面對醫院評鑑時應秉持的態度包括：

1. 應充分了解評鑑精神、評鑑基準與程序，以期「知其然，並知其所以然」，才能將訊息正確傳達所屬人員。

2. 審視院內原有各項作業流程，依據評鑑基準要求，並考量及簡化基層人員線上作業之可行性，修訂標準作業流程；一旦確定新修訂的流程，就應要求所有基層人員一致遵循及落實於日常作業中。

3. 落實醫院內部稽核作業，確認各項作業落實執行程度，發現問題並追究原因，以進行工作的持續改善。

4. 隨時留意各項資料的收集及整理，盡早確認書面資料的呈現方式，平時即準備各項資料的收集分析及整理。

　　醫院評鑑具有引領醫療品質發展及提升之作用，但不可諱言地，也帶給受評醫院莫大的壓力。護理主管平時即應重視落實常態的實務作業，培養同仁能力，並鼓勵、協助同仁參與評鑑前的各項準備，一起以正向的態度面對評鑑作業。

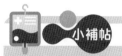 結語

　　基於內、外在環境的要求，各類醫療機構無不大力推動品質管理活動。要成功的提升醫療照護品質必須全員參與，機構領導者以身作則，展現推動提升品質的決心，營造重視品質的組織文化，並且提供員工必要的教育訓練；基層工作人員運用各種品質促進的工具和方法，實際參與提升醫療照護品質，並且從中獲得工作成就感。唯有全體員工都有TQM / CQI的觀念，並且以「顧客需求」、「顧客滿意」為導向，才能在工作中自然散發重視服務品質的成效。

　　提供符合顧客需求的、適當品質的醫療照護是醫療機構品質管理的最終目標，但是「適當品質」的定義是無界線的，只有把它視為一個移動的目標，朝向愈來愈好的方向前進，才能落實CQI的最終目的。

小補帖

各種品質改善文章可參閱以下資源搜尋閱覽：

1. 華藝線上圖書館　　　2. 新臺北護理期刊　　　3. 護理雜誌

再登打「改善專案」或「QCC」搜尋，即可選擇自己感興趣之專案或品管圈文章閱讀。

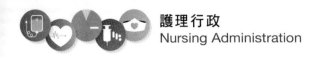

參考文獻 REFERENCE

中國生產力中心(2014)·*QC七大手法及問題解決與分析*·中國生產力中心。

中國醫藥學院附設醫院(2001)·*醫療品管的深耕活動－醫療界的QCC實務*·中衛發展中心。

王憲華(2015)·*PFM評鑑重點與經驗分享*·PFM vs 104年醫院評鑑基準。

朱正一(2006)·*醫務管理：制度、組織與實務*·華杏。

吳永隆（無日期）·*團隊資源管理訓練課程*·國泰綜合醫院。

吳永隆、吳宛蕙、侯紹敏、王拔群、王晨旭、林志明、黃清水(2009)·我國TeamSTEPPS推行與運用之展望·*醫療品質雜誌，3*(2)，82-85。

吳宛庭、王拔群、康春梅、鄭嘉慧、郭書麟(2013)·結合雲端科技與商業智慧系統建置自動化TCPI指標即時平臺·*醫療品質雜誌，7*(4)，85-90。

吳宛庭、康春梅、王拔群、黃啟宏、葉宜珍、黃鈺茹、洪錦墩(2013)·運用團隊資源管理工具(Team Resource Management; TRM)提升成人加護病房病人安全風氣及照護品質·*醫院，46*(2)，22-33。

李麗傳(2002)·*護理行政與病室管理*·華杏。

周照芳、黃璉華、王瑋、鄒慧韞、黃金蓮、張瑛、楊麗瑟、陳小蓮、黃月嬌、張慈惠、林綉珠、詹碧端、李樹蘋、游惠珠、侯宜菁、郭明娟(2017)·*護理行政之理論與實務*·華杏。

林宏榮(2015)·翻轉評鑑，談以病人為焦點之查證方式·*醫療品質雜誌，9*(2)，98-100。

林建基(2000)·PDCA循環－全面品管·*管理雜誌，316*，98-100。

林建基(2001)·全面品質思維的進化·*管理雜誌，319*，86-90。

林素戎(2023)·*全方位護理應考e寶典－護理行政*·新文京。

徐南麗(2001)·*護理行政與管理*·華杏。

財團法人醫院評鑑暨醫療品質策進會（2023，4月）·*112 年度醫院評鑑及教學醫院評鑑作業程序*·112 年度醫院評鑑及教學醫院評鑑說明會。https://www.jct.org.tw/lp-1156-1-xCat-11.html?Query=Q_DMTitle@112年度醫院評鑑說明會

莊逸洲(2001)·醫療機構品質管理·於莊逸洲、黃崇哲合著，*醫務管理學系列－財務、研究、品質暨設施管理*（253-405頁）·華杏。

陳怡安（2011，2月）·評鑑專業養成與醫院評鑑與教學醫院評鑑革新要點·*100年儲備評鑑委員核心課程訓練*·臺灣大學醫學人文博物館。

陳琇玲、鍾國彪、洪幼珊(2001)·臨床品質指標簡介·*醫院，30*(5)，37-45。

廖熏香(2009)·*醫療團隊資源管理工具介紹與臨床應用*·財團法人醫院評鑑暨醫療品質策進會。

廖熏香(2013)·TCPI指標的產生-臨床照護指標發展過程·*醫療品質雜誌，7*(3)，29-31。

廖熏香、楊漢湶(2001)·淺談臺灣醫療品質指標計畫·*醫院，33*(4)，7-12。

蔡鴻文、辜智芬、王嘉慧、林麗華、任寶玲、許惠恒、藍忠亮(2010)·運用醫療團隊資源管理模式提升病人安全文化·*醫療品質雜誌，4*(2)，79-81。

衛生福利部醫事司(2019)·*評鑑基準*。https://dep.mohw.gov.tw/DOMA/1p-948-106.html

衛生福利部醫事司（2021，4月）·*合格基準及成績核算方式*。ttps://www.jct.org.tw/cp-48-2583-e11a3-1.html

衛生福利部醫事司（2023，3月16日）·*112 年度醫院評鑑及教學醫院評鑑作業程序*。https://dep.mohw.gov.tw/DOMA/cp-946-74024-106.html

曾雯琦、楊勤熒、馬淑清、李歡芳、周守民、周美雲、蘇慧芳、趙慧玲、謝碧晴、王淑卿、江惠英、尹裕君、高靖秋(2023)·*當代護理行政學（四版）*·華杏。

盧美秀(2001)·*護理管理*·華騰。

戴蘭祺(2011)·THIS醫院品管問卷調查結果摘要報告·*THIS季刊，第二期*，1-2。

戴蘭祺、顏憶婷(2011)·THIS簡介指標系統·*THIS季刊，創刊號*，2-11。

鍾國彪、游宗憲(2012)·臺灣醫療品質指標發展現況與挑戰·*醫療品質雜誌，6*(5)，8-14。

Aydellotte, M. K., & Teners, M. E. (1960). *An investigation of the relation between nursing activity & patient welfare*. Final research report GN4768 and GN8570. The University of Iowa.

Codman, E. A. (1914). The product of the hospital. *Surgical Gynecology and Obstetric, 18*, 491-496.

Dahlin, M. E., & Runeson, B. (2007). Burnout and psychiatric morbidity among medical students entering clinical training: A three year prospective questionnaire and interview-based study. *BMC medical education, 12*(7), 6-14.

Deming, W. E. (1986). *Out of the crisis*. Massachusetts Institute of Technology.

Donabedian, A. (1966). Evaluating the quality of medical care. *Milbank Memorial Fund Quarterly, 44*(3), 166-203.

Gillies, D. A. (1994). *Nursing management: A systems approach*. W.B. Saunders Co.

Graham, N. O. (1995). *Quality in health care: Theory, application and evolution*. Aspen Publishers, Inc.

Haussmann, R. K. D., & Hegyvary, S. T. (1974). Monitoring quality of nursing care. *Health Service Research, 9*, 135-148.

Helmreich, R. L., Merritt, A. C., & Wihelm, J. A. (1999). The evolution of crew resource management training in commercial aviation. *International Journal of Aviation Psychology. 9*(1), 19-32.

Huber, D. (1996). *Leadership and nursing care management*. W. B. Saunders Co.

Joint Commission on Accreditation of Healthcare Organization (1992). *Using quality improvement tools in a healthcare settings*. JCAHO.

Joint Commission on Accreditation of Healthcare Organizations (1993). *Accreditation manual for hospitals: Volume I, Standards*. JCAHO.

Kirk, R. (1992). The big picture: Total quality management and continuous quality improvement. *JONA, 22*(4), 24-31.

Koch, T. (1992). A review of nursing quality assurance. *Journal of Advanced Nursing, 17*, 785-794.

Lang, N. (1976). Issues in quality assurance in nursing. In A. N. A.(Eds.), *Issues in evaluation research*. American Nurses Association.

Marriner-Tomey, A. (1988). *Guide to nursing management*. The C.V. Mosby Co.

Phaneuf, M. (1976). *The nursing audit: Self-regulation in nursing practice*. Appleton-Century-Crofts.

Pruitt, C. M., & Liebelt, E. L. (2010). Enhancing patient safety in the pediatric emergency department. *Pediatric Emergency Care, 26*(12), 942-951.

Shea-Lewis, A. (2009). Teamwork: Crew resource management in a community hospital. *Journal for Healthcare Quality, 31*(5), 14-18.

Strader, M. K., & Decker, P. J. (1995). *Role transition – To patient care management*. Appleton & Lange.

Taban, H. A., & Cesta, T. G. (1995). Evaluating the effectiveness of case management plans. *Journal of Nursing Administration, 25* (9), 58-63.

Zimmer, M. (1974). Symposium on quality assurance. *Nursing Clinics of North America, 9*(2), 303-379.

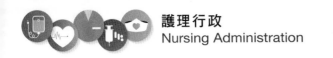

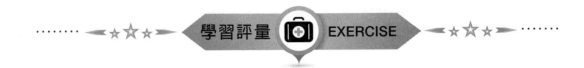

學習評量 EXERCISE

選擇題

( ) 1. 有關醫院評鑑之醫療服務過程面指標，下列敘述何者正確？(A)護理師手部衛生執行正確率　(B)加護病房生理監測儀數量　(C)護理人員數與病床數比率　(D)加護病房住院病人死亡率

( ) 2. 下列何者不包括在QUACERS模式(The Quality Assurance Cost Efficiency Risk Staff Model)中之目標？(A)品質保證　(B)成本效益　(C)工作彈性　(D)人員滿意度

( ) 3. 下列何者將「危機管理(Risk Management)」納入品質管理模式？(A)阿丹兒(Adair)的QUACERS　(B)戴明(Deming)的PDCA　(C)杜納貝迪恩(Donabedian)的SPO　(D)美國護理學會(ANA)的品質保證模式

( ) 4. 依據唐納貝登(Donabedian)的結構－過程－結果的醫療品質管理概念，下列何者屬於醫療照護品質過程面的指標？(A)護理人員持護理師證書比率　(B)住院病人泌尿道感染率　(C)病人與家屬對醫療服務照護的滿意度　(D)導尿技術正確性

( ) 5. 為監測某病房給藥異常發生率是否發生在控制範圍內，下列何種品管工具最適當？(A)管制圖(control chart)　(B)系統圖(systematic diagram)　(C)柏拉圖(Pareto diagram)　(D)特性要因圖(cause-and-effect diagram)

( ) 6. 下列何種品管工具最適合用於分析病患發生跌倒的因素？(A)甘特圖　(B)樹狀圖　(C)矩陣圖　(D)控制圖

( ) 7. 某病房病患泌尿道院內感染率連續三季超過閾值，病房工作人員有系統的以箭頭表示過程中問題產生的因果關係。這是屬於下列何種分析型態？(A)矩陣法　(B)系統圖　(C)要逕法　(D)計畫評核術

( ) 8. 提倡全公司品質管理(Company Wide Quality Control; CWQC)，被世人公認為「品管圈之父」為何者？(A)石川馨　(B)戴明　(C)裘蘭　(D)克勞斯比

( )9. 柏拉圖(Pareto)原理為品質管理的方法之一，下列敘述何者錯誤？(A)統計發生的次數以找出事件的導因　(B)應用80/20原理找出品質改善策略　(C)以查核表方式刪除極端案例　(D)可用在病人點滴滴速控制失常的改善方法上

( )10. 採用結構化溝通模式"ISBAR"進行醫護間的溝通，下列所指的涵意何者錯誤？(A) S是Share，是與醫療照護團隊一起分享　(B) B是Background，是病人的背景資料　(C) A是Assessment，是評估結果的問題為何　(D) R是Recommendation，是建議需要做什麼

( )11. 為降低某病房之多重抗藥性微生物(multiple drug resistant organism; MDRO)之發生率，所擬改善對策之一是每位接觸病人之工作人員均需正確洗手，下列何種品管工具對達到成效最有助益？(A)魚骨圖(Fishbone Diagram)　(B)甘特圖(Gantt Chart)　(C)直方圖(Histogram)　(D)稽核表(Check Sheet)

( )12. 有關醫院評鑑實地訪查之敘述，下列何者正確？(1)決定優先查證重點(2)以病人為焦點的查證方式(patient focus method; PFM)案例追查　(3)交叉查證　(4)審核申報健保給付。(A) (1)(2)(3)　(B) (1)(2)(4)　(C) (1)(3)(4)　(D) (2)(3)(4)

( )13. 選擇品質改善項目之優先順序，下列何者應為優先項目？(A)最困難改善(B)最容易改善　(C)最高發生頻率　(D)最低花費的改善活動

( )14. 醫院湧入大量粉塵爆傷患，經此嚴重的災難後，醫院為推動持續品質改善機制，下列何者較適合作為事後分析工具？(A)危害分析　(B) PDCA循環(C)失效模式分析　(D) SWOT分析

( )15. 有關柏拉圖(Pareto)的80/20法則，下列敘述何者正確？(A)把握關鍵多數，就可獲得重要少數　(B)投入的時間越多，獲得的成果越大　(C)日常事務中，緊急且重要只占少數　(D)掌握80%時間，能解決20%的問題

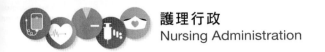
問答題

1. 請比較傳統的品質管理觀念(QC、QA)與現行的全面品質管理／持續性品質促進之差異。

2. 試以品質保證之父Donabedian提出的「醫療品質評估模式」為依據，就您的實習單位（工作單位）設計出某項主題的評值指標各三項。

3. 請敘述護理品質管理活動實施的步驟。

4. 醫療機構中常用的品質管理工具和方法種類繁多，請敘述護理部門最常用的「品管圈」的基本理念及推動方法。

學習評量
解答請掃描
QR Code

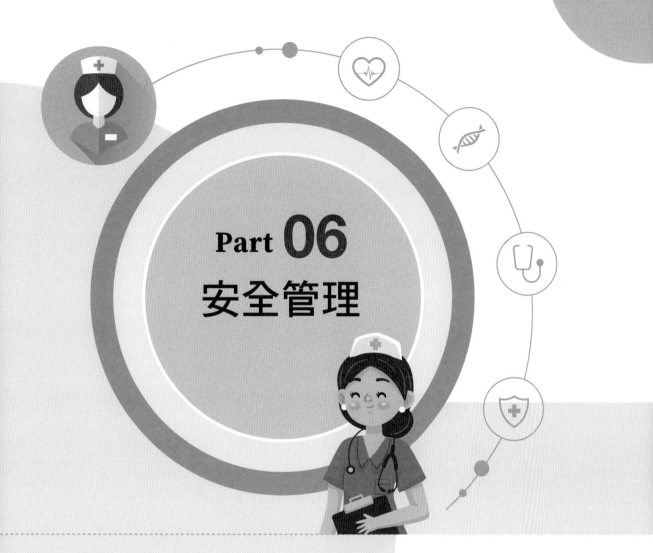

Part 06
安全管理

Nursing Administration

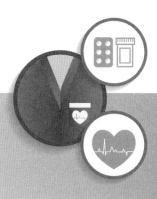

Chapter 15

醫院安全環境

Hospital Safety Environment

編著者·向肇英

讀完本章，您應能：

1. 認識醫療環境中危害因素及醫院環境安全管理系統。
2. 列舉醫療廢棄物分類處理項目。
3. 列舉工作安全衛生管理項目。
4. 說出醫療人員常見的職業災害及其預防。
5. 列舉醫療品質病人安全工作目標及執行策略項目。
6. 了解病人安全護理照護。
7. 了解傳染病防治的管理作業常規。

　　醫療機構的主要職責是為民眾的生命與健康把關，其做法有賴於醫療團隊人員注重病人安全相關事項，包括重視醫療環境管理作業，去除危害化學物品、物理因素與生物性感染，進而提供安全無慮的醫療環境，保障病人就醫安全及權益，與病人保有互信的醫病關係。同時感染管制與病人安全息息相關，醫院中為病人進行侵入性治療或檢查，醫療器材或設備已確實消毒或滅菌，且能落實隔離措施執行，將可避免院內傳染病感染。

　　此外，醫院安全環境需要有良好環境管理作業系統，醫療團隊人員在優質工作安全環境下，受到職業安全保障，於輪班的制度中，維持身心健康，避免職業災害發生，將有助於營造病人就醫的安全醫療體系，並提供以病人為中心的高品質醫療服務。

15-1 ○ 環境管理作業

　　醫療機構的基本責任是建立安全環境供病人使用，保障病人就醫的安全。因應環境保護的趨勢，醫院經營管理者必須首重**環境安全管理**，規劃並建立符合環境管理標準制度，以使資源合理利用及維持最佳環境保護策略與措施。如何塑造病人與醫療環境之間的安全管理，可從醫院環境中危害因素討論，以及環境安全管理系統，來說明醫院安全環境管理的重要性。

一、醫療環境中的危害因素

（一）影響舒適程度的因素

1. 溫度：人體會受到低溫或高溫的環境影響而感到不適。

2. 溼度：人體會因處於高濕度或低濕度環境而有不同的感受。

3. 空氣品質：醫院內空氣品質的好與壞，會直接影響人體健康、工作效率及服務品質，因此改善醫院內空氣品質，方能維護人體健康。

4. 採光照明：採光或照明不足會影響視力，容易疲勞；同時執行精密手術、護理技術，需有充足的採光照明則會降低照護病人意外事件發生，進而增加醫療人員的工作效率。

（二）醫院環境中危害的因素

　　在醫療院所工作環境中，有著許多已知或潛藏的有害物質，而這些有害的物質會影響職場工作人員身心健康及工作效率，也會危害病人安全。因而下列探討危害的因素，分為五類型有化學性、物理性、生物性、人體工學以及壓力（心理）等。

1. 化學性因素：基於醫療機構的清潔與預防感染原則，常見在醫院環境與醫療器械各種危害的化學物品，如粉塵、噴霧劑、氣體、蒸汽等物質，經由呼吸道或皮膚黏膜刺激與傷害，對人體產生危害，一般分為兩大類：

   (1) 消毒性化學物質：醫療院所環境常採用酒精(Alcohols)、氯化合物(Chlorine)、酚化合物(Phenolics)、四級氨化合物(Quaternary ammonium compounds)、碘酊(Iodophors)、過氧化氫(Hydrogen peroxide)等消毒劑清潔環境。在醫療器械消毒多以酒精為主，常用的塑膠、橡皮材質等無法

以蒸氣高壓消毒時，則需使用消毒性化學物質進行低溫消毒，如環氧乙烷氣體滅菌(Ethylene oxide gas sterilization; EO Gas sterilization)、戊二醛(Glutaraldehyde)等低溫滅菌劑，對人體組織如皮膚、眼睛等造成傷害，同時該物質會殘留於醫療儀器或器械上，而影響接觸的病人身體健康。

(2) 治療性化學物質：癌症治療中的化學治療或標靶藥物治療藥劑，於治療過程中會對醫療人員及病人與家屬產生身體危害。

2. 物理性因素

(1) 游離輻射作業：醫療作業中放射線X光、鈷60癌症治療照射等儀器使用，易造成游離輻射線暴露，而傷害人體皮膚與眼睛，危害人體內部組織中細胞發生游離，產生化學毒性與細胞變化。

(2) 非游離輻射作業：非游離輻射包括紫外線、紅外線、雷射、微波等，其中高能量雷射光束具高度熱效應，易導致類燒傷狀態；紫外線殺菌燈容易造成眼睛或皮膚傷害。

(3) 噪音：容易讓人感到煩躁而影響心情、工作效率，以及造成聽力損失、影響睡眠。

3. 生物性因素：在醫療機構中醫療人員有可能直接暴露於生物性危害之中，如病人血液（如針扎）、體液、分泌物及排泄物，而其中的細菌、濾過性病毒、寄生蟲與昆蟲等，藉由飛沫、空氣、接觸傳播而引發傳染病流行。

4. 人體工學因素：醫療人員臨床照護工作中長期站立、姿勢不良、搬運重物、人機介面不適當等，易造成下背痛。

5. 壓力（心理）因素：醫療職場中單調工作、輪班工作、時間有限、新興傳染性病、醫療暴力等，造成工作負荷及壓力增加而影響心理健康。

二、醫院環境安全管理系統

ISO 14000環境管理系統是由國際標準組織(International Organization for Standardization; ISO)所制訂一系列世界通用的準則之一，其目的是藉由環境管理的方法，以及運用管理策略的內、外部稽核，有目標、有次序地解決與環境相關的問題。其主要基本精神乃在注重汙染預防及持續改善以增進環境的績效，進而符合社

會潮流，善盡環保義務，進而提升企業形象，滿足顧客、員工、供應商及社會對環保的要求。

將環境管理系統的標準(ISO 14001)應用於醫療機構環境安全管理系統之建立時，需**以病人安全為中心思考**，做好醫療**廢棄物處理**、工作安全衛生管理、**毒化物管理**、廢水汙染防治、環境清潔與查檢、病人安全感染管制、**噪音管理**等，方能提供病人優質的就醫環境。下列依序討論之。

（一）醫療廢棄物處理

醫療廢棄物可分為一般性（事業）廢棄物及生物感染醫療廢棄物，環境管理上應採用廢棄物分類與資源回收方式，以減少廢棄物產生量，**並避免不必要的廢棄物儲存，以降低環境汙染；也須遵守與廢棄物包裝、標示及儲存有關之規定**。因此醫療院所會制訂醫療事業廢棄物減量作業規範如下：

1. **一般性（事業）廢棄物**：是指未與病人血液、體液、引流液、排泄物接觸，其儲存清除的廢棄物處理，使用**白色透明塑膠袋**。而可燃廢棄物進一般性（事業）廢棄物焚化爐**焚化**，不可燃廢棄物進衛生掩埋場掩埋（如表15-1）。

表15-1　一般性（事業）廢棄物

類別	項目
廢紙類	藥品及器材包裝用紙、辦公室用紙、書報、雜誌、影印紙、電腦紙、廢紙、紙箱、紙盒
廢玻璃類	乾淨點滴瓶、非有害藥用玻璃瓶或藥水容器、飲料罐、食品罐頭空罐
廢金屬類	藥罐、飲料罐、食品罐頭空罐
廢塑膠類	點滴瓶、塑膠瓶罐、塑膠杯、寶特瓶、食品罐頭空瓶
醫療用廢塑膠類	點滴輸注液容器、輸液導管、廢藥水桶
員工生活垃圾	辦公室廢棄物、訪客或非傳染病病人之生活廢棄物等
其他	1. 廚餘、廢石膏模、攝影膠片、體溫計、電池、碳粉夾 2. 「坐月子中心」、「嬰兒房」及「安養中心」產生之「尿布」、「棉墊」、「塑膠手套」等廢棄物
回收類／未受血汙染廢棄物	使用藍色垃圾袋，由專人回收；廚餘使用回收桶由專人收回；顯影液、定影液經電解回收機處理做重金屬處理後，再由廠商回收，符合排放標準之廢水引流至衛生下水道處理

2. 生物感染醫療廢棄物：是指醫院中產生的廢棄物需要妥善管理，這些廢棄物要予以適當分類、包裝、標示及儲存，而控制潛在的危險，避免不必要的接觸與傷害。其中可燃性醫療廢棄物使用**紅色塑膠袋／容器**，由生物醫療廢棄物代處理業者（**熱處理**）處理；不可燃性醫療廢棄物使用**黃色塑膠袋／容器**，由廢棄物代處理業者（**滅菌法或熱處理**）處理。

　　生物感染醫療廢棄物分為基因毒性廢棄物、廢棄物之尖銳器具、感染性廢棄物及輻射性有害性廢棄物（如表15-2、圖15-1）。

表15-2　生物感染醫療廢棄物

類別		項目
（一）基因毒性廢棄物		化學治療抗癌藥物，**使用鐵製收集容器（貼基因毒性標誌）**，由廢棄物代處理業者（**熱處理或化學處理法**）處理
（二）廢棄物之尖銳器具		指對人體造成刺傷或切割傷之廢棄物品，包括注射空針／針頭、與針頭相連之注射筒及輸液導管、針灸針、手術縫合針、手術刀、載玻片、蓋玻片或破裂之玻璃器皿等
（三）感染性廢棄物	1. 廢棄之微生物培養物、菌株及相關生物製品	指廢棄之培養物、菌株、活性疫苗、培養皿或相關用具，及感染性生物材料製造過程產生之廢棄物
	2. 病理廢棄物	指手術或驗屍所取出之人體組織、器官、殘肢、體液等。但不含頭顱、屍體、頭髮、指甲及牙齒
	3. 血液廢棄物	指廢棄之人體血液或血液製品，包括血清、血漿及其他血液組成分
	4. 受汙染動物屍體、殘肢及墊料	指接受微生物感染之實驗動物屍體、殘肢及其墊料，包括經檢疫後廢棄或因病死亡者
	5. 手術或驗屍廢棄物	指使用於外科手術治療、驗屍或解剖行為而廢棄之衣物、紗布、覆蓋物、排泄用具、褥墊、手術用手套
	6. 實驗室廢棄物	(1)生物安全等級第三級及第四級實驗室所產生之廢棄物 (2)生物安全等級第二級實驗室中與微生物接觸之廢棄物，包括拋棄式接種環及接種針、檢體、手套、實驗衣、拋棄式隔離衣等
	7. 透析廢棄物	指進行血液透析時與病人血液接觸之廢棄物，包括拋棄式導管、濾器、手巾、床單、手套、拋棄式隔離衣、實驗衣等

	類別	項目
（三）感染性廢棄物（續）	8. 隔離廢棄物	指收容患傳染病病人之隔離病房所出之廢棄物
	9. 受血液及體液汙染廢棄物	指其他醫療行為與病人血液、體液、引流液或排泄物接觸之廢棄物，包括各類廢棄之木質壓舌板、蛇型管、氧氣鼻導管、抽痰管、導尿管、引流管等，及沾有人體血液、精液、陰道分泌物、腦脊髓液、滑液、胸膜液、腹膜液、心包液或羊水之廢棄物。但不含止血棉球、個人衛生用品、人體分泌物的紗布、包紮物、尿布、面紙及廁所衛生紙等
（四）輻射性有害性廢棄物		經由核醫做檢查之病人尿布、衛生紙、棉墊等物，存放醫院廢料一段時間後，再依一般性廢棄物（熱處理）處理

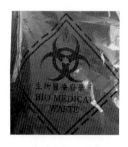
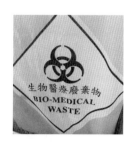
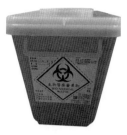
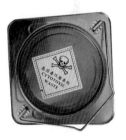

(a)可燃性生物醫療廢棄物使用紅色塑膠袋／容器　**(b)不可燃性生物醫療廢棄物使用黃色塑膠袋／容器**　**(c)針頭收集桶**　**(d)基因毒性廢棄物鐵製收集容器**

圖15-1　廢棄物分類、包裝與標示（彩圖　　）

參考資料：衛生福利部（2020，12月）。**醫療廢棄物減量及資源回收指引手冊(109年版)**。https://www.greenhosp.tw/Fckfile/file/指引手冊1091216-第五版.pdf

（二）工作安全衛生管理

　　醫療人員或病人可能會接觸到化學品如酒精、化學治療藥物等，因此對於醫院中潛在化學物品及其危害要有所認識，並正確安全操作及降低風險。故需重視化學危害物質管理，由於化學品可能會對人體或環境造成不良的影響，2018年11月9日修正之勞動部勞動法令「危害性化學品標示及通識規則」，對於具有危害性之化學品，執行置備與整理危害物質清單、危害物質標示及揭示安全資料表，並採取必要

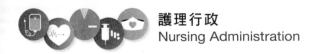
之通識措施之**教育訓練**，目的在避免勞工因化學品洩漏、中毒或長期暴露而造成健康或生命威脅，減少意外事故發生。

1. 危害物質清單：製作危害物質清單是為能了解存放物質種類與數量詳細資料，而有助益緊急應變；其清單內容有基本辨識資料、廠商資料、使用與貯存資料。

2. 危害物質標示：目的是可達到辨識危害物質。

    (1) 依「危害性化學品標示及通識規則」第7條，標示之危害圖式形狀為直立45度角之正方形，其大小需能辨識清楚，圖式符號應使用黑色，背景為白色，圖式之紅框有足夠警示作用之寬度（如圖15-2）。

    (2) 依行政院環境保護署(2023)規定，生物醫療廢棄物特性標誌顏色為白底黑字，以黑色油墨套印於紅色或黃色底之塑膠袋；亦可套印於紅色（或黃色）標籤紙，再貼於紅色（或黃色）容器上。套印於塑膠袋時，宜雙面印製，避免因擺放角度而使標誌不明顯。標誌圖解說明詳見圖15-3。

    (3) 化學品分類與標示之全球調和制度(Globally Harmonized System; GHS)：聯合國為降低化學品對勞工與消費者身體健康的危害及環境汙染，並減少跨國貿易障礙，而主導推行的化學品分類與標示之全球調和系統。GHS施行後可以提供國際上通用及容易理解的危害通識系統，以提升對人類健康與環境安全。勞動部職業安全衛生署(2023)提出在醫院常用GHS標示如圖15-4所示。

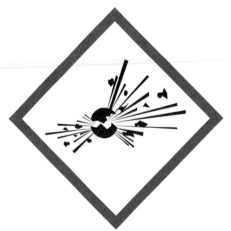

圖15-2 危害物質標示圖（彩圖 **）**

參考資料：勞動部職業安全衛生署（2023，5月1日）·*GHS化學品全球調和制度*。https://ghs.osha.gov.tw/CHT/masterpage/index_CHT.aspx

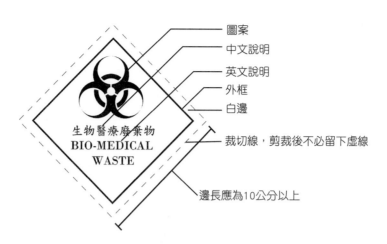

圖15-3　標誌圖解說明

參考資料：行政院環境保護署（2023，5月1日）・*生物醫療廢棄物特性標誌使用說明*。https://www.epa.
gov.tw/Page/4F5B16FC31784A73

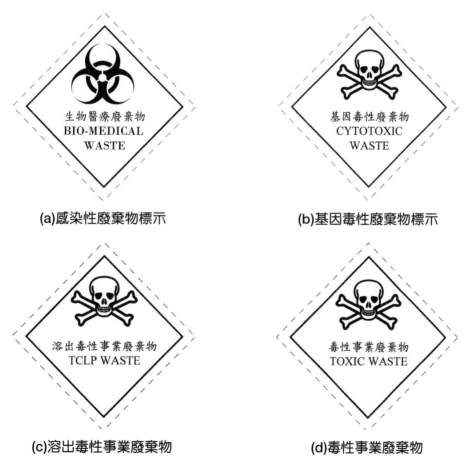

(a)感染性廢棄物標示　　　　　　　　(b)基因毒性廢棄物標示

(c)溶出毒性事業廢棄物　　　　　　　(d)毒性事業廢棄物

圖15-4　醫院常用GHS標示

參考資料：勞動部職業安全衛生署（2023，5月1日）・*GHS化學品全球調和制度*。https://ghs.osha.gov.tw/
CHT/masterpage/index_CHT.aspx

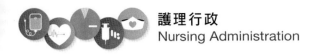

3. 危害物質安全資料表：詳見表15-3。

4. 工作安全衛生教育訓練：詳見表15-4。

表15-3　危害物質安全資料表

項目	內容
危害物質	分為爆炸性物質、著火性物質、易燃液體、氧化性物質、可燃性氣體、高壓氣體
安全資料表(Safety Data Sheet, SDS)	是化學物品身分證或說明書，扼要的載明化學物質之特性，如儲存分類、防火滅火方法、健康危害訊息及防範措施等資料，收集並整理為安全資料表，必須置於工作現場，以利工作時隨時取閱，是職業及環境安全衛生的重要參考資料
主要內容	包括物品與廠商資料、危害辨識資料、成分辨識資料、急救措施、滅火措施、洩漏處理方法、安全處置與儲存方法、暴露預防措施、物理及化學性質、安全性及反應性、毒性資料、生態資料、廢棄物安全資料表之處置方法、運送資料、法規資料、其他資料
放置地點	醫療機構會將各病房之危險物儲存於防爆櫃中，無防爆櫃者以鐵箱或鐵三斗櫃置放，並於櫃外貼上GHS危害圖示標示與安全資料表清單
檢討、更新與保存	根據「危害性化學品標示及通識規則」依實際狀況檢討安全資料表內容之正確性，適時更新，並至少每三年檢討一次；安全資料表更新之內容、日期、版次等更新紀錄，應保存三年

表15-4　工作安全衛生教育訓練

項目	內容
目的	促使醫院場所人員能了解相關職業安全衛生規定，進而保障其工作中的安全與健康
訓練對象	對於從事製造、處置或使用危害性化學品及有害廢棄物作業新進勞工及在職人員
訓練時數	在職人員應每年至少接受3小時在職教育訓練；新進勞工直接受3小時教育訓練
訓練課程	危害性化學品標示、物質清單、與通識規則介紹，以及物質安全資料表的介紹與應用、毒性化學物質運作與實驗場所廢棄物管理等
訓練方式	採實體／線上課程
訓練成果	參加實體課程並經測驗合格者，發予訓練證明書有效期限為3年；測驗不合格者，安排補考直到合格

（三）毒化物管理

醫院所使用毒性化學物質，如化學治療藥物具有細胞毒性，病理檢體使用福馬林、供應室使用之環氧乙烷消毒劑等，應採用安全衛生管理措施，預防毒化物暴露。

（四）廢水汙染防治

醫院因檢驗廢液、消毒水、病人排泄物、分泌液等所產生之廢水，需經過適當處理符合排放標準，才能排放到公共衛生下水道。

（五）環境清潔與查檢

醫院應用5S活動起源於日本，由日文字發音第一個字母組成，包含：**整理(Seiri)、整頓(Seiton)、清掃(Seiso)、清潔(Seiketsu)、素養(Shitsuke)**，讓醫院環境充滿「看得見的管理」，對於空間使用、設備、器材定位，將整理與清潔後的環境空間有效且持續地維持，以提供潔淨的就醫環境供民眾安心使用。

（六）病人安全感染管制

住院或門診病人中，具有傳染性疾病感染症病人或帶菌者，除了感染管制區隔外，需要將環境清潔、醫材與衛材的消毒與滅菌、感染與非感染的廢棄物的分類、以及病室區隔，以避免院內感染發生。

（七）噪音管理

醫護人員因醫療業務以及各種常規設備產生的噪音，會影響病人的休息和睡眠品質，甚至會導致心跳加快、緊張不安、疼痛耐受度變差、傷口癒合不良等問題。因此採取隔音保護的設計、降低人員交談音量、適當維護電器設備或將其遠離，以及修正醫療系統操作程序，設備先降噪規劃再安裝等噪音管理措施，有效地提升醫療環境的安寧程度。

15-2 職業災害的預防

「職業安全」是指控制工作場所的危害因子的暴露，將職業傷害性降至最低程度，並且預防職業災害。依據「職業安全衛生法」第1條說明制定本法目的為「防止

職業災害，保障工作者安全及健康」；第2條定義「職業災害」指因勞動場所之建築物、機械、設備、原料、材料、化學品、氣體、蒸氣、粉塵等或作業活動及其他職業上原因引起之工作者疾病、傷害、失能或死亡。且上下班時間必經途中，無私人行為或違反重大交通法令，勞工發生車禍亦可視為職業災害。

一、職業災害的要件

須同時具備下列三項條件，方可稱為職業災害：**(1)具有勞工身分；(2)須在就業場所發生，並與執行職務有關；(3)造成勞工生理上的危害**－疾病、傷害、殘廢或死亡。

二、職業災害的分類

職業災害依災害程度可分為失能傷害及非失能傷害。「失能傷害」指人員受傷後24小時內，無法回到工作崗位繼續工作的事故，包括死亡、永久全失能、永久部分失能、暫時全失能；「非失能傷害」指人員受傷後24小時內，可以回到工作崗位繼續工作的事故，通常稱為輕傷事故。

三、職業災害的原因

1. 不安全工作的勞動條件：工作環境安全管理、工作場所防護設備、通風、照明、噪音、整潔、溫度的缺失。

2. 不安全工作的行為：勞工本身不知危險性、不小心、無視於規定、疏忽或生理與心理狀況欠佳，如工作壓力或疲勞而引發不安全行為或動作。

四、醫療人員常見的職業災害

勞動部勞動及職業安全衛生研究所(2016)發布女性醫護人員健康危害調查研究結果，護理人員自認環境中主要健康危害因子，依序有**針扎、長時間站立、病毒或細菌感染、搬動病人或重物**、游離輻射（如X光放射性同位素等）、工作壓力、心理困擾等。簡述如下：

（一）暴觸於針扎和血液、體液的潛在危機

勞動部勞動及職業安全衛生研究所(2016)統計顯示有67.6%的護理人員曾發生過針扎，發生針扎因素前三名為針頭回套、處理靜脈滴注或靜脈注射，以及其他醫護人員的疏失。國內外許多研究結果顯示，遭受針扎或血液體液暴觸事件之醫護人

員，會擔心感染到傳染性疾病，如B型肝炎、C型肝炎、愛滋病等，造成身心健康問題（吳，2015；謝、蕭，2019；Hosseinipalangi et al., 2021）。

自2011年起，「醫療法」規定醫療機構應全面提供安全針具，保障醫療人員工作安全避免針扎，並列入醫院評鑑內容。同時行政院勞動部自2010年於醫院中建立EPINet (Exposure Prevention Information Network)針扎防護通報系統，因此自安全針具立法5年及成立EPINet通報系統後，顯示「所有針具」與「靜脈留置針」的針扎率逐年下降，但是EPINet此監控通報系統有待加強宣導（全國法規資料庫，2020；吳等，2019；謝、蕭，2019）。

（二）暴觸於化學治療藥物的潛在危機

化學治療藥物具細胞毒性，醫療人員在藥物處理流程、照護病人、處理廢棄物過程中，可能因為藥物滲漏、揮發、飛沫、或接觸病人排泄物而造成職業暴露；甚至長期暴露可能會影響工作人員健康狀態。尤其護理人員在執行化學藥物治療時，更是擔心藥物吸入、皮膚吸收與眼睛飛濺。

（三）肌肉骨骼傷害

勞動部勞動及職業安全衛生研究所(2016)統計發現，女性護理人員曾有32.2%因為職業肌肉骨骼傷病而無法從事護理工作。林美華(2016)研究發現護理人員肌肉骨骼不適之平均盛行率有34.2%，其中常見三部位盛行率在肩膀疼痛(78.1%)、頸部疼痛(70.4%)及下背部疼痛(50.2%)。護理人員肌肉骨骼疼痛不適不僅會影響護理工作的執行，更會造成護理人力的流失、護理品質下降、病人安全疑慮等問題。

（四）工作壓力與疲勞

勞動部勞動及職業安全衛生研究所(2016)統計發現，有50.2%受訪護理人員在過去1個月內曾服用藥物以減輕身體不適，藥物類型包括安眠藥、鎮定劑、止痛劑、胃藥等。

於潘、莊(2019)調查1,221位臨床護理人員研究，結果顯示有51.46%為「我持續承受壓力」，有24.56%為「我晚上難以入眠」，疲勞分數屬中度工作疲勞；此外，輪班制臨床護理人員之工作時間，為各種工作時間分類中疲勞分數最高，因此，臨床護理人員工作壓力越大、工作負荷過重、生活作息不正常、工作年資越長、身體質量指數越大者，睡眠品質越差，亦易引起免疫系統問題，因此對健康造成極大的隱憂(Chen et al., 2021)。

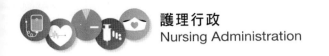

（五）新興傳染疾病造成心理困擾

嚴重特殊傳染性肺炎(COVID-19)疫情期間，馮等(2020)調查國內各醫院469位執業護理人員，壓力依序為照顧病人的負擔、擔心與社會隔離，細項依序為擔心親友被自己傳染、感染後與家人分離等。因此護理人員於疫情期間，心理受到極大衝擊與壓力，造成憂鬱、焦慮、失眠及情緒障礙等心理困擾（張、黃，2022）。

五、醫療人員常見的職業災害之預防

（一）健康檢查

員工實施健康檢查後，雇主必須將檢查結果做記錄並告知員工。而健康檢查包括一般健診與特殊健康檢查。

1. 一般健診

    (1) 一般體格檢查：指員工職前的健康檢查。

    (2) 定時健康檢查：依勞工健康保護規則規定，在職勞工所做健康檢查，**年滿65歲以上者應每年檢查一次；年滿40歲未滿65歲者每3年檢查一次；未滿40歲者每5年檢查一次。**

2. 特殊健康檢查：針對危害健康作業員工，如執行化學藥物治療、放射線檢驗者、傳染性疾病照護者、針扎者等，要求定期按照指定項目做醫療檢查，並建立健康管理資料與實施健康管理。

（二）落實工作安全管理

化學危害物品確實貼上GHS危害圖示標示，如生物感染醫療廢棄物、基因毒性廢棄物，並張貼物質安全資料表清單，以預防員工因化學性、物理性、生物性的危害因子而導致的職業災害。

（三）教育訓練

職業安全衛生法第32條第一項規定，雇主對勞工應施以從事工作與預防災變所必要之安全衛生教育及訓練。

1. 醫療感染廢棄物處理教育訓練。

2. 預防針扎教育訓練：注射、針灸或輸血等侵入性治療時，務必注意執行技術安全、戴手套、尖銳物品或針頭不回套，直接丟入針頭收集筒，並使用安全針

器。如不慎針扎，應即時通報並依針扎處理流程處置，定期追蹤，必要時應接受醫師檢查，以及採取預防性投藥等措施（謝、蕭，2020）。

3. 加強了解化學治療藥物副作用，並接受專業防護訓練與演練，包括：

(1) 化學藥品運送流程：以一病人一藥盒運送、條碼輸入領取藥品人員資料、條碼輸入藥品資料、以密閉之藥箱送至護理站、護理人員以條碼輸入收藥人身分、護理人員以條碼確認藥品。

(2) 化學治療穿戴防護用具流程：穿上防水隔離衣，戴上活性碳口罩，戴第一層外科手套，再戴第二層外科手套，戴上護目鏡（若未戴眼鏡者須戴上護目鏡）後，裝備完成。

(3) 化學藥品溢灑處理流程：通知環管人員、圍上警戒條並掛上警示牌、穿戴防護用具、周圍黏上紅色膠帶警示區、灑上漂白水、以掃帚掃除打碎之物品並將掃除物放入塑膠桶、灑上清水、吸除水分、漿液灑物放入內層感染垃圾袋（重複3次），全部倒入後束緊此感染垃圾袋、束上內層感染垃圾袋後，將防護用具脫下置於兩個垃圾袋中間、束上外層感染垃圾袋，並請環管人員前來收取垃圾及再次清潔。

(4) 基因毒性（化療）廢棄物處理作業流程：化療結束後，點滴輸液套或點滴瓶中殘存化療藥物，切勿排出，全套放入感染垃圾袋內；點滴輸液套勿與點滴瓶拆開，廢棄針頭與針筒亦勿拆開，避免化學藥品氣化。護理人員將點滴輸液套或點滴瓶、廢棄針頭與針筒先置於感染性垃圾袋內並束緊袋口；再丟入貼有基因毒性標示貼紙化療廢棄物收集筒；化療廢棄物收集桶約八分滿時，即請清潔人員處理，以不落地方式送往垃圾場處理。

4. 設計多樣化肌肉骨骼傷害之防範教學計畫，以維護護理人員肌肉骨骼健康，包括下背痛症狀的處理與治療、正確工作姿勢、加強背部肌肉的身體活動等，也可製作媒體檔以供護理人員學習與矯正姿勢。

5. 工作壓力調適：護理人員工作場所中，具有良好的人際關係與支持系統、個人的復原力及堅毅性，則可以緩衝其工作壓力與困境，而能有效的因應職場壓力。如獲得主管的支持，在與護理人員之間的人際互動與分享，能讓護理人員感受到自己是被關懷與重視的，並能從中得到協助與教導，其留任於職場的意願較高。且組織如能辦理堅毅性與復原力教育訓練，並能提供個別諮詢輔導或

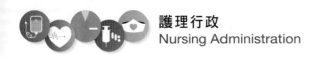
是團體成長營，使護理人員能相互支持、經驗分享及觀摩學習，皆能促進護理師的身心健康。

6. 緩解新興傳染疾病造成心理困擾：醫療院所可安排護理人員接受教育訓練，包括緩解壓力的方法，以及提供新興傳染疾病相關資訊、明確的溝通管道、足夠的個人防護裝備及完善的心理支持。另外，宣導社會大眾需給予支持及關懷，避免異樣眼光看待醫療人員及其家屬，以減輕其心理困擾。

15-3 病人安全管理

　　21世紀是以病人安全為核心的醫療，在醫療照護過程中，採取預防及改善措施，以避免病人因人為或系統性醫療疏失，而導致不良的結果或傷害。在全民健康保險實施後至今，醫療機構唯有靠良好的服務和品質才能讓病人感到滿意，方能立足於醫療變動不安的今天。近年來「病人安全」議題受到世界各國的重視，先後成立病人安全相關之機構或委員會統籌全國醫療不良事件的資訊收集與分析，並藉由教育訓練的推廣與改善活動的介入，以降低醫療疏失的再次發生。

　　國內於2002年發生幾起醫療機構之醫療不良事件而造成多人傷亡後，突顯出國內醫療安全出現問題，同時也衝擊到醫療機構與消費者的醫病關係。為使醫療疏失降至最低，保障病人就醫的安全，衛生福利部邀集產官學界相關專家學者於2003年2月正式成立「病人安全委員會」，統整並擬定國內病人安全的目標。2013行政院進行組織改造，目前由衛生福利部醫事司統籌和管理病人安全相關業務。

　　衛生福利部醫事司(2023)公告「112年度醫院評鑑基準、教學醫院評鑑基準及醫學中心任務指標基準」（醫學中心適用及區域醫院、地區醫院適用），核心價值以病人為焦點的查證方式，且以社區健康需求為導向、醫療服務品質為重、重視醫療團隊整體性合作。在國際評鑑聯合會(Joint Commission International; JCI)的國際認證，保障病人照護品質和安全，以達到促進醫療服務品質及提升病人安全之主要目標。其病人安全目標包括：正確的病人辨識、促進有效的溝通、促進高危險性用藥安全、確保手術部位、方式正確及手術病人正確、降低與醫療照護相關的感染之危險、減少因跌倒導致病人傷害之危險。

一、病人安全工作目標及執行策略

行政院衛生福利部(2022)推行「111~112年度醫院醫療品質及病人安全工作目標」（表15-5），以凝聚醫療機構對於病人安全工作推展的共識，並請各大醫院落實執行與推動，且列入醫療機構督導考核項目，期望能建立「以病人為中心」並兼具安全與品質之就醫環境。由此可知，我國政府十分重視醫療院所的病人安全管理制度。

表15-5　111~112年度醫院醫療品質及病人安全工作目標

項　目	執行策略
目標一 促進醫療人員間團隊合作及有效溝通	1. 建立機構內團隊領導與溝通機制，落實醫療人員訊息有效傳遞並促進團隊合作 2. 落實病人於不同單位間共同照護或是轉換照護責任時訊息溝通之安全作業 3. 加強於困難溝通情境之病人辨識及交班正確性
目標二 營造病人安全文化、建立醫療機構韌性及落實病人安全事件管理	1. 營造機構病人安全文化與環境，並鼓勵員工主動提出對病人安全的顧慮及建議 2. 提升醫療機構韌性，保護醫療場所人員免遭受暴力侵害 3. 鼓勵病人安全事件通報，運用人因工程之概念，強化病人安全事件改善成效
目標三 提升手術安全	1. 落實手術辨識流程及安全查核作業 2. 落實手術輸、備血安全查核作業 3. 落實手術麻醉整合照護，強化團隊合作 4. 預防手術過程中不預期的傷害
目標四 預防病人跌倒及降低傷害程度	1. 團隊合作提供安全的照護與環境，以降低跌倒傷害程度 2. 評估及降低病人跌倒風險 3. 跌倒後檢視及調整照護計畫 4. 落實病人出院時跌倒風險評估，並提供預防跌倒及預防或改善衰弱之指導
目標五 提升用藥安全	1. 推行病人用藥整合 2. 加強使用高警訊藥品病人之照護安全 3. 加強需控制流速或共用管路之輸液使用安全

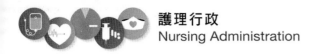
表15-5　111~112年度醫院醫療品質及病人安全工作目標（續）

項　目	執行策略
目標六 落實感染管制	1. 落實人員之健康管理 2. 加強抗生素使用管理機制 3. 推行組合式照護的措施，降低醫療照護相關感染 4. 定期環境清潔及監測清潔品質 5. 建立醫材器械消毒或滅菌管理機制
目標七 提升管路安全	1. 落實侵入性管路之正確置放 2. 提升管路照護安全及預防相關傷害
目標八 改善醫病溝通並鼓勵病人及家屬參與病人安全工作	1. 鼓勵民眾關心病人安全，並提供民眾多元參與管道 2. 運用多元或數位模式，改善醫病溝通，並推行醫病共享決策 3. 提升住院中及出院後主要照顧者照護知能
目標九 維護孕產兒安全	1. 落實產科風險管控 2. 維護孕產婦及新生兒安全 3. 預防產科相關病人安全事件

參考資料：衛生福利部臺灣病人安全資訊網（2022，2月9日）．*111-112年度醫院醫療品質及病人安全工作目標*。https://www.patientsafety.mohw.gov.tw/xcdocb/cont?xsmsid=0M069415939762306582&sid=0M097409742842629654

二、病人安全護理照護

　　身為醫療院所第一線的護理師，在整個醫療過程中，常是醫療疏失發生的最後一道防線。由於**護理師是臨床照護主要人力**，在醫療過程環環相扣中，如能及時發現錯誤更正，或是依照標準作業流程執行照護病人，就能避免病人受到傷害，由此可見護理師護理病人安全的重要性。而預防醫療疏失，建立照護病人安全管理制度是極為重要的，所有醫療團隊人員都必須重視，並落實醫療錯誤通報、矯正、追蹤與輔導，如此才能營造安全醫療作業環境。

（一）調整護理服務態度

　　護理師能體認生命意義及價值，用心、關懷與尊重病人，凡事依照標準作業流程執行，如遵循給藥的「三讀五對」，就不會發生給藥錯誤的問題。或是於病人

接受手術或侵入性檢查時，需醫療人員共同確實執行「處置安全查核表」即所謂「Time Out」執行，包括辨識病人、檢查／處置部位、名稱、姿勢已安全固定，以及重要事項評估。如此才能建立防護醫療疏失的環境與制度，而提供病人安全就醫的醫療環境。

（二）落實教育訓練

增強護理師的臨床照護能力，以提升人員專業知識與技能；預防醫療疏失的發生，就必須從落實臨床教育訓練做起，如職前教育訓練、專科教育訓練、在職教育訓練、倫理教育訓練等，經由教育護理師將體認到病人安全照護的重要，而能落實標準作業流程，以做到病人安全照護。

（三）建立危機管理的通報制度

大部分醫療疏失是系統的問題，除落實醫療品質病人安全工作目標及執行策略外，須建置去責化的異常事件通報系統，鼓勵人員通報，並針對重大事件，使用根本原因改善手法來確立問題或導致原因，藉由過程分析、追蹤改善，以預防醫療疏失意外事件發生。通報系統如下：

■ 臺灣病人安全通報系統

醫療機構可藉由線上通報、通報軟體及資料庫匯入等三種不同管道，上傳至臺灣病人安全通報系統(Taiwan Patient-Safety Reporting System; TPR)，其中以匿名、自願、保密、不究責及共同學習之五大原則，建立不具強制性且**非懲罰性機制**，不介入做事件調查，開放個人與機構做通報，做為機構間經驗分享及資訊交流之平臺。因此醫療機構以健康的態度來看待錯誤發生，經由通報、分析、策略與持續性監測，**避免同樣的事件重複發生**，以期建立正面且不斷進步的安全文化，提升病人安全，提供安全性的醫療服務品質。

1. 醫療異常事件常用名詞說明，詳見表15-6。

2. 醫療錯誤、失誤常用名詞說明，詳見表15-7。

表15-6 醫療異常事件名詞

名詞	說明
警訊事件 (Sentinel Event)	指個案非預期的死亡或非自然病程中永久性的功能喪失，或發生下列事件：如病人自殺、拐盜嬰兒、輸血或使用不相容的血品導致溶血反應、病人或手術部位辨識錯誤等事件
意外事件(Accident)	指非因當事人之故意、過失、不當作為或不作為所致之不可預見的事故或不幸，常伴隨著有不良的後果
異常事件(Incident)	指因為人為錯誤或設備失靈造成作業系統中某些部分的偶然性失誤，而不論此失誤是否導致整個系統運作中斷
醫療不良事件 (Medical Adverse Event)	指傷害事件並非導因於原有的疾病本身，而是由於醫療行為造成病人死亡、住院時間延長，或在離院時仍帶有某種程度的殘障
未造成傷害的異常事件 (No Harm Event)	指錯誤或異常事件雖已發生於病人身上，但是並未造成傷害，或是傷害極為輕微，連病人都未感覺到
可預防之不良事件(Preventable - Avoidable Adverse Event)	指按照現有的方法及知識，正確執行即可避免發生的特定傷害，卻仍然因為失誤而造成的不良事件
藥物不良事件 (Adverse Drug Event; ADE)	指病人因使用藥物或應給予藥物卻未給予而造成的傷害事件
高警訊藥物(High-Alert Drugs, High-Alert Medications)	指凡經由不當使用或不當管理，而可能對病人造成嚴重傷害的藥物
藥物不良反應 (Adverse Drug Reaction; ADR)	指凡病人因使用藥物而產生非預期、不希望發生、或是過度強烈的反應，因而造成需要停藥、需要更換藥物治療、需要調整藥物劑量、必須住院、延長住院時間、需要支持性治療、明顯使診斷複雜化、對預後產生負面影響、導致暫時或永久性的傷害，殘障或死亡

表15-7 醫療錯誤、失誤名詞

名詞	說明
醫療錯誤(Medical Error)	指未正確的執行原定的醫療計畫之行為（即執行的錯誤）及採取不正確的醫療計畫去照護病人（即計畫的錯誤）
藥物錯誤(Medication Error)	指在藥物治療過程中，凡與專業醫療行為、健康照護產品、程序與系統相關之因素，發生可預防的藥物使用不當或病人傷害的事件。可能發生在處方的開立、醫囑的轉錄、藥品的標示、包裝與命名、藥品的調劑、分送、給藥、病人教育、監管與使用過程

表15-7 醫療錯誤、失誤名詞（續）

名詞	說明
跡近錯失(Near Miss, Near Miss Events)	或稱幾近錯失，指因不經意或是即時的介入行動，而使其原本可能導致意外、傷害或疾病的事件或情況並未真正發生。**屬於非強制性通報**
顯性失誤(Active Error, Active Failure)	指「第一線」人員因不安全的行為，導致的錯誤或違規。錯誤是立即顯現發生的，通常與不良結果有直接相關性
隱性失誤(Latent Error, Latent Failure)	指發生在設計、機構、訓練、與維修保養的錯誤，其結果導致操作者出錯，一般而言該錯誤的影響通常會潛藏在系統中很長的一段時間

參考資料：衛生福利部臺灣病人安全資訊網（2022，4月15日）·*名詞釋義*。https://www.patientsafety.mohw.gov.tw/xcdoc?xsmsid=0M068632754819027320&sid=0M105536446304245605

例題： 某護理師，白班早上備藥時赫然發現藥局配的藥物出現每日劑量與醫囑不一致，應該是每日一顆0.5 mg／顆，藥局配成每日一顆 1.0 mg／顆，護理師將藥物退回藥局請他們重新配置藥物。所幸該錯誤之藥物尚未發給病人使用，此屬於何種醫療異常事件？

解答： 幾近錯失(Near Miss)。

■ 全國藥物不良反應通報系統

　　衛生福利部食品藥物管理署有感於健全的藥物不良反應通報系統，對提升全民用藥安全的重要性，自1998年起，設立全國藥物不良反應通報系統(National Report System of Adverse Drug Reactions; ADR)，其業務範圍包括藥品及醫療器材之不良反應的通報作業及宣導，強化醫療人員對使用藥物引起的不良反應的認識，建立本土之藥物用藥安全資料庫，及通報資料之評估及資訊回饋制度，以達到合理用藥及提升臺灣民眾藥物使用安全性的設置宗旨。同時，將ADR資料統計、分析與公告，且不定期提供藥物安全相關資訊，供醫療人員臨床照護病人參考與應用。

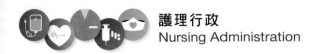
（四）安全執行病理組織檢體運送

　　近期新聞報導，某醫院發生醫師涉嫌將他人癌症病理組織，放入另一病人組織中，再開立罹癌證明而詐領保險理賠金之事件，不僅違反醫學倫理及醫療行為，也造成社會負面觀感。因此各醫療院所應重視病理組織檢體運送，而訂立安全運送方案：

1. 一般檢體運送：步驟為採取病理組織檢體、交與送檢醫師、檢體放入夾鏈袋內、送檢醫師與護理師核對檢體並簽名、貼上金屬封條及雙人簽名標籤貼紙、填寫「病理組織檢查委託單」及登錄登記本、將檢體置於儲存櫃、傳送人員統一送至病理科、病理科人員檢視封條與簽名標籤完整性無誤後再簽收、若發現封條與簽名標籤遭到破壞則通知送檢單位和主治醫師並上病人安全系統通報。

2. Forzen與Fresh檢體運送：其步驟為採取檢體、送檢醫師與護理師核對檢體並簽名、夾鏈袋封口貼上金屬封條及雙人簽名標籤貼紙、送檢醫師將檢體與病理組織檢查委託單直接送至病理科簽收。

3. 研究檢體處理：將檢體取走的醫師須於手術記錄上註記研究計畫名稱或人體試驗委員會許可編號。

 15-4 傳染病防治的管理作業常規與照護

　　傳染病發生須有三大要素，包括：**致病微生物的來源、易感宿主，以及適當的傳播途徑**。其中，若在醫療環境中執行隔離措施，便能阻斷傳播途徑，控制傳染病的感染蔓延。

一、傳播途徑

1. 接觸傳染

    (1) 直接接觸傳染：指經由直接體表與體表接觸而傳播病菌。

    (2) 間接接觸傳染：指易感宿主因接觸被汙染的環境或器械而被傳染。

2. 飛沫傳染：咳嗽、打噴嚏或說話時藉由帶有致病菌的飛沫來傳播。

3. 空氣傳染：藉由空氣中帶有致病菌的微小粒子，或水滴、塵埃來傳播。

4. 共同媒介物傳染：藉由被汙染食物、水或藥品來傳播。

5. 病媒傳染：藉由病媒生物如蚊子、老鼠等來傳播。

二、傳染病監視

依據傳染病防治法之第3條規定，傳染病的分類及其通報時限詳見表15-8。於門診、急診、病房內發現法定傳染病病人，應由醫師仔細閱讀填表說明，將填妥之「法定及新興傳染病個案（含疑似病例）報告單」送至感染管制小組報告衛生主管單位。若須送檢體至「疾病管制署預防醫學辦公室」檢驗者，則檢體連同已填妥之「傳染病個案（含疑似病例）報告單」一式兩聯一起送至感染管制小組，報告衛生主管單位。

表15-8　法定傳染病之分類和通報時限

分類	傳染病名稱	通報時限
第一類	天花、嚴重急性呼吸道症候群(SARS)、鼠疫、狂犬病	24小時
第二類	猴痘、**登革熱**、屈公病、瘧疾、茲卡病毒感染症、西尼羅熱、流行性斑疹傷寒、腸道出血性大腸桿菌感染症、傷寒、副傷寒、桿菌性痢疾、阿米巴性痢疾、霍亂、急性病毒性Ａ型肝炎、小兒麻痺／急性無力肢體麻痺、炭疽病、多重抗藥性結核病、麻疹、德國麻疹、白喉、流行性腦脊髓膜炎症、漢他病毒症候群	24小時
第三類	急性病毒性Ｂ型肝炎、日本腦炎、急性病毒性Ｃ型肝炎、腸病毒感染併發重症、急性病毒性Ｄ型肝炎、結核病、先天性德國麻疹症候群、急性病毒性Ｅ型肝炎、流行性腮腺炎、百日咳、侵襲性ｂ型嗜血桿菌感染症、退伍軍人病、梅毒、先天性梅毒、淋病、破傷風、新生兒破傷風、漢生病、急性病毒性肝炎未定型	一週內
第三類	人類免疫缺乏病毒（愛滋病毒）感染	24小時
第四類	嚴重特殊傳染性肺炎、疱疹B病毒感染症、鉤端螺旋體病、類鼻疽、肉毒桿菌中毒	24小時
第四類	李斯特菌症	72小時
第四類	水痘併發症、恙蟲病、地方性斑疹傷寒、發熱伴血小板減少綜合症、萊姆病、弓形蟲感染症、布氏桿菌病、流感併發重症、侵襲性肺炎鏈球菌感染症、Q熱、兔熱病	一週內
第四類	庫賈氏病	一個月
第五類	新型A型流感、黃熱病、裂谷熱、中東呼吸症候群冠狀病毒感染症、拉薩熱、馬堡病毒出血熱、伊波拉病毒感染	24小時

■ 嚴重特殊傳染性肺炎

嚴重特殊傳染性肺炎(COVID-19)致病原體為新型冠狀病毒(SARS-CoV-2)，其是經由**空氣或飛沫傳染**，增加人傳人之感染風險。隨著疫情變化，2023年3月20日起調整病例定義，符合臨床條件及檢驗條件之併發症（中重症）個案始須通報及隔離治療。而於2023年4月28日公告將「嚴重特殊傳染性肺炎」自第五類傳染病調整為第四類傳染病。有關嚴重特殊傳染性肺炎照護，詳見表15-9。

表15-9　嚴重特殊傳染性肺炎(COVID-19)照護

項目	內容
潛伏期	為1~14天（多數為5~6天）
症狀	1. 常見症狀包含發燒、乾咳、倦怠，約1/3會有呼吸急促，以及頭痛、腹瀉及味覺或嗅覺喪失、嚴重肺炎與急性呼吸窘迫症候群等 2. 產生肺部感染，導致肺泡損傷、肺擴張不全、血氧濃度下降、血液動力學不穩定、痰液增加
治療	1. 以疾管署核准之抗病毒藥物合併羥基奎寧治療及支持性療法，如使用氧氣、補充水分及電解質、退燒和止痛藥物使用並施打疫苗（陳，2020；鄭、鄭，2020） 2. 入住單人負壓隔離病室，重症者須放置氣管內管且使用呼吸器（王等，2020）
心理壓力	可能發生隔離焦慮、社交隔離等健康問題，需給予病人身心、社會健康問題最適當的照護，如關懷病人、教導深呼吸減輕焦慮、視訊等，為極其重要的課題（李等，2020；Brooks et al., 2020）
預防新型冠狀病毒感染	1. 民眾應避免直接接觸到疑似COVID-19個案帶有病毒之分泌物與預防其飛沫傳染 2. 預防措施：維持手部衛生習慣、不觸碰眼口鼻；維持社交距離（室外1公尺，室內1.5公尺）或佩戴口罩；大眾運輸須佩戴口罩；居家檢疫、居家隔離或自主健康管理者遵守相關規範；疫苗接種

三、執行隔離措施

傳染病病人需獨立住在單人隔離病房時，其執行隔離措施如下：

1. 醫療設備：需重複使用的儀器設備，一定要妥善消毒過後才能使用；若有抽痰，需使用密閉式抽痰系統(Closed System Suction)，餐具建議使用拋棄式餐具。

2. **手部衛生**：為預防傳染最簡單的方法，而**洗手五時機為接觸病人之前與後、執行無菌操作技術之前、接觸病人血液與體液後、接觸病人周遭環境之後**，確實洗手。

3. 口罩使用：接觸病人都要戴口罩，口罩須完全覆蓋口鼻和下巴、把口罩上的金屬片沿鼻樑兩側按緊、讓口罩緊貼面部、每天更換如有破損或弄汙，應立即更換。

4. 手套與隔離衣使用：抽血或靜脈注射時、檢體運送、脫除手套後或更新時需洗手。在進行醫療處置或護理措施時，應穿戴隔離衣，以免被汙染。

5. 預期或接觸到血液、所有體液、分泌物及排泄物時，接觸病人前後洗手；會接觸到血液、體液、分泌物及排泄物時需戴手套，在接觸到血液、體液、分泌物及排泄物過程中會造成飛濺情形時，應戴口罩、眼罩或面罩等防護用具；對於經血液傳染的防護要使用拋棄式針頭、刀片或尖銳器械。

6. 環境控制：醫院環境應定期清潔與消毒，避免環境汙染。

7. 醫療廢棄物：設置感染性醫療廢棄物垃圾桶，也應遵守環保署發布之「廢棄物清理法」相關規定進行處理。

8. 建立主動監測機制：病人發燒、咳嗽通報與監測，才能積極早期診斷，以阻止疾病擴散。

結語

　　醫院經由環境管理並營造安全醫療環境，是所有醫療人員的責任，因此人人能盡自己本分工作，參與勞工安全衛生管理的工作，做到自主管理，才能預防職業災害的發生。在主動積極落實病人安全醫療作業標準規範，建立各項管控品質指標及傳染病管制，再透過教育訓練及作業稽核，建立以病人為中心的安全醫療文化，及優質醫療服務品質，才能提供病人安全就醫環境，而在面對新興傳染性疾病時，須確實執行隔離措施、勤洗手、配戴口罩及保持社交距離。

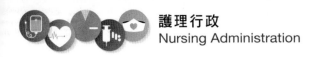

參考文獻 REFERENCE

王佑平、莊寶玉、龔淑櫻、曾紀瑩(2020)·一位COVID-19重症病人合併急性呼吸窘迫症之加護經驗·*護理雜誌，67*(6)，104-110。https://doi.org/10.6224/JN.202012_67(6).14

全國法規資料庫（2018，11月21日）·職業災害勞工保護法。https://law.moj.gov.tw/LawClass/LawAll.aspx?pcode=N0060041

全國法規資料庫（2018，11月9日）·*危害性化學品標示及通識規則*。https://law.moj.gov.tw/LawClass/LawAll.aspx?pcode=N0060054

全國法規資料庫（2019，5月15日）·*職業安全衛生法*。https://law.moj.gov.tw/LawClass/LawAll.aspx?pcode=N0060001

全國法規資料庫（2020，1月15日）·*醫療法*。https://law.moj.gov.tw/LawClass/LawAll.aspx?pcode=L0020021

全國法規資料庫（2020，2月27日）·*職業安全衛生法施行細則*。https://law.moj.gov.tw/LawClass/LawAll.aspx?pcode=N0060002

全國法規資料庫（2022，2月16日）·*事業廢棄物貯存清除處理方法及設施標準*。https://law.moj.gov.tw/LawClass/LawAll.aspx?pcode=O0050005

行政院公報資訊網（2018，11月9日）·*修正「危害性化學品標示及通識規則」部分條文及第十二條附表四*。https://gazette.nat.gov.tw/egFront/detail.do?metaid=102623&log=detailLog

行政院環境保護署（2023，5月1日）·*生物醫療廢棄物特性標誌使用說明*。https://www.epa.gov.tw/Page/4F5B16FC31784A73

行政院環境保護署（2023，5月1日）·*醫療機構事業廢棄物管理作業參考手冊(104年版)*。https://www.epa.gov.tw/Page/4F5B16FC31784A73

吳雪菁(2015)·*高感染風險經皮穿刺傷後對醫療人員生理與心理之影響*·國立台灣大學醫學院護理學研究所博士論文。

吳雪菁、謝曼麗、郭育良、陳宜傳、歐育珊、蕭淑銖(2019)·台灣安全針具法實施五年後安全針具替換率與針扎率的變化·*台灣公共衛生雜誌，38*(5)，509-520。https://doi.org/10.6288/TJPH.201910_38(5).108060

李周燕、凌正華、劉翎玲、葉麗月、洪弘昌(2020)．護理人員照護新型冠狀病毒感染病患心靈記事-某中台灣醫院的2例經驗．*醫學與健康期刊，9*(1)，153-160。https://doi.org/10.29585/YYWYLL

沈芳吉、章淑娟、王仁宏、劉鴻文(2019)．某醫學中心護理同仁職災經驗及認知之探討．*中華職業醫學雜誌，26*(1)，1-19。

周照芳、黃璉華、王瑋、鄒慧韞、黃金蓮、張瑛、楊麗瑟、陳小蓮、黃月嬌、張慈惠、林綉珠、詹碧端、李樹蘋、游惠珠、侯宜菁、郭明娟(2017)．*護理行政之理論與實務*．華杏。

林美華(2016)．*某醫院護理人員肌肉骨骼傷害及其危害原因研究*．中山醫學大學職業安全衛生學系碩士班。

林紹雯、陳姝俐、李雅慧(2019)．運用品管圈手法改善化學治療醫囑資訊系統提升給藥執行成效．*醫學與健康期刊，8*(1)，97-114。

國際醫院評鑑工作小組、財團法人醫院評鑑暨醫療品質策進會醫院評鑑組(2016)．國際醫院評鑑計畫及基準介紹．*醫療品質雜誌，10*(2)，4-10。https://www.jct.org.tw/cp-34-4421-969fd-1.html

張靖梅、林獻鋒(2018)．從JCI評鑑視域觀看台灣醫療照護品質提升之反思．*醫務管理期刊，19*(1)，1-11。https://doi.org/10.6174/JHM.201803_19(1).1

張綺芸、黃惠美(2022)．醫療人員面對新興傳染病之社會心理衝擊、壓力及因應策略．*感控雜誌，32*，319-326。https://doi.org/10.6526/ICJ.202210_32(5).0005

張黎露、姜紹青、江孟冠、陳幼貴、周文珊、林盈秀、黃麗燕、邱詩怡、蔡靜儀、李俊緯、劉庭瑋、蕭信一(2020)．2020年抗癌危害性藥品給藥防護作業指引．*腫瘤護理雜誌，20*卷增訂刊，5-76。https://doi.org/10.6880/TJON.202012/SP_20.01

曾雯琦、楊勤熒、馬淑清、李歡芳、周守民、周美雲、蘇慧芳、趙慧玲、謝碧晴、王淑卿、江惠英、尹裕君、高靖秋(2023)．*當代護理行政學*（四版）．華杏。

陳苡靜(2020)．認識「2019新型冠狀病毒」．*長庚醫訊，4*(3)，69-70。

勞動部勞動及職業安全衛生研究所（2016，5月11日）．*女性醫護人員健康危害調查研究*。https://www.ilosh.gov.tw/90734/90853/90949/90953/94555/post

勞動部職業安全衛生署(2018)．*化學品分級管理運用手冊*。https://ccb.osha.gov.tw/uploadFile/ccbUpload/CBFile_Type0_20170719102245.pdf

勞動部職業安全衛生署（2023，5月1日）·*GHS化學品全球調和制度*。https://ghs.osha.gov.
tw/CHT/masterpage/index_CHT.aspx

勞動部職業安全衛生署（2023，5月1日）·*化學品評估及分級管理*。https://ccb.osha.gov.tw/
content/masterpage/Index.aspx

馮明珠、武香君、林慧姿、雷蕾、趙嘉玲、陸椿梅、楊婉萍(2020)·面對全球新冠肺炎爆發
台灣護理人員之壓力、心理困擾與緩解方式探討·*護理雜誌，67*(3)，64-74。https://
doi.org/10.6224/JN.202006_67(3).09

潘致弘、莊凱任(2019)·*護理人員健康危害評估研究*·勞動部勞動及職業安全衛生研究所。

衛生福利部（2020，12月）·*醫療廢棄物減量及資源回收指引手冊(109年版)*。https://
www.greenhosp.tw/Fckfile/file/%E6%8C%87%E5%BC%95%E6%89%8B%E5%86%
8A1091216-%E7%AC%AC%E4%BA%94%E7%89%88.pdf

衛生福利部食品藥物管理署（2022，12月30日）·*全國藥物不良反應通報系統*。https://
www.fda.gov.tw/tc/sitecontent.aspx?sid=4240

衛生福利部疾病管制署（2023，5月1日）·*傳染病介紹*。https://www.cdc.gov.tw/Disease/
Index

衛生福利部疾病管制署（2023，5月1日）·*傳染病或疑似傳染病報告時限表_依法定傳染病
分類*。https://www.cdc.gov.tw/File/Get/g3WPYvvwp8xIYA_KEAmILA

衛生福利部臺灣病人安全資訊網（2022，2月9日）·*111-112年度醫院醫療品質及病人安全
工作目標*。https://www.patientsafety.mohw.gov.tw/xcdocb/cont?xsmsid=0M06941593976
2306582&sid=0M097409742842629654

衛生福利部臺灣病人安全資訊網（2022，4月15日）·*名詞釋義*。https://www.patientsafety.
mohw.gov.tw/xcdoc?xsmsid=0M068632754819027320&sid=0M105536446304245605

衛生福利部醫事司（2023，4月7日）·公告「*112年度醫院評鑑基準、教學醫院評鑑基準
及醫學中心任務指標基準*(醫學中心適用及區域醫院、地區醫院適用)」。https://dep.
mohw.gov.tw/DOMA/cp-948-74162-106.html

鄭舒帆、鄭高珍(2020)·新冠肺炎之處置：藥物治療及重症照護·*內科學誌，31*(4)，239-
246。https://doi.org/ 10.6314/JIMT.202008_31(4).03

謝曼麗、蕭淑銖(2019)·*安全針具立法實施後針扎職業危害探討研究*·勞動部勞動及職業安
全衛生研究所。

謝曼麗、蕭淑銖(2020)·*醫療保健服務業扎傷危害管理指引*·勞動部勞動及職業安全衛生研
究所。

Brooks, S., Webster, R., Smith, L., Woodland, L., Wessely, S., Greenberg, N., & Rubin, G. (2020). The psychological impact of quarantine and how to reduce it: rapid review of the evidence. *The Lancet, 395* (10227), 912-920. https://doi.org/10.1016/S0140-6736(20)30460-8

Chen, I. C., Peng, N. L., Fuang, N. H., & Sin, K. L. (2021). Impacts of job-related stress and patient safety culture on patient safety outcomes among nurses in Taiwan. *International Journal of Healthcare Management, 14* (1), 1-9. https://doi.org/10.1080/20479700.2019.160 3419

Hosseinipalangi, Z., Golmohammadi, Z., Ghashghaee, A., Ahmadi, N., Hosseinifard, H., Mejareh, Z. N., Dehnad, A., Aghalou, S., Jafarjalal, E., Aryankhesal, A., Rafiei, S., Khajehvand, A., Nasab, M. A., & Kan, F. P. (2021). Global, regional and national incidence and causes of needlestick injuries: A systematic review and meta-analysis. *East Mediterr Health J.*, 1-32. https://doi.org/10.26719/emhj.21.078

Joint Commission International (2017). *Joint commission international accreditation hospitals survey process guide* (6th ed.). Oak Brook.

Qazi, A. S., Faridi, S., Nadeem, U., Umer, N. I., Mohsini, Z. S., Edhi, M. M., & Khan, M. (2016). Comparison of awareness about precautions for needle stick injuries: a survey among health care workers at a tertiary care center in Pakistan. *Patient Safety in Surgery, 10* (19), 2-6. https://doi.org/10.1186/s13037-016-0108-7

Struyf, T., Deeks, J. J., Dinnes, J., Takwoingi, Y., Davenport, C., Leeflang, M. M., Spijker, R., Hooft, L., Emperador, D., Dittrich, S., Domen, J., Horn, S. R. A., & Bruel, A. V. (2020). Signs and symptoms to determine if a patient presenting in primary care or hospital outpatient settings has COVID 19 disease. *Cochrane Database of Systematic Reviews, 7*, 1-93. https://doi.org/10.1002/14651858.CD013665

學習評量 EXERCISE

選擇題

( ) 1. 有關醫院環境安全管理系統的建構要項，下列何者正確？(1)室外空氣品質 (2)廢棄物處理 (3)噪音管理 (4)毒化物管理。(A)(1)(2)(3)　(B)(1)(2)(4)　(C)(1)(3)(4)　(D)(2)(3)(4)

( ) 2. 有關不可燃生物醫療感染性廢棄物貯存容器之顏色，下列何者正確？(A)紅色　(B)黃色　(C)白色　(D)黑色

( ) 3. 依勞工健康保護規則規定，對於未滿40歲的員工，雇主多久需安排一次一般健康檢查？(A)每年檢查一次　(B)每兩年檢查一次　(C)每三年檢查一次　(D)每五年檢查一次

( ) 4. 有關「嚴重特殊傳染性肺炎」的主要傳染途徑，下列何者正確？(A)空氣或飛沫傳染　(B)病媒傳染　(C)食物或飲水傳染　(D)接觸傳染

( ) 5. 有關醫療機構之病人安全異常事件通報系統的建置，下列敘述何者最適宜？(A)建立非懲罰性通報制度　(B)作為醫療糾紛的佐證　(C)提供責任釐清的參考　(D)作為部門溝通的依據

( ) 6. 醫院醫療廢棄物分類中，下列何者為一般性（事業）廢棄物？(A)與針頭相連之注射筒及輸液導管　(B)蓋玻片或破裂之玻璃器皿　(C)致癌或可能致癌細胞毒性　(D)非有害藥用玻璃瓶或藥水容器

( ) 7. 醫療廢棄物之收集處理方式，下列何者為**非**？(A)非有害藥用瓶子需以白色透明塑膠袋收集　(B)手術後手套、紗布、排泄用具，需以藍色透明塑膠袋收集　(C)病人使用過後的胸腔引流瓶及引流管，棄置於標有感染性廢棄物紅色容器　(D)空針及針頭棄置於標有感染性廢棄物之黃色安全容器

( ) 8. 依據我國傳染病防治法規定下，下列何者不需24小時內完成通報之第五類傳染病？(A)伊波拉病毒感染　(B)黃熱病　(C)流感併發重症　(D)新型A型流感

（　）9. 依據我國傳染病防治法規定下傳染病分類，「嚴重特殊傳染性肺炎」為哪一類傳染病？(A)第一類傳染病　(B)第二類傳染病　(C)第三類傳染病　(D)第四類傳染病

（　）10. 洗手五時機，下列何者為**非**？(A)執行無菌操作技術之前　(B)接觸病人周遭環境之後　(C)接觸病人之前與後　(D)接觸病人血液與體液前

（　）11. 有關醫療疏失意外事件之預防，建置異常事件通報系統，下列方法何者為**是**？(A)介入做事件調查以瞭解原由　(B)提供人時地資料以掌握情境脈絡　(C)實施無懲罰制度　(D)作為員工考核依據

（　）12. 白班護理師發現UD車中，藥局少配了降高血壓的藥物，立即打電話給藥局，此屬於下列何種異常事件管理？(A)意外事件(Accident)　(B)醫療錯誤(Medical Error)　(C)幾近錯失(Near Miss)　(D)不良事件(Adverse Event)

（　）13. 有關醫療廢棄物的敘述，下列何者為**非**？(A)分為一般性（事業）廢棄物及感染性廢棄物　(B)無汙染性的醫療用品，應盡量使用一次性產品　(C)避免不必要的廢棄物儲存，以降低環境汙染　(D)應遵守與廢棄物包裝、標示及儲存有關之規定

（　）14. 有關護理師預防醫療糾紛發生之敘述，下列何者為**是**？(A)多說話容易出錯故護理師應盡量減少與病人單獨會談　(B)護理師應熟知法令規範，確實依法執行護理工作　(C)護理師不管態度如何，能與病人/家屬建立良好護病關係　(D)護理師不需依照醫院標準作業執行護理工作

（　）15. 醫院廢棄物分類中，下列何者為**非**生物醫療廢棄物？(A)注射針頭　(B)手術縫合針　(C)乾淨點滴瓶　(D)木質壓舌板

學習評量
解答請掃描
QR Code

memo

附錄 一 護理人員法

1991年5月17日公布
2023年6月21日修正發布

第一章 總 則

第1條 　1. 中華民國人民經護理人員考試及格，並依本法領有護理人員證書者，得充護理人員。

　　　　2. 前項考試得以檢覈行之；其檢覈辦法，由考試院會同行政院定之。

第2條 　本法所稱護理人員，指護理師及護士。

第3條 　經護理人員考試及格者，得請領護理人員證書。

第4條 　請領護理人員證書，應具申請書及資格證明文件，送請中央主管機關審核後發給之。

第5條 　本法所稱主管機關：在中央為衛生福利部；在直轄市為直轄市政府；在縣（市）為縣（市）政府。

第6條 　有下列情形之一者，不得充護理人員；其已充護理人員者，撤銷或廢止其護理人員證書：

　　　　一、 曾犯肅清煙毒條例或麻醉藥品管理條例之罪，經判刑確定。

　　　　二、 曾犯毒品危害防制條例之罪，經判刑確定。

　　　　三、 依本法受廢止護理人員證書處分。

第7條 　1. 非領有護理師或護士證書者，不得使用護理師或護士名稱。

　　　　2. 非領有專科護理師證書者，不得使用專科護理師名稱。

第7-1條 　1. 護理師經完成專科護理師訓練，並經中央主管機關甄審合格者，得請領專科護理師證書。

　　　　2. 前項專科護理師之甄審，中央主管機關得委託各相關專科護理學會辦理初審工作。領有護理師證書並完成相關專科護理師訓練者，均得參加各該專科護理師之甄審。

　　　　3. 專科護理師之分科及甄審辦法，由中央主管機關定之。

第二章 執 業

第8條 　1. 護理人員應向執業所在地直轄市、縣（市）主管機關申請執業登記，領有執業執照，始得執業。

　　　　2. 護理人員執業，應每六年接受一定時數繼續教育，始得辦理執業執照更新。但有特殊理由，未能於執業執照有效期限屆至前申請更新，經檢具書面理由及證明文件，

向原發執業執照機關申請延期更新並經核准者，得於有效期限屆至之日起六個月內，補行申請。

3. 第一項申請執業登記之資格、條件、應檢附文件、執業執照發給、換發、補發、更新與前項繼續教育之課程內容、積分、實施方式、完成繼續教育之認定及其他應遵行事項之辦法，由中央主管機關定之。

第9條　　1. 有下列情形之一者，不得發給執業執照；已領者，撤銷或廢止之：

一、經撤銷或廢止護理人員證書。

二、經廢止護理人員執業執照未滿一年。

三、有客觀事實認不能執行業務，經直轄市、縣（市）主管機關邀請相關專科醫師、護理人員及學者專家組成小組認定。

2. 前項第三款原因消失後，仍得依本法規定申請執業執照。

第10條　　1. 護理人員非加入所在地護理人員公會，不得執業。

2. 護理人員公會不得拒絕具有會員資格者入會。

第11條　　1. 護理人員停業或歇業時，應自事實發生之日起三十日內，報請原發執業執照機關備查。

2. 前項停業之期間，以一年為限；逾一年者，應辦理歇業。

3. 護理人員變更執業處所或復業者，準用關於執業之規定。

4. 護理人員死亡者，由原發執業執照機關註銷其執業執照。

第12條　　護理人員執業，應在所在地主管機關核准登記之醫療機構、護理機構或其他經中央主管機關認可之機構為之。但急救、執業機構間之支援或經事先報准者，不在此限。

第13條　　護理人員執業，其登記執業之處所，以一處為限。

第三章　護理機構之設置及管理

第14條　　為減少醫療資源浪費，因應連續性醫療照護之需求，並發揮護理人員之執業功能，得設置護理機構。

第15條　　（刪除）

第16條　　1. 護理機構之設置或擴充，應先經主管機關許可；其申請人之資格、審查程序與基準、撤銷、廢止及其他應遵行事項之辦法，由中央主管機關定之。

2. 護理機構之分類及設置標準，由中央主管機關定之。

第17條　　護理機構之開業，應依左列規定，向所在地直轄市或縣（市）主管機關申請核准登記，發給開業執照：

一、公立護理機構：由其代表人為申請人。

二、財團法人護理機構：由該法人為申請人。

三、私立護理機構：由個人設置者，以資深護理人員為申請人；由其他法人依有關法律規定附設者，以該法人為申請人。

第18條　1. 護理機構名稱之使用或變更，應以主管機關核准者為限。

　　　　2. 非護理機構不得使用護理機構或類似護理機構之名稱。

第18-1條　1. 護理機構廣告，其內容以左列事項為限：

　　　　　一、護理機構之名稱、開業執照字號、地址、電話及交通路線。

　　　　　二、負責護理人員之姓名、性別、學歷、經歷、護理人員證書及執業執照字號。

　　　　　三、業務項目及執業時間。

　　　　　四、開業、歇業、停業、復業、遷移及其年、月、日。

　　　　　五、其他經中央主管機關公告容許事項。

　　　　2. 非護理機構，不得為護理業務之廣告。

第18-2條　護理機構不得使用下列名稱：

　　　　一、在同一直轄市或縣（市）區域內，他人已登記使用之護理機構名稱。

　　　　二、在同一直轄市或縣（市）區域內，與被廢止開業執照未滿一年或受停業處分之護理機構相同或類似之名稱。

　　　　三、易使人誤認其與政府機關、公益團體有關或有妨害公共秩序或善良風俗之名稱。

第19條　1. 護理機構應置負責資深護理人員一人，對其機構護理業務，負督導責任，其資格條件由中央主管機關定之。

　　　　2. 私立護理機構由前項資深護理人員設置者，以其申請人為負責人。

第19-1條　1. 護理機構負責護理人員因故不能執行業務，應指定合於負責人資格者代理之。代理期間超過一個月者，應報請原發開業執照機關備查。

　　　　　2. 前項代理期間，最長不得逾一年。

第20條　1. 護理機構應與鄰近醫院訂定轉介關係之契約。

　　　　2. 前項醫院以經主管機關依法評鑑合格者為限。

　　　　3. 第一項契約終止、解除或內容有變更時，應另訂新約，並於契約終止、解除或內容變更之日起十五日內，檢具新約，向原發開業執照機關報備。

第21條　1. 護理機構之收費標準，由直轄市、縣（市）主管機關核定之。但公立護理機構之收費標準，由該管主管機關分別核定。

　　　　2. 護理機構不得違反收費標準，超額收費。

第22條　1. 護理機構停業、歇業或其登記事項變更時，應於事實發生之日起三十日內，報請原發開業執照機關備查。

　　　　2. 護理機構遷移或復業者，準用關於設立之規定。

第23條　護理機構應依法令規定或依主管機關之通知，提出報告，並接受主管機關對其人員配置、設備、收費、作業、衛生、安全、紀錄等之檢查及資料蒐集。

第23-1條　1. 中央主管機關應辦理護理機構評鑑。直轄市、縣（市）主管機關對轄區內護理機構業務，應定期實施督導考核。

2. 護理機構對前項評鑑及督導考核，不得規避、妨礙或拒絕。

3. 第一項之評鑑、督導考核，必要時，得委託相關機構或團體辦理。

第23-2條　1. 中央主管機關辦理護理機構評鑑，應將各機構評鑑之結果、有效期間及類別等事項公告之。

2. 護理機構於評鑑合格有效期間內，違反本法或依本法所發布之命令，經主管機關令其限期改善，屆期未改善或其違反情節重大者，中央主管機關得調降其評鑑合格類別或廢止其評鑑合格資格。

3. 護理機構評鑑之標準，包括對象、項目、評等、方式等，與評鑑結果之撤銷、廢止及其他應遵行事項之辦法，由中央主管機關定之。

第四章　業務與責任

第24條　1. 護理人員之業務如下：

一、健康問題之護理評估。

二、預防保健之護理措施。

三、護理指導及諮詢。

四、醫療輔助行為。

2. 前項第四款醫療輔助行為應在醫師之指示下行之。

3. 專科護理師及依第七條之一接受專科護理師訓練期間之護理師，除得執行第一項業務外，並得於醫師監督下執行醫療業務。

4. 前項所定於醫師監督下得執行醫療業務之辦法，由中央主管機關定之。

第25條　1. 護理人員執行業務時，應製作紀錄。

2. 前項紀錄應由該護理人員執業之機構依醫療法第七十條辦理。

第26條　護理人員執行業務時，遇有病人危急，應立即聯絡醫師。但必要時，得先行給予緊急救護處理。

第27條　護理人員受有關機關詢問時，不得為虛偽之陳述或報告。

第28條　除依前條規定外，護理人員或護理機構及其人員對於因業務而知悉或持有他人秘密，非依法、或經當事人或其法定代理人之書面同意者，不得洩漏。

第五章　懲　處

第29條　護理機構有下列情形之一者，處新臺幣二萬元以上十萬元以下罰鍰；其情節重大者，並得廢止其開業執照：

一、容留未具護理人員資格者擅自執行護理業務。

二、從事有傷風化或危害人體健康等不正當業務。

三、超收費用經查屬實，而未依限將超收部分退還。

四、受停業處分而不停業。

第30條　護理人員受停業處分仍執行業務者，廢止其執業執照；受廢止執業執照處分仍執行業務者，廢止其護理人員證書。

第30-1條　1. 護理人員將證照租借予不具護理人員資格者使用，廢止其護理人員證書；租借予前述以外之人使用者，處新臺幣二萬元以上十萬元以下罰鍰，得併處一個月以上一年以下之停業處分或廢止其執業執照。

　　　　　2. 前項情形涉及刑事責任者，並應移送該管檢察機關依法辦理。

第31條　護理機構受廢止開業執照處分，仍繼續開業者，得由中央主管機關吊扣其負責護理人員證書二年。

第31-1條　違反依第十六條第二項所定設置標準者，應令其限期改善；屆期未改善者，處新臺幣六萬元以上三十萬元以下罰鍰，並再令其限期改善；屆期仍未改善者，得處一個月以上一年以下停業處分；停業期滿仍未改善者，得廢止其設置許可。

第31-2條　護理機構依第二十三條之一第一項規定接受評鑑，經評鑑不合格者，除違反依第十六條第二項所定設置標準，依前條規定處罰外，應令其限期改善；屆期未改善者，其屬收住式護理機構，處新臺幣六萬元以上三十萬元以下罰鍰，其他護理機構，處新臺幣六千元以上三萬元以下罰鍰，並得按次處罰；情節重大者，得處一個月以上一年以下停業處分，停業期滿仍未改善者，得廢止其設置許可。

第32條　違反第十六條第一項、第十七條、第十八條第一項、第十八條之一第一項、第二十條第三項、第二十二條或第二十三條規定者，處新臺幣一萬五千元以上十五萬元以下罰鍰，並得限期令其改善；屆期未改善或情節重大者，處一個月以上一年以下之停業處分或廢止其開業執照。

第33條　1. 違反第八條第一項、第二項、第十條第一項、第十二條、第十九條之一第一項、第二十三條之一第二項或第二十五條至第二十八條規定者，處新臺幣六千元以上三萬元以下罰鍰，並令其限期改善；屆期未改善者，處一個月以上一年以下之停業處分。

　　　　　2. 護理人員公會違反第十條第二項規定者，由人民團體主管機關處新臺幣一萬元以上五萬元以下罰鍰。

第34條　護理機構受廢止開業執照處分者，其負責護理人員於一年內不得申請設置護理機構。

第35條　護理人員於業務上有違法或不正當行為者，處一個月以上一年以下之停業處分；其情節重大者，得廢止其執業執照；其涉及刑事責任者，並應移送該管檢察機關依法辦理。

第36條　1. 違反第十八條第二項或第二十一條第二項規定者，處新台幣一萬五千元以上十五萬元以下罰鍰。

　　　　　2. 違反第二十一條第二項規定者，並應限期退還超額收費。

第37條　1. 未取得護理人員資格，執行護理人員業務者，處三年以下有期徒刑，得併科新臺幣三萬元以上十五萬元以下罰金。但在護理人員指導下實習之高級護理職業以上學校之學生或畢業生，不在此限。

2. 僱用前項未取得護理人員資格者，處新臺幣一萬五千元以上十五萬元以下罰鍰。

第38條　違反第七條或第十八條之一第二項規定者，處新臺幣一萬元以上六萬元以下罰鍰，並令限期改善；屆期未改善者，按次連續處罰。

第39條　違反第十一條第一項規定者，處新台幣三千元以上三萬元以下罰鍰。

第40條　護理人員受廢止執業執照之處分時，應自事實發生之日起三日內將執照繳銷；其受停業之處分者，應將執照送由主管機關將停業理由及期限記載於該執照背面，仍交由本人收執，期滿後方准復業。

第41條　本法所定之罰鍰、停業、撤銷或廢止執業執照、開業執照，除本法另有規定外，由直轄市、縣（市）主管機關處罰之；撤銷、廢止或吊扣護理人員證書，由中央主管機關處罰之。

第42條　（刪除）

第六章　公　會

第43條　護理人員公會分直轄市及縣（市）公會，並得設護理人員公會全國聯合會。

第44條　護理人員公會之區域，依現有之行政區域，在同一區域內，同級之公會以一個為限。但於行政區域調整變更前已成立者，不在此限。

第45條　直轄市及縣（市）護理人員公會，由該轄區域內護理人員九人以上發起組織之；未滿九人者，得加入鄰近區域之公會或共同組織之。

第46條　（刪除）

第47條　1. 護理人員公會全國聯合會應由三分之一以上之直轄市、縣（市）護理人員公會完成組織後，始得發起組織。

2. 前項護理人員公會聯合會成立後，本法第四十五條之直轄市及縣（市）護理人員公會應加入之。

第48條　各級護理人員公會，由人民團體主管機關主管。但其目的事業，應受主管機關之指導、監督。

第49條　1. 各級護理人員公會置理事、監事，均於召開會員（會員代表）大會時，由會員（會員代表）選舉之，並分別成立理事會、監事會，其名額如下：

一、直轄市、縣（市）護理人員公會之理事，不得超過二十七人。

二、護理人員公會全國聯合會之理事，不得超過三十五人。

三、各級護理人員公會之理事名額，不得超過全體會員（會員代表）人數二分之一。

四、各級護理人員公會之監事名額，不得超過各該公會理事名額三分之一。

2. 各級護理人員公會得置候補理事、候補監事；其名額不得超過各該公會理事、監事名額三分之一。

3. 理事、監事名額在三人以上者，得分別互選常務理事、常務監事，其名額不得超過理事或監事總額三分之一，並應由理事就常務理事中選舉一人為理事長；其不置常務理事者，就理事中互選之。常務監事在三人以上者，應互選一人為監事會召集人。

第50條 理、監事任期均為三年，連選連任者不得超過二分之一；理事長之連任，以一次為限。

第50-1條 1. 上級護理人員公會理事、監事之當選，不限於下級護理人員公會選派參加之會員代表。

2. 下級護理人員公會選派參加上級護理人員公會之會員代表，不限於該下級護理人員公會之理事、監事。

第51條 護理人員公會每年召開會員（會員代表）大會一次，必要時得召開臨時大會。護理人員公會會員人數超過三百人時，得依章程之規定，就會員分布狀況劃定區域，按其會員人數比率選定代表，召開會員代表大會，行使會員大會之職權。

第52條 護理人員公會應訂立章程，造具會員名冊及選任職員簡歷名冊，送請所在地人民團體主管機關立案，並分送中央及所在地主管機關備查。

第53條 各級護理人員公會之章程，應載明下列事項：
一、名稱、區域及會所所在地。
二、宗旨、組織、任務或事業。
三、會員之入會及出會。
四、會員應納之會費及繳納期限。
五、會員代表之產生及其任期。
六、理事、監事名額、權限、任期及其選任、解任。
七、會員（會員代表）大會及理事會、監事會會議之規定。
八、會員應遵守之公約。
九、經費及會計。
十、章程之修改。
十一、其他依法令規定應載明或處理會務之必要事項。

第54條 1. 護理人員公會違反法令或章程者，人民團體主管機關得為下列之處分：
一、警告。
二、撤銷其決議。

　　三、撤免其理事、監事。

　　四、限期整理。

2. 前項第一款、第二款處分，亦得由主管機關為之。

第54-1條　直轄市、縣（市）護理人員公會對護理人員公會全國聯合會之章程及決議，有遵守義務。

第55條　護理人員公會之會員有違反法令或章程之行為者，公會得依章程、理事會、監事會或會員（會員代表）大會之決議處分。

第55-1條　中央或直轄市、縣（市）主管機關依本法核發證書或執照時，得收取證書費或執照費；其費額，由中央主管機關定之。

第55-2條　本法中華民國九十六年一月九日修正之條文施行前已立案之護理人員公會全國聯合會，應自本法修正施行之日起四年內，依本法規定完成改組；已立案之省護理人員公會，應併辦理解散。

第55-3條　1. 外國人得依中華民國法律，應護理人員考試。

2. 前項考試及格，領有護理人員證書之外國人，在中華民國執行護理業務，應經中央主管機關許可，並應遵守中華民國關於護理與醫療之相關法令及護理人員公會章程；其執業之許可及管理辦法，由中央主管機關定之。

3. 違反前項規定者，除依法處罰外，中央主管機關並得廢止其許可。

第七章　附　則

第56條　本法施行細則，由中央主管機關定之。

第57條　本法自公布日施行。

1992年4月29日發布
2016年11月3日修正

第1條　本細則依護理人員法（以下簡稱本法）第五十六條規定訂定之。

第2條　依本法第四條規定請領護理人員證書者，應填具申請書，檢附考試院頒發之護理人員考試及格證書，並繳納證書費，送請中央主管機關核發。

第3條　護理人員證書滅失或遺失者，應填具申請書，並繳納證書費，向中央主管機關申請補發。

　　　　護理人員證書損壞者，應填具申請書，並繳納證書費，連同原證書，向中央主管機關申請換發。

第4條　護理人員停業、歇業，依本法第十一條第一項規定報請備查時，應填具申請書，並檢附執業執照及有關文件，送由原發給執業執照機關依下列規定辦理：

　　　　一、停業：登記其停業日期及理由後，發還其執業執照。

　　　　二、歇業：註銷其執業登記及執業執照。

第5條　依本法第十六條第一項規定，申請許可設置或擴充護理機構，應檢具下列文件：

　　　　一、設置或擴充計畫書，包括申請人、護理機構名稱、建築地址、設置類別、設立床數、基地面積、建築面積、人員配置、設立進度、經費概算、擬定開業日期及其他依護理機構分類及設置標準規定應記載事項。

　　　　二、位置圖。

　　　　三、護理機構配置簡圖。

　　　　四、由其他法人依有關法律規定附設者，應檢附各該法人主管機關同意函件。

　　　　護理機構之設置或擴充經許可後，其申請人、設置或擴充地點、床數有變更者，應重新申請許可。

第6條　依本法第十六條第一項規定申請許可設置或擴充護理機構，依下列規定辦理：

　　　　一、公立護理機構或私立護理機構：

　　　（一）設置或擴充後之規模在九十九床以下者，由所在地直轄市或縣（市）主管機關許可。

　　　（二）設置或擴充後之規模在一百床以上，或由醫療法人依醫療法規定附設者，由所在地直轄市或縣（市）主管機關核轉中央主管機關許可。

　　　　二、財團法人護理機構：由所在地直轄市或縣（市）主管機關核轉中央主管機關許可。

第7條　護理機構依本法第十七條規定申請開業，應填具申請書，檢附下列書件，並繳納開業執照費，向所在地直轄市或縣（市）主管機關申請：

一、護理機構平面簡圖，並以平方公尺註明樓層、各隔間面積、用途說明及總面積。

二、主管機關許可設置或擴充文件。

三、建築物合法使用證明文件。

四、負責護理人員之證明文件。

五、配置之醫事人員及相關人員名冊。

六、設施、設備之項目。

七、依本法第二十條規定與醫院所訂定之契約。

八、其他依規定應檢具之文件。

直轄市或縣（市）主管機關對於前項之申請，經派員履勘後，核與規定相符者，發給開業執照。

申請於原住民族地區設立居家護理機構，經直轄市、縣（市）主管機關認定確無危險之虞者，於取得第一項第三款所定文件前，得以經開業之建築師、執業之土木工程科技師或結構工程科技師出具之結構安全鑑定證明文件，及經直轄市、縣（市）消防主管機關查驗合格之簡易消防安全設備配置平面圖替代之；並應每年報直轄市、縣（市）主管機關備查，直轄市、縣（市）主管機關於許可後應持續輔導及管理。

前項原住民族地區之適用範圍，由中央原住民族主管機關公告之。

第8條　本法第十七條所定護理機構核准登記事項如下：

一、名稱、地址及開業執照字號。

二、申請人之姓名、國民身分證統一編號、出生年月日、住址；申請人為法人者，其名稱、事務所所在地及其代表人姓名。

三、負責護理人員之姓名、國民身分證統一編號、出生年月日、證書字號及住址。

四、依本法第十六條規定申請審核許可之床數、日期及字號。

五、依本法第二十條規定訂定契約醫院之名稱、地址及開業執照字號。

六、業務項目。

七、其他依規定應行登記事項。

第9條　本法第十八條所定護理機構名稱之使用或變更，依下列規定辦理：

一、護理機構，應依護理機構之分類標明其名稱。

二、醫療機構附設之護理機構，應冠以醫療機構名稱，並加註附設字樣。

三、財團法人護理機構，應冠以財團法人字樣。

四、依本法第十七條第三款由其他法人依有關法律規定附設者，應冠以其法人名稱，並加註附設字樣。

五、其他經中央主管機關核准使用之名稱。

第10條	護理機構開業執照滅失或遺失者，應填具申請書，並繳納開業執照費，向原發給開業執照機關申請補發。
	開業執照損壞者，應填具申請書，並繳納開業執照費，連同原開業執照，向原發給開業執照機關申請換發。
第11條	本法第十九條第一項所定護理機構負責資深護理人員之資格條件，應具備從事臨床護理工作年資七年以上，或以護理師資格登記執業從事臨床護理工作年資四年以上。
第12條	本法第二十條第一項所稱之契約，其內容應包括急救、急診、轉診及定期出診等事項。
第13條	護理機構停業、歇業或其登記事項變更，依本法第二十二條第一項規定報請備查時，應填具申請書，並檢附開業執照及有關文件，送由原發給開業執照機關依下列規定辦理：
	一、停業：於其開業執照註明停業日期及理由後發還。
	二、歇業：註銷其開業登記及開業執照。
	三、登記事項辦更：辦理變更登記。
	前項第三款登記事項變更，如需換發開業執照，申請人應依規定繳納開業執照費。
第14條	護理機構停業、歇業或受停業、撤銷、廢止開業執照處分者，其所屬護理人員，應依本法第十一條第一項、第三項規定辦理停業、歇業或變更執業處所。
第15條	護理機構歇業或受撤銷、廢止開業執照處分者，應將其招牌拆除。
第16條	主管機關依本法第二十三條規定執行檢查及資料蒐集時，其檢查及資料蒐集人員應出示有關執行職務之證明文件或顯示足資辨別之標誌。
第17條	直轄市或縣（市）主管機關依本法第二十三條之一規定辦理護理機構業務督導考核，應訂定計畫實施，每年至少辦理一次。
第18條	本細則自發布日施行。

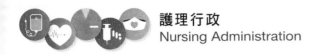
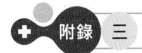 附錄 三 醫院之資訊系統一覽表

系統名稱	子系統名稱	作業項目	
門急診系統	門急診管理系統	掛號作業系統	語音掛號
			網路掛號
			現場掛號
		門急診批價收費作業系統	
	病歷管理系統		
	門診醫令系統	門診醫囑作業系統	
	急診醫令系統	檢傷分類作業系統	
		急診醫囑作業系統	
	門急診藥局系統		
	門診申報系統		
住院系統	住院管理系統	床位控制作業系統	
		轉科轉床作業系統	
	住院批價系統		
	住院醫令系統	住院醫囑作業系統	醫囑單
		臨床路徑作業系統	臨床路徑表
		手術排程作業系統	手術通知單
		備血作業系統	血液申請單
		‧領血作業系統	‧領血通知單
		‧用血確認作業系統	‧用血未確認清單
		‧輸血反應通報作業系統	‧輸血反應單

系統名稱	子系統名稱	作業項目	
住院系統 （續）	住院藥局系統	單一劑量作業系統	
		化療藥物調劑作業系統	
		高靜脈營養調劑作業系統	
	住院營養系統	一般伙食訂餐系統	
		治療伙食訂餐系統	
	住院護理系統	護理評估作業系統	入院護理評估單
			跌倒危險因子評估單
			壓傷危險因子評估單
			疼痛護理評估單
			約束護理評估單
			出院準備評估單
		護理診斷作業系統	護理計畫表
		護理照護作業系統	體溫單
			管路照護單
			傷口照護單
			護理記錄
		護理指導作業系統	護理指導評估單
			護理指導單
	跨團隊照會系統	各科照會平臺	營養不良通報照會
			復健需求通報照會
			自殺高危通報照會
			出院準備需求通報照會
			戒菸需求通報照會
	感染控制系統	傳染病通報作業系統	
	住院申報系統		
門診系統	門診醫令系統	門診看診病人清單	預約掛號病人一覽表
		門診醫囑作業系統	門診醫囑單
			門診領藥單
	門診批價系統	收費作業系統	收費通知單
			收費收據
		欠款作業系統	欠款名單

系統名稱	子系統名稱	作業項目	
急診系統	檢傷分類系統	檢傷分類作業系統	
	急診醫令系統	急診看診病人清單	
		急診醫囑作業系統	急診醫囑單
			急診領藥單
檢驗檢查系統	檢驗系統		
	放射線系統		
	檢查排程系統		
	血庫系統	備血、領血作業系統	
	報告系統	報告查詢作業系統	
行政管理系統	人事管理系統	排班作業系統	
		出勤刷卡作業系統	
		積借時數調整系統	
		請假作業系統	
		加班作業系統	
		考核作業系統	
	採購系統	藥品採購作業系統	請購、訂購
		衛材採購作業系統	請購、訂購
	庫存管理系統	藥品庫存管理作業系統	請領、撥補
		衛材庫存管理作業系統	請領、撥補
		財產管理系統	財產編碼、轉移、報銷、捐贈
	會計系統		
	醫師抽成系統		
	電子郵件系統		
會議系統	會議管理系統	會議通知作業系統	會議通知單
		會議記錄作業系統	會議記錄

系統名稱	子系統名稱	作業項目	
公文系統	公文管理系統	公文簽核作業系統	
		公文公布欄作業系統	
通報系統	危險值通報系統	危險值通報作業系統	危險值通報資訊查詢
	異常事件通報系統	異常事件通報作業系統	異常事件通報單
	ADR通報系統	ADR通報作業系統	ADR通報單
知識管理系統	知識管理作業系統	ISO文件模組	
		新制醫院評鑑模組	
		新制教學醫院評鑑模組	
	指標管理系統	指標作業系統	指標管制圖
決策支援系統	主管資訊系統		
	臨床資訊系統	用藥諮詢	
		影像傳輸	
		營養諮詢	
		護理指導諮詢	
顧客報告查詢系統	病人中心查詢系統		
	指紋報告查詢系統		

國家圖書館出版品預行編目資料

護理行政／林秋芬、林月桂、徐美玲、
王憲華、楊勤熒、向肇英編著.－第十
版.－新北市：新文京開發出版股份有
限公司，2023.11
　　面；　公分
ISBN　978-986-430-989-4（平裝）

1.CST：護理行政管理

419.65　　　　　　　　　　112018824

護理行政（第十版）　　　　　　　　　　（書號：B136e10）

總 校 閱	盧美秀
編 著 者	林秋芬　林月桂　徐美玲　王憲華　楊勤熒　向肇英
出 版 者	新文京開發出版股份有限公司
地　　址	新北市中和區中山路二段 362 號 9 樓
電　　話	(02) 2244-8188（代表號）
F A X	(02) 2244-8189
郵　　撥	1958730-2
第 六 版	2015 年 02 月 01 日
第 七 版	2018 年 01 月 20 日
第 八 版	2019 年 09 月 02 日
第 九 版	2021 年 12 月 15 日
第 十 版	2023 年 12 月 01 日

法律顧問：蕭雄淋律師
ISBN　978-986-430-989-4

New Wun Ching Developmental Publishing Co., Ltd.

New Age · New Choice · The Best Selected Educational Publications — NEW WCDP

新文京開發出版股份有限公司

NEW
WCDP

新世紀‧新視野‧新文京 ─ 精選教科書‧考試用書‧專業參考書